사람을 살리는

약초
이야기

저자
신동원

RHK
알에이치코리아

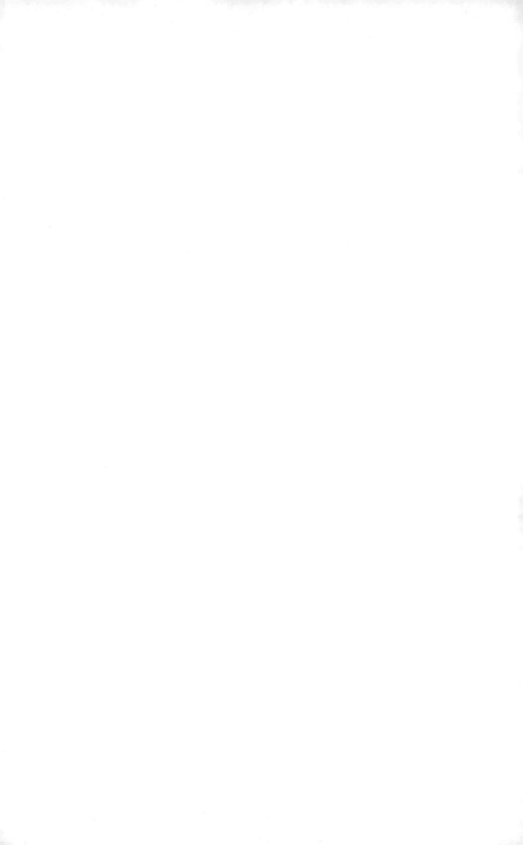

"법학도에서 의학박사가 되기까지"

생방송의 시작과 책 이야기

자연 속에 숨쉬고 있는 약초에 대한 사람들의 관심과 수요가 큰 폭으로 증가하는 추세에 맞춰 2년 전 KBS 라디오 작가로부터 연락을 받았다. "우리 생활 주변에 널려있는 식약공용의 약재에 대해 일반 청취자들을 대상으로 쉽게 소개할 수 있는 프로그램을 함께 만들어보자"고. 그때를 계기로 생방송으로 진행되는 KBS 라디오 상담실(보이는 라디오)에 "약초 이야기"라는 타이틀로 출연한 시간이 벌써 2년이 되어간다. 방송을 준비하면서 조용히 지난 시절을 돌이켜 볼 기회가 많았다. 정말 변화무쌍하게 거쳐왔던 삶의 굴곡들이 떠오른다. 때로는 죽을만큼 힘든 시간도 있었다. 이제 지난 시간을 생각하면서 그간의 방송 내용을 중심으로 한 권의 책을 엮는다.

내 인생을 바꾼 책 도둑

특별한 추억거리도 하나 없이 오직 고시에 대한 열정 하나로 덤벼들었던 나의 대학생활 4년은 아픈 기억만 가득할 뿐 남은 것이 없다. 4년의 시간을 법전과 고시용 서적 속에 파묻혀 지내고 행정고시 1차 시험을 딱 보름 앞 둔 어느날이었다. 그날 아침의 가슴철렁한 사건은 내 인생을 송두리째 바꿔 버렸다. 그리고 역설적이지만 그 일이 오늘의 나를 만들었다. 여느때와 다름없이 새벽밥을 먹고 고시원의 내 자리에 들어선 순간 책장의 자물쇠가 뒤틀려 있는 것이 보였다. '도둑이 들었구나' 순간 나도 모르게 다리의 힘이 쫙~ 풀려나가며 흐물흐물 주저앉던 그 순간의 경험은 죽어서도 잊혀지지 않을 것 같다. 힘없는 다리를 간신히 의자에 지탱하며 책장문을 열자마자 외마디 비명과 함께 다시한번 풀석 주저앉았다. 나의 전 재산과 다름없던 수많은 책들이 고시원 안에서 단 한 권도 남김없이 도난당한 것이다. 법전등 고시준비용 책들이 헌책방에서 고가에 거래되던 시절이었다. 방향감을 잃은 그날부터 나는 핵심 책 몇 권만 반환하면 문제 삼지 않겠다는 호소문을 여러 곳에 써붙였다. 그리고 나의 신고로 출동한 경찰서 형사들은 그들 나름대로 지문을 채취하는 등 바쁘게 움직였다. 혹시나 하는 마음에 친구들과 청계천, 신림동의 헌책방들을 전전하면서 일말의 실마리를 찾고자 미친 듯이 돌아다니기를 몇 달, 그렇게 시간은 흘렀고 책들의 흔적은 찾을 길이 없었다. 대학 4학년 2학기가 다가왔지만 전공서적이 단 한 권도 없는 빈털털이 법대생의 모습만 덩그러니 남게 되었다. 이제곧 졸업과 동시에 군대 문제도 있었고, 그 이후의 삶에 대해서도 막막하기 이를데없어 하염없이 흘렸던 눈물이 강을 이루던 그때를 잊을 수 없다.

군 입대

그 일 이후, 미래에 대한 불안의 나날을 보내면서 졸업을 했고, 동시에 헌병장교로 임관하게 되었다. 법학의 정치한 논리와 전개에 매료되어 세상에 법의 공정함을 실현시켜 보겠다며 택했던 법학이 뜻밖에도 군에서나마 전공지식을 활용할 수 있는 기회가 주어진 것이다.

'이 길에서 내 인생의 의미를 찾는 것도 나쁘지 않겠다'는 마음으로 주어진 일에 최선을 다하며 보냈던 시절이다. 법과 행정의 지식을 토대로 열심히 복무한 뒤 국방부에서 연구관으로 생활하고 있던 중 그동안 적성국가로만 인식되던 중국과 전격적인 수교를 단행한 대통령 담화가 발표되었다. 그날부터 봇물 터진 듯 중국 관련 기사들이 쏟아지기 시작했다. 어느 날 퇴근길, 지하철 속 옆 사람이 보는 중앙일보에서 흥미로운 제목의 칼럼을 봤다. 양국간의 교류가 장기간 꽉 막혀 있던 중국과의 수교 후 유망한 직종에 관한 칼럼이었다. 곧바로 그 신문을 구입해 읽었고, 다음날 아침 어렵게 칼럼의 저자에게 연락해서 고맙게도 많은 조언을 들을 수 있었다. 그날부터 현재의 나와 미래의 나에 대해 진지하게 의논하며 새로운 길을 모색하기 시작했다.

쫄면 먹고 죽을 뻔한 이야기

연구관 생활과 대학원 석사과정을 병행하던 어느 날, 수업 시간에 쫓긴 나는 급히 안암동의 어느 작은 분식집에 헐레벌떡 뛰어 들어갔다. 50세쯤 되어 보이는 아주머니가 늦은 휴식을 취하고 계셨다. "아주머니! 가장 빨리 먹을 수 있는 음식이 뭐예요?"라는 나의 물음에 "쫄면이요"라는 대답과 동시에 주문을 했다.

수업 시간이 10분밖에 남지 않아 몹시 급한 처지였다. 그렇게 헐레벌떡 시간에 쫓기며 급하게 후룩후룩 뱃속으로 집어넣은 쫄면이 결국 탈을 일으켰다. 뱃속이 꼬이더니 급체가 발생했고, 급기야 수업 중에 통증으로 뒤틀리는 배를 부여잡고 쓰러지는 심각한 상황이 발생한 것이다. 그동안은 살아오면서 제 발로 병원을 찾은 경험이 전혀 없던 건강체질이었다. 그런데 급체를 했던 그날로부터 2년정도의 시간 동안 두 차례의 위내시경을 포함해 아픈 배를 부여잡고 수없이 많은 병원행을 경험했다. 매일 한주먹씩의 소화제에 의지해서 생활해야만 하는 지독한 소화불량은 몹시 괴로웠다. 트림과 복통, 그리고 메슥거림에 일상생활이 힘든 지경이었다. 일체의 면류를 생각만해도 토할 것 같았고, 식전에 한움큼의 소화제를 입안으로 털어넣어야 간신히 하루를 보낼 수 있었다. 그런데 우연히 그 사연을 들으신 부친 친구(한의사)가 "나를 찾아오면 해결해 주겠다"는 말씀을 전해주셨다. 특별한 방법을 찾지 못해 고생하던 나는 반신반의 하면서 문산의 허름한 한의원을 찾아갔다. 늘 인자한 아저씨로만 여겨졌던 그 분이 이것저것 묻고 진맥을 시작했다. 대수롭지 않다는 듯 "네 증상은 침과 약을 함께 사용하면 어렵지 않게 치료될게다."고 말씀하셨다. 이어 한의원의 방바닥을 가리키며 "누워라"고 하셨다. 그리고 팔과 다리에 몇 개의 침을 놓더니 급기야 배꼽 위쪽 배에 침을 놓겠단다. 바짝 긴장한 나의 모습에 연거푸 "긴장하지 말고 배에 힘을 빼라"고 말씀하시기를 몇 차례 드디어 팔과 다리 그리고 배에 침이 꽂힌채 누워있는데 20분쯤 지나자 뱃속에서 그동안 느껴보지 못한 강렬한 느낌이 왔다. 꿀럭 꿀럭 뱃속이 요동치더니 우르릉쾅쾅하는 위장의 움직임 소리가 내 귀에 들리기 시작했다. 그날 그렇게 단 한 번의 침과 몇 첩의 약으로 2년여 동안의 고통에서 해방되었다. 그때의 짜릿한 경험으로 인해 또 다른 세계의 존재에 대해 깊이 생각할 수 있었고, 나의 지식과 상식이 단편적인 것일 수 있음을 절감하는 계기가 되었다. 동양의학에 대한 존경심이 생기고 한의사였던 아저씨의 모습이 구세주같았다.

퇴직 그리고 유학

중국과의 수교 후 우연히 읽게 된 신문의 칼럼과 소화불량의 고통에서 벗어나게 된 한의학의 경험이 묘하게 어우러져 인생의 큰 전환점이 이루어졌다. 세상의 한 구석에서 공정한 법 집행을 실현하는 것도 중요하지만, 사람의 생명을 살리는 일도 의미 있겠다는 생각이 깊어지기 시작했다. 다수의 사람을 살리지는 못할지라도 최소한 나 자신의 인체에 대한 확신은 얻을 수 있을 것 같았다. 동양의 유구한 전통과 영혼이 살아있는 동양의학으로 빠져들기 시작한 것이다. 그때 나는 분명히 생각했다. 유학을 가게되면 동양의학을 깊이있게 공부할 수 있을 뿐만 아니라 덤으로 언어는 물론 중국의 문화에 대해서도 배울 수 있는 좋은 기회가 될 수 있겠다고. 그렇게 수없이 많은 밤을 하얗게 지새우는 고민의 끝에 드디어 유학을 결심했다. 돌이켜 보면, 그때 무모하게 감행했던 결심과 도전이 12년의 유학생활로 이어질 줄은 상상도 못했었다. 그때 그 시간들은 내 인생 최대의 모험기였다.

눈물의 만두

불안한 미래의 열차에 스스로 올라탄 내 인생은 중국 도착과 동시에 요동치기 시작했다. 우리나라와의 지리적인 가까움과는 전혀 어울리지 않게 상상했던 것보다 훨씬 다른 언어, 음식, 문화에 대한 충격이 느껴졌다. 게다가 북한 유학생들과 같은 공간에서 생활해야 하는 어색함도 잠시, 문과 출신인 내가 감수해야 했던 각종 의용화학, 생화학, 생물학, 생리학, 병리학 등의 과목은 유학초기에 나를 절망감에 빠져들게 했다. 그 절망감을 극복할 수 있는 방법은 시간을 절약해서 복습과 예습을 생활화하는 것 뿐 별다른 묘수를 찾을 수 없었다. 그렇게 시간 절약을 위해 내가 할 수 있는 최선의 방법 중 하나는 학교식당에 제일 싼 만두를 이용하는 것이었다. 밥 먹는 시간을 아끼기 위해 비닐봉투에 만두를 넣어놓고 걸어가면서, 공부하면서, 이동하면서 배고픔을 달래가며 시간을 아꼈다. 그때 걸어가면서 먹었던 눈물의 만두 숫자를 어찌 나 헤아릴 수 있을까.

유학 시간이 중간쯤 지날 무렵 아시아에는 경제위기가 도래했다. 함께 울고 웃으며 생활했던 많은 동료들이 학업을 중도에 포기하고 귀국하는 것을 목격하면서 거시적인 시대 상황의 위력을 실감할 수 있었다. 난 운 좋게 국비장학생의 신분과 한국 기업에서의 아르바이트로 IMF 시대의 험난한 파고를 무난히 넘을 수 있었다.

새로운 희망! 순천대학교에서

그렇게 학업과 아르바이트로 빠듯하게 보낸 12년의 유학생활을 끝내고 내 인생의 또 다른 전환점이 되어 준 곳은 순천대학교였다. 박사학위를 받을 무렵 하이브레인넷을 통해 순천대학교의 채용공고를 봤다. 몇 가지 질문사항을 메일로 보낸 뒤 순천대학교에 원서를 제출했고, 운좋게 이곳 순천대학교에 둥지를 틀 수 있는 기회를 부여받았다. 나는 이곳에서 학생들과 동고동락하며 교수로서 한의학과 한약재에 대해 연구와 강의로 바쁘고 보람된 시간을 보내게 되었다. 그러던 중 우연한 계기로 KBS에서 생방송을 시작하게 된 것은 무한한 영광과 감사의 시간이었다. 그 시간이 벌써 2년이 되어간다. 오늘 그 시간들을 스스로 되돌아보면서 한 권의 책을 엮게 되었다.

사실 깊이 생각해보면, 다양한 약재를 활용해 아픈 사람들을 낫게하는 좋은 처방을 조제하는 일은 우리네 인간들의 조직생활과 크게 다르지 않다. 학생도, 직원도 그리고 교수도 모두 귀중한 약초라고 본다면 대학사회가 잘 어우러져 하나의 장으로 화합하도록 하는 것도 잘 된 조제와 마찬가지다. 이렇듯 지금의 내가 존재하기까지의 지난 시절이 주마등처럼 흘러 뇌리를 감싸는 이 순간을 새로운 다짐의 계기로 삼고자 한다.

미래는 열려있고 한순간 한순간이 소중한 시간이다. 우리 순천대학교의 미래도 희망과 보람으로 가득찬 영광의 길이기를 믿어 의심치 않는다.

동양의학의 대백과사전으로 불리는 【본초강목】을 집필한 이시진(李時珍)은 "위로는 고서에서부터 아래로는 온갖 야사까지 그 내용들은 모두 나름의 연관성을 띠고 있다. 비록 의서(醫書)라는 이름으로 불리지만 실은 물리(物理)에 관한 것이다."라고 강조했는데, 그가 언급한 물리라는 것은 단순히 약재에 내포된 자연적인 속성뿐만 아니라 약재의 명칭에 함축된 문학적 의미와 그 효과까지 포괄한 것이라 할 수 있다. 따라서 이 책은 【신농본초경】부터 최근까지의 다양한 서적들을 통해 수집한 약재의 명칭 및 효과와 관련된 내용들을 정리한 것이다.

이 책을 만나는 독자들도 우리가 일상생활에서 먹고 마시며 접하는 모든 것들이 우리의 건강과 직결된다는 믿음을 갖게 되는 작은 계기가 되기를 바란다.

아울러 수많은 자료들 중에서 지면과 저자의 수준 한계로 인해 일부만 발췌하여 소개할 수밖에 없는 아쉬움이 있으나 미진한 부분들에 대해서는 향후에 지속적으로 발전시킬 수 있도록 독자들께 약속하고자 한다.

2022. 8.

저자 신동원

용어설명

~~~~~~~~

- **구규(九竅)** : 눈, 코, 귀, 입, 생식기, 항문을 말한다.

- **귀경(歸經)** : 약물이 몸속의 특정 장부경락에 선택적으로 작용하는 것을 말한다.

- **금원사대가(金元四大家)** : 금원시기(1115~1368) 4명[유완소(劉完素)·장종정(張從正)·이 고(李杲)·주진형(朱震亨)]의 저명한 의학가를 밀한다.

- **내상잡증(內傷雜症)** : 병인의 하나로 내부의 장기를 손상시켜 발병되는 각종 증상을 말한다.

- **담음(痰飮)** : 체내의 수액대사가 원활하지 못해 발생한 병리산물.

- **배오(配伍)** : 두 가지 이상 약재의 조합을 말한다.

- **변증시치(辨證施治)** : 변증론치(辨證論治)라고도 한다. 한의학 이론을 통해 환자에게 나타나는 증상·신체적인 증후를 종합적으로 분석하고, 증후(症候)가 어디에 속하는 지 변별하는 것을 "변증(辨證)"이라 한다. 변증을 토대로 치료방법을 확정하는 것을 "론치(論治)"라 한다.

- **비증(痺證)** : 풍(風), 한(寒), 습(濕) 등이 몸에 침범하여 손발의 통증과 함께 마비되거 나 마음대로 움직이지 못하는 증상을 말한다.

- **사기(邪氣)** : 정기(正氣)와 반대되는 말로 각종 발병 요인 및 그 병리손해를 말한다.

- **사기오미(四氣五味)** : 사성(四性)이라고도 한다. 한(寒)·열(熱)·온(溫)·량(凉) 네 종류의 약성을 말한다. 【신농본초경(神農本草經)】에서는 한병(寒病)은 열약(熱藥)으로 치료하 고, 열병(熱病)은 한약(寒藥)으로 치료한다고 하였다. 이 밖에 성질이 비교적 부드러 운 평성약(平性藥)에는 미한(微寒)과 미온(微溫) 등도 있다.

- **사하(瀉下)작용** : 설사를 포함하여 배변을 원활하게 하는 약들을 사용하여 배변시키는 작용을 말한다.

- **상품(上品)** : 【신농본초경(神農本草經)】의 약물 분류법(상품, 중품, 하품)의 하나. 상품은 독성이 없어 많이 먹거나 오랜 기간 복용해도 인체에 해가 되지 않는 것을 상품이라 분류했다. 그러나 오늘날의 기준으로는 맹독성 약이 일부 포함 되어 있어 사용 시에는 전문가의 자문을 구해야 한다.

- **수곡(水穀)** : 물과 곡물. 즉 음식물을 밀함.

- **승약(昇藥)** : 약의 기운이 위쪽으로 올라가도록 하는 약.

- **실열(實熱)** : 정기가 충만한 상태에서 외부로부터 병의 요인이 체내로 침입하여 강한 열감을 느끼는 상태. 예를 들면 고열, 갈증, 변비, 황적색 소변, 복통 그리고 혀가 건조하면서 황색 설태 등의 증상이 수반된다.

- **실화혈열(實火血熱)** : 병의 요인이 되는 열이 심해서 발생한 실열증과 혈열증이다.

- **양혈(養血)** : 혈액이 부족하거나 제 기능을 상실하여 발생하는 안색 창백, 손·발톱색 창백, 현기증 등의 증상을 치료하는 것.

- **운기(運氣)** : 음양오행과 사계절의 기후변화 규율 및 이것이 인체에 미치는 영향과 발병 관계에 대해 해석하는 것 .

- **자음(滋陰)** : 정(精), 혈(血), 진(津), 액(液) 등 각종 체액을 보충해 주는 것.

- **정혈(精血)** : 인체의 생명활동을 유지시키는 영양물질의 총칭이다.

- **중초(中焦)** : 상초·중초·하초 삼초의 하나다. 중초는 상복강부를 가리키며 주로 비위를 도와 소화흡수를 통해 혈액 생성에 영향을 주는 부위를 말한다.

- **칠정(七情)** : 한약재를 조합하는 일곱 가지 방법에 대한 상호관계의 총칭이다.

- **태양경(太陽經)** : 기가 흐르는 통로인 경락의 한 종류.

- **폐옹(肺癰)** : 폐에 발생하는 질병으로 기침이 나면서 폐가 답답하고 오한으로 떨며 인후가 건조하지만 갈증은 없고 빈맥이 나타난다. 때때로 탁하고 비린내 나는 침을 뱉으며, 오래되면 죽 같은 고름을 토하는 질병.

- **포제(炮製)** : 약재의 가공처리를 통칭하는 말.

- **풍비(風痹)** : 풍(風), 한(寒), 습(濕) 등이 몸에 침범함으로 인해 몸이 무겁거나 통증을 느끼고 특히 관절 부위가 통증과 함께 펴고 구부리는 등의 활동이 원활하지 않은 증상 중에 풍(風)이 가장 결정적인 원인인 것을 말한다.

- **풍습(風濕)** : 풍(風), 한(寒), 습(濕) 등이 몸에 침범함으로 인해 몸이 무겁거나 통증을 느끼고 특히 관절 부위가 통증과 함께 펴고 구부리는 등의 활동이 원활하지 않은 증상이 나타나는 것을 말한다.

- **한열(寒熱)** : 병에서 한열은 갈증의 여부, 음식을 먹을 때 따뜻한 것과 찬 것을 좋아하는지의 여부, 손발이 차가운지의 여부, 소변의 색과 양, 대변의 상황 등을 종합적으로 고려해 판단한다.

- **CP(Chinese Pharmacopoeia)** : 중국약전
- **KHP(Korean Herbal Pharmacopoeia)** : 대한약전외한약(생약) 규격집
- **KP(Korean Pharmacopoeia)** : 대한약전

목차

(01) 갈근 葛根

; 칡 뿌리

━━━━━━━━∞∞∞∞∞∞∞∞━━━━━━━━

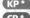 맛은 달고 성질은 평하다. 소갈을 치료하며 신체의 심한 발열, 구토, 저리고 막힌 증상 등을 치료한다. 여러 가지 독을 풀어주며 일명 '계재근'이라 한다.

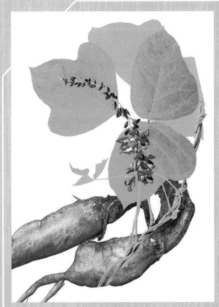 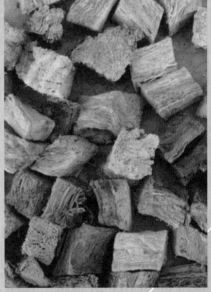

기원식물

KP * Puerariae Radix / 칡 *Pueraria lobata* Ohwi (콩과 Leguminosae)의 뿌리로서 그대로 또는 주피를 제거한 것.

CP * Radix Puerariae Lobatae / 칡(野葛) *Pueraria lobata*(willd.) ohwi (콩과 묘科)의 뿌리를 말린 것.
분갈(粉葛) Radix Puerariae Thomsonii 감갈등(甘葛藤) *pueraria thomsonii* Benth. (콩과 묘科)의 뿌리를 말린 것.

약명유래

옛날 중국의 명문가 집이었던 갈(葛)씨라는 선비가 황제에게 상소를 올렸는데, 이에 대해 조정 간신들이 모함을 하여 멸족될 위기에 처했다. 무능한 황제는 "사람 사이의 관계는 무조건 신의(信義)가 제일이다."며 대신(大臣)들 비리에 대해 상소를 올린 갈씨 가문 전체를 잡아오라고 관병을 출동시켰다. 이 소식을 들은 갈씨는 아들에게 "황제가 신하를 죽이고자 하면 신하는 죽는 것 이외에 방법이 없단다. 하지만 너는 갈씨 집안의 유일한 후손인데 너마저 죽는다면 갈씨는 너를 끝으로 멸족이 되는 것이다. 너 하나만이라도 살아남아 조상들 제사를 모실 수 있도록 해라." 아들이 집을 나서는데 멀리서 관병의 말발굽 소리가 요란하게 울려오고 있었다. 급히 산으로 몸을 피하는데 관군이 산 속으로 쫓아오는 것이 보였다. 다급해진 아들은 무조건 산 속을 향해 뛰다가 우연히 한 노인을 만나 "할아버지! 제발 저 좀 살려주세요. 저들에게 잡히면 저는 죽습니다."

다급하게 벌벌떨며 우는 어린 아이의 전후 사정을 모르지만 일단 자신만 알 수 있는 비밀 동굴에 숨겨줬다. 뒤쫓던 관병들은 날이 저물때까지 사방을 뒤졌지만 그의 흔적을 찾을 수 없자 하산했다.

소년의 전후 사정을 알게 된 노인은 그날부터 함께 생활하며 약초를 채집하는 방법을 가르치기 시작했는데 소년이 원래 총명한데다가 배우고자 하는 의욕이 대단해서 학습 속도가 나날이 일취월장했다. 그 노인은 주로 한 가지 약재를 특별히 많이 채취했는데 그것은 열이 나고, 입이 마르면서 목과 어깨가 뻐근하거나 설사를 하는 증상에 효과가 있었다. 훗날 노인이 세상을 떠나고 소년도 어느덧 초로(初老)의 모습이 되었을 때 그의 약을 먹고 병이 나은 많은 사람들이 약의 이름을 묻자 그는 생각했다. '나의 비참한 신세, 그리고 운명처럼 노인을 만나 오늘에 이른 나의 삶처럼 이 약도 많은 사람들의 생명을 이어주고 있으니 갈근(葛根)이라고 부르자.' 그날부터 갈근이란 이름이 오늘에 이르고 있다.

약초이야기

갈근의 생장 및 효능에 대해 비유적으로 표현한 시는 아래와 같다.

避暑最需從朴野　피서에 가장 좋은 것은 야외로 나가는 것

葛巾筠席更相當　칡으로 만든 두건과 대나무 돗자리가 잘 어울리네

歸來又好乘涼釣　돌아와 서늘한 곳에 낚싯대를 드리우고

藤蔓陰陰著雨香　등걸이 드리운 그늘 밑 흐린 날이 더 좋다네

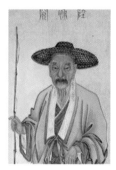

당, 육귀몽(陸龜蒙)

　　우리 일상생활과 밀접한 관련이 있는 갈근은【신농본초경】의 중품에 소개된 약재로 옛날부터 소갈, 대열, 구토, 설사, 근육통 등에 약용으로 사용되어 왔다. 또한 갈화와 함께 음주로 인한 주독을 풀어주는 생활 속의 약재로 사용되어 왔다. 갈근을 사용한 처방은 많지만 가장 유명한 처방 중 하나는 마황탕과 계지탕을 포괄한 처방인 갈근탕을 예로 들 수 있다. 갈근탕은 주로 찬바람으로 인해 기의 흐름이 막힌 상태에서 시간을 지체했을 때 보이는 다음과 같은 증상의 환자에게 적합하다. 오한과 함께 열이 발생하고 땀은 나지 않으면서 두통, 눈의 통증(目痛) 등의 증상과 함께 코 속이 건조하면서 가슴이 답답하고 잠을 못잘 때 사용한다. 본 처방의 핵심은 역시 갈근으로 해열과 근육통 등을 해소시킨다. 옛 의서에서 갈근은 일반적인 감기뿐만 아니라 홍역, 편도선염, 급성중이염, 안과의 염증, 치통, 설사, 각종 열성 전염병 및 양기를 끌어 올리는 기능(昇陽) 등에 광범위하게 사용되어 왔다. 최근 연구 결과에 의하면 갈근은 혈관을 확장시키는 효과로 인해 현저한 혈압 강하작용이 있다. 따라서 옛날부터 갈근을 혈압이 높고 뒷목이 뻣뻣하면서 불편한 증상에 사용해왔던 것이 오늘날의 실험에서 증명된 것이라 할 수 있다.

정이만(程介曼) 여사는 상해에서 태어난 작가이자 미식가로 유명한데 그는 【고상식보(烤箱食譜)】,【건뇌식보(健腦食譜)】,【선식보건(膳食保健)】 등 건강식에 대한 많은 책을 출판했다. 특히 【상해가상채(上海家常菜)】의 경우는 10쇄 이상을 인쇄할 만큼 큰 인기를 끌었다. 그녀가 갱년기로 고생할 때 어떤 의사가 "갈근은 갱년기와 사춘기 여성들의 제반 증상들을 슬기롭게 극복할 수 있게 해준다."는 충고를 들은 뒤 매일 갈근 분말을 이용해서 스프를 만들어 장복했다. 그 결과 시도때도 없이 화끈거리던 조열감, 가슴의 답답함, 조급함 등이 사라졌음은 물론 정력이 충만해지고 기분도 상쾌해졌음을 기록하고 있다.

갈화의 경우는 소화계의 기능을 조화롭게 해주면서 주독을 해소시키는 것이 특징이다. 따라서 과음, 두통, 갈증, 구토 및 가슴이 답답한 증상 등에 적합하다.

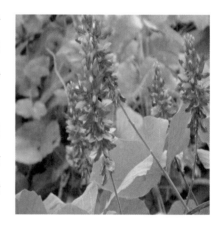

옛날 중국 하남성(河南省)의 한 마을에 장삼강(張三江)이라는 지독한 구두쇠가 살고 있었는데 그는 '장창기(張昌記)'라는 술집을 운영하고 있었다.

그가 평소 판매하는 술은 정량의 1/3에 불과할 만큼 구두쇠였는데, 하루는 읍내의 도매점에 있는 최고급 소주를 구매했다. 심부름꾼을 고용해 술을 들고 돌아오는 길에 다리를 건너다가 그만 심부름꾼이 미끄러져 넘어지면서 소주를 담은 항아리가 박살났다. 구두쇠 장삼강은 살점이 떨어져 나가는 듯 침통한 마음으로 쏟아진 술을 바라봤지만 아무런 방법이 없었다. 그런데 갑자기 소의 발자국으로 움푹파인 웅덩이에 고인 술이 그의 눈에 들어왔다. 보면 볼수록 술은 점점 흙 속으로 스며들고 있었다. 그는 "그래, 어차피 가져갈 방법이 없다면 실컷 마시기나 하자."라며 땅바닥에 머리를 박고 벌컥벌컥 마시기 시작했다. 그런데 장삼강은 평소 주량이 그리

많지 않았기에 금방 인사불성의 상태로 취해버렸다. 놀란 심부름꾼은 "사람살려, 사람살려!"라고 외치기 시작했다. 그때 인근의 밭에서 일을 하던 농민이 그 소리를 듣고 뛰어와 "빨리 이 사람을 계곡물에 씻기고, 자네는 의사를 데려오게." 두사람은 장삼강을 둘러메고 계곡물에 넣었다. 심부름꾼은 황급히 의사를 찾아가서 계곡으로 데려왔다. 그런데 계곡에 도착해보니 장삼강이 멀쩡한 상태로 물 밖에서 기다리고 있었다. 의사와 심부름꾼은 놀란 모습으로 "누가 당신을 구해줬나요?" 장삼강이 답하기를 "나도 모른답니다. 의식이 몽롱한 상태에서 계곡물을 몇 번 마셨더니 속이 편안해지면서 두통도 말끔히 사라졌습니다." 의사는 곰곰이 생각하더니 '그렇다면 필시 이 계곡물에 뭔가 비밀이 있을 것이다.' 의사가 물을 자세히 보니 작은 꽃이 많이 섞여 있었다. 그는 직감적으로 '필시 이 꽃이 주독(酒毒)을 푸는데 특별한 효험이 있을게야.'라고 생각하며 계곡을 따라 올라가보니 바로 위에 무성한 칡 덩굴에 꽃이 만발해있었다. 이때부터 갈화(葛花)는 주독을 푸는 명약으로 오늘날까지 사용되고 있다.

❀ 주의사항

갈근의 가장 적합한 채취 시기는 잎이 시들고 뿌리로 약기운이 몰려 있을 시점 즉 초겨울부터 겨울에 채취하는 것이 여름에 채취하는 것보다 효과가 좋다. 이때 채취한 칡은 단맛이 강하고 속도 꽉 차 있다.

한의학적 관점에서 칡의 성질은 서늘하기 때문에 평소 손발이 차갑고, 차가운 것을 먹으면 배앓이를 자주하는 사람 등은 칡을 과하게 섭취하지 않는게 좋다. 또한 식물성 에스트로겐의 함량이 풍부해서 미성년 아이가 과용하면 성조숙증이 유발될 수도 있다.

민간요법

- 갈등(葛藤)이라는 단어는 한자로 칡 갈(葛)과 등나무 등(藤)이라는 글자를 조합한 것인데 이 역시 자연 생태계의 현상을 면밀히 관찰해서 만들어진 단어라고 할 수 있다. 칡은 오른쪽으로 나무를 감으며 올라가고, 반대로 등나무는 왼쪽으로 나무를 감으며 올라가는 덩굴식물이다. 따라서 칡과 등나무가 한곳에 자라 같은 나무를 타고 올라가다 보면, 늦게 감고 올라가는 식물이 먼저 감고 올라가는 식물의 줄기를 누르게 되고, 그래서 먼저 감은 줄기는 밑에 눌려 서서히 죽게 된다. 하지만 뿌리까지 죽는 건 아니기 때문에 죽은 줄기 위에 새순이 올라와 다시 나무를 감고 올라가면, 이번에는 반대로 위에서 누르던 줄기가 서서히 죽게 된다. 따라서 갈등은 칡과 등나무가 서로 복잡하게 얽히는 것과 같이 개인이나 집단 사이에 처지나 이해관계 따위가 서로 달라 적대시하거나 충돌을 일으킴을 이르는 단어가 되었고 오늘도 우리는 자주 갈등이라는 단어를 사용하며 살아가고 있다.

- 다산(茶山) 정약용은 【목민심서(牧民心書)】의 보력진황제5조(補力賑荒第五條)에 구황식물인 갈근(葛根)을 채취하여 활용한 본인의 경험담을 소개했다. 1809년 대기근과 심각한 역병이 섬들에까지 돌았는데 오직 보길도(甫吉島)의 주민들은 안전하게 목숨을 보전하였다고 한다. 그 주된 이유는 이 섬에 칡이 많아 어려운 환경 속에서 섬사람들이 모두 이것을 채취해서 갈분(葛粉)을 만들어 저장해 놓고 겨울부터 봄까지 양식으로 삼았다. 갈분은 구황식물일 뿐만 아니라 역병을 치료하는 효능도 있기 때문이었다. 그의 기록 중에 한 구절은 "섬사람 중에서 오직 한 집은 식량이 넉넉해서 갈분을 먹지 않았는데 유독 그 집만 홀로 역병에 걸려 온 가족이 죽게 되었다."고 기록하고 있다. 반대로 백보 윤씨네 마을에선 두 집만 특별히 가난해서 겨우 내내 갈분으로 끼니를

이어 갔는데, 온 마을이 역병에 전염 되었음에도 불구하고 유독 갈분을 끼니 삼은 두 집 식구들만 강력한 전염병에서 벗어날 수가 있었다고 한다.

● 중국뿐만 아니라 일본에서도 갈화를 이용한 건강식품이 많이 개발되어 있다. 중국의 경우는 '갈화해주차(葛花解酒茶)', '갈화대포차(葛花袋泡茶)' 등이 있으며 일반인들의 경우에는 평소에 숙취해소를 위해 갈화를 이용한 죽을 많이 애용한다. 일본의 경우는 오오타이산이라는 회사에서 갈화를 이용한 다양한 건강식품을 제조하고 있다.

02

감국 甘菊

; 국화꽃

~~~~~~~~~~~~~~~~

신농본초경 　맛은 쓰고 성질은 평하다. 찬바람으로 인해 발생한 두통, 부종 등을 치료한다. 또한 눈물이 흐르는 안과 질환과 습으로 인해 발생한 피부병 등에 사용하며 장복하면 몸이 가벼워지고 장수한다.

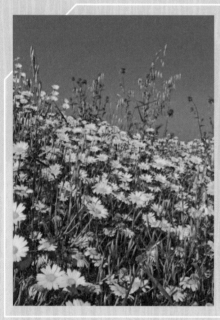
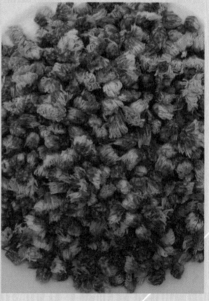

기원식물

HP 　Chrysanthemi Flos / 감국 *Chrysanthemum indicum* L. 또는 국화 *Chrysanthemum morifolium* Ramat. (국화과 Compositae)의 꽃. 국화(菊花)

CP * 　국화(菊花) Flos Chrysanthemi / 국화(菊) *Chrysanthemum morifolium* Ramat. (국화과 菊科)의 두상화서를 말린 것. 야국화(野菊花) Flos Chrysanthemi Indici / 감국(野菊) *Chrysanthemum indicum* L. (국화과 菊科)의 두상화서를 말린 것.

약명유래

국화는 야국화(野菊花)라고도 불리는데, 살짝 단맛의 여운을 느낄 수 있는 국화라는 의미에서 달감(甘), 국화국(菊)자를 써서 甘菊이라 부른다.

국화는 한나라 때부터 재배가 시작되어 현재 3000여종의 품종이 있다. 사군자(四君子) 중 하나로 칭송받는 국화는 연수객(延壽客)이라 불리는데 그 뜻은 '국화가 사람의 수명을 연장시킨다.'는 것이다.

옛날 중국 하남성(河南省)에 국화가 만발하였는데 그 사이로 흐르는 작은 냇물이 있었는데 그 물의 단맛과 청량감이 일품이었다고 한다. 이 물을 마시며 생활한 마을 사람들이 대부분 장수하였기에 70세 정도에 죽는 것은 '요절(夭折)'이라고 표현했다. 많게는 123세까지 살았으며 보통 100살 이상의 노인은 어렵지 않게 만날 수 있었다고 한다. 후세에 많은 사람들이 그 비결을 연구해 본 결과 그 답은 국화와 관련이 깊었다고 한다.

국화가 약식 공용으로 사용되기 시작한 것에 대한 전설에 따르면, 옛날 중국의 대운하 옆에 아우(阿牛)라는 농민이 살고 있었다. 7세때 부친을 잃은 아우는 어머니가 베 짜는 것에 의존해 살아가는 궁핍한 생활을 하고 있었다. 궁핍한 생활 속에 매일 눈물로 세월을 보내던 어머니가 설상가상으로 시력까지 상실하게 되었다.

13살이 된 아우는 "어머니 시력이 너무 좋지 않으니 밤에는 베를 짜지 마세요. 이제 저도 이만큼 컸으니 어머니는 제가 부양하겠습니다."라고 말하며 이웃인 장부자네 집의 일꾼으로 일하기 시작했다. 2년쯤 지났을 때 어머니의 시력은 심각할 만큼 나빠졌고 끝내는 실명단계에 이르고 말았다. 아우는 '어머니의 눈은 나 때문에 망친 것이다. 어떻게든 내가 어머니의 눈을 치료하리라.'고 다짐했다. 아우는 장부자집에서 일을 하면서 때때로 나물과 약초를 캐서 팔아 그 돈으로 어머니의 눈을 치료하는 약으로 바꾸었다. 그러나 어머니께서 많은 약을 드셨지만 시력은 호전되지 않았다. 하루는 아우가 꿈을 꾸는데 꿈속에서 아름다운 아가씨가 나타나 나무 심는 것을 도와주면서 말하길 "운하를 따라서 서쪽으로 십리를 가면 천화탕(天花 蕩)이라는 곳이 있는데 그 곳에 있는 백색 국화가 어머니의 눈병을 치료할 수 있습니다. 이 꽃은 9월 9일 중양절(重陽節)이 되어서야 피는데 그 때의 꽃을 달여 어머니께 드리면 눈병이 나을 것입니다."고 하는 것이었다. 아우는 중양절에 간단한 음식을 챙겨 천화탕으로 가 흰국화를 찾았다. 원래 이곳은 아주 다양한 풀들로 가득찬 곳이라는 의미로 사람들은 이곳을 천망탕(天茫蕩)이라고 불렀다. 그는 한참을 찾아 헤맨 끝에 비로소 물가 언덕에 있는 작은 백국화를 찾았다. 이 백국화는 하나의 줄기에 아홉 개의 가지가 있는데 처음 볼 때는 꽃이 한송이처럼 보였다가 니중에는 마치 한 송이가 나머지 여덟 개를 감싸고 있는 듯한 모습으로 생긴 것이 특별해 보였다. 아우는 이 백국화를 뿌리째 뽑아 자기 집에 심고 정성껏 돌보자 나머지 8개 가지에도 모두 꽃이 피었는데 그 향과 모양이 매우 아름다웠다. 그는 매일 꽃을 하나씩 달여 어머니께 정성껏 드렸고 일곱 번째 꽃을 드리고 나니 모친의 시력이 회복되기 시작했다. 이때부터 '백국화가 눈병을 치료한다.'는 소식이 빠르게 전파되면서 시골사람들 모두가 백국화를 찾아다니기 시작했다. 이 소식을 들은 장 부자는 아우를 불러 그 백국화를 장 부자집 정원으로 옮기라고 했는데 아우가 말을 듣지 않자 장 부자가 사람들을 아우네 집으로 보내 강제로 가져오도록 시켰다. 아우와 사람들이 실랑이를 벌이는 과정에서 그 국화가 부러지게 되었고 사람들은 국화가 부러진 것을 보고 그냥 돌아갔다. 하지만 어머니의 치료를 위한 꽃이 꺾여진 것에 상처를 받은 아우는 밤새도록 울다 잠이 들었고 전에 꿈속에 나타났던 그 아가씨를 다시 만나게 되었다. 그 아가씨가 아우를 격려하며 하는 말이 "아우야, 네 효심이 지극하구나. 너무 속상해하지 말고 어서 잠을 자거라. 이 꽃이 비록 꺾였지만 뿌리는 살아 있단다. 네가 【종국요(種菊謠)】에 따라 그늘진 곳에 이 뿌리를 잘 심으면 이 것은 다시 살아날 것이야." 아우는 잠에서 깨어 국화선녀가 추천한 【종국요(種菊謠)】를 본 뒤에 그 의미를 깨달았다. 백국화는 삼월에 옮겨 심고, 사월에는 잎을 손질해주고, 오월에 물을 주며, 유월에는 비료를 충분히 주고, 칠팔월에는 뿌리가 튼튼히 내리는데 이렇게 아홉 달을 하면 아주 아름답고 은은한 국화가 피게 된다는 것을 알게 되었다.

　아우가 국화선녀의 지시대로 재배하자 그 다음 중양절에는 사방에 아름다운 백국화가 만발하게 되었다. 아우는 국화를 심는 기술을 가난한 마을사람들에게 알려주었고 이때부터 사람들이 9월 9일을 국화절이라 칭하면서 국화를 감상하고, 국화차와 국화주를 마시는 것이 유행하기 시작하였다.

약초이야기

　모든 약재 중에서 특히 국화를 사랑했던 사람으로는 남송시대의 대표적인 시인 육유(陸游. 사진)가 있는데 그는 밤낮 국화와 함께 생활했다고 한다. 그 이유는 그의 침대가 국화로 만들어졌기 때문이다. 육유는 스스로 국화 침대를 만들어 생활하는 습관이 있었고 또한 그가 남긴 많은 시에서 국화 베개를 언급했다. 그중 한 시에서는

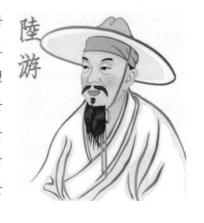

餘年二十時	내 나이 20살에
尙作菊枕詩	자주 국화베게 시를 읊었지
采菊縫枕囊	국화를 따서 베게를 만들면
餘香滿室生	넉넉한 향이 가득차 생기가 돋았다네

그가 43세 때 지은 시에는

采得菊花做枕囊　국화를 따서 베게를 만드니

曲屏深幌悶幽香　휘장 속에서 은은한 향이 나네

喚回四十餘年夢　40여년을 꿈속에서 돌아보니

灯暗無人說斷腸　등불이 꺼진 밤에 아무 고민도 없다네

그가 나이 들어 체력이 쇠약해졌을 때 또다시 국화침대가 자신의 건강에 이바지한 바에 대해 간격해서 시를 지었는데

頭風作菊枕　두통에는 국화베게를 만들고

足痺倚藜床　신경통에는 명아주 침대에 기댄다네

그렇다면 육유는 국화베개를 어떻게 만들었을까? 국화 1kg을 백지, 목단피 등의 원료와 함께 베개 속에 넣으면 약물이 조금씩 향을 내게 된다. 국화와 약재가 호흡을 통해 순환기계에 작용하면서 혈액순환을 도와 질병을 예방하고 치료하는 효과를 발휘하게 된다. 이와 같은 국화베개는 6개월 정도 사용할 수 있다.

진의(陳毅)의 시

本性能耐寒　본래 성질이 차가운 것을 잘 견디는데

風霜其奈何　바람과 서리가 어찌할 수 있겠는가?

청나라 시대 최대의 부흥기를 이끌었던 건륭(乾隆) 황제가 운하를 따라 강남지역을 순시할 때, 원래는 배가 항주에서 멀지 않은 당서무림(塘栖武林)이라는 부두에 도착해 배에서 내려 주변의 풍광을 유람할 계획이었다. 부두에 도착했을 때 황후가

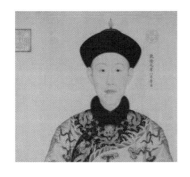

찬바람을 많이 쐰 탓에 두통, 코막힘 등의 증상과 함께 사지에 힘이 없어지는 심한 감기몸살을 앓게 되었다. 황제가 어의에게 "배에 어떤 특별한 약이 있느냐?"고 물으니, 어의가 답하기를 "배에는 감기몸살에 쓸 수 있는 약이 없습니다. 항주에 도착해야만 방법을 찾을 수 있을 것 같습니다."

라고 고했다. 이렇게 속수무책으로 손을 놓고 있을 때 차(茶)를 준비하던 어부 한명이 아뢰기를 "제가 황후마마께 도움이 될만한 약을 올릴 수 있습니다."고 말했다. 그는 말을 마치자마자 배에서 내려 들로 뛰어가더니 들국화를 한 줌 따서 깨끗이 씻은 뒤 황후에게 차(茶) 대용품으로 마시도록 했다. 뜨거운 국화차를 마신 황후는 이튿날 날이 밝자 씻은 듯이 모든 증상이 사라졌다. 황후의 건강상태가 빠르게 회복된 것을 본 건륭황제는 기쁜 마음으로 "이곳의 들국화는 정말 신묘하구나."라며 종이를 가져오게 해서 일필휘지로 "무림신국(武林神菊)"이라는 네 글자를 써주었다. 따라서 항주의 국화는 이때부터 황궁 진상품이 되었을 뿐만 아니라 오늘날 세계적인 명성을 떨칠 수 있게 된 것이다.

또한 청나라 때 서태후(西太后)라는 명칭으로 유명한 자희태후(慈禧太后)는 지나치게 조급한 성격과 과로로 인해 간경(肝經)에 화(火)가 많았고 폐(肺)와 위(胃) 역시 장시간 열에 쌓여 있어 여러 가지 증상으로 고생하고 있었다. 이때 어의들은 황후의 연세가 많은 것을 고려하여 국화연령고(菊花延齡膏)를 만들어 매회 10g 정도를 따뜻한 물에 타서 하루 서너 차례 복용토록 했다. 이 약을 복용 후 건강이 회복

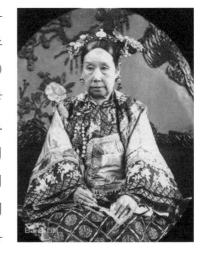

된 황후가 "국화연령고(菊花延齡膏)를 어떻게 만들었는가?" 하고 묻자 어의들은 다음과 같이 설명했다. "국화 하나를 물에 넣어 달인 뒤 찌꺼기를 버리고 다시 가열하면 진한 즙이 생기는데 그 즙을 다시 꿀과 섞어 약한 불로 장시간 고아 물엿처럼 만듭니다." 이때 주의할 점은 국화는 품종에 따라 효능이 일정하지 않다는 점이다. 일반적으로 재배종은 몸을 보(補)하는 기능이 사(瀉)하는 것보다 좋고, 야생화는 그 효능이 반대다. 어의들이 만든 국화연령고(菊花延齡膏)는 자희의 체질을 고려하고 위두 가지의 효능이 적절히 조화를 이루도록 만들어졌다.

황소(黃巢)의 시
待到秋來八九月　가을인 8, 9월이 오길 기다렸다가
我花開後百花殺　내가 피면 모든 꽃들은 죽는다네

중국 뿐만 아니라 우리나라도 고려사(1451년 문종1년) 등의 기록에 의하면 고려시대부터 조선시대까지 제비가 돌아갈 무렵인 9월9일 중양절에 국화주, 국화전, 국화차 등을 마시는 풍습이 있었다고 한다.

※ **주의사항**
체력이 허약하거나, 차가운 것을 섭취한 뒤 설사를 자주하는 사람, 평소 손발이 차가운 사람 등에게는 적합하지 않다.

민간요법

● 이시진(李時珍)은【본초강목(本草綱目)】에서 다음과 같이 설명하고 있다. "국화의 싹은 채소로 쓸 수 있고, 그 잎은 씹을 수 있으며 꽃은 먹을 수 있다. 근이 튼튼한 것은 약으로 쓸 수 있다. 이것을 말려서 베개로 사용할 수도 있고 술로 담가서 마실 수도 있다. 뿌리는 정월에 캐고, 잎은 3월에 따고, 줄기는 5월에 채취하고, 꽃은 9월, 열매는 12월에 채취해서 사용한다."

전국시대 굴원(屈原. BC 342~278. 사진)의 시에서 이미 당시의 사람들이 국화차를 식용한 것을 알 수 있다.

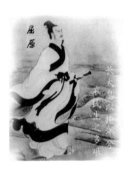

朝飲木蘭之墜露兮　　아침에 목란꽃 위에 떨어진 이슬을
　　　　　　　　　　마셔 맛을 보고
夕餐飲秋菊之落英　　저녁에 가을 국화에서 떨어지는 꽃
　　　　　　　　　　잎을 씹어 음미한다

03

감초 甘草
; 감초의 뿌리줄기

신농본초경 맛은 달고 성질은 평하다. 오장육부의 한열*과 사기*를 치료한다. 근골을 강화시키고 기육과 힘을 키운다. 외상으로 생긴 종기를 치료하고 각종 독을 해독시킨다. 오래 복용하면 몸이 가벼워지고 장수한다.

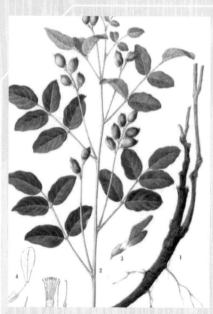
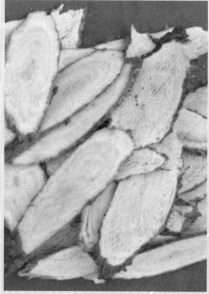

기원식물

KP* Glycyrrhizae Radix et Rhizoma / 감초 *Glycyrrhiza uralensis* Fisch. 광과감초(光果甘草) *Glycyrrhiza glabra* L. 또는 창과감초(脹果甘草) *Glycyrrhiza inflata* Bat.(콩과 Leguminosae)의 뿌리, 뿌리줄기로서 그대로 또는 주피를 제거한 것. 【별】감초 엑스, 감초조엑스(감초고 甘草膏)

CP* Radix et Rhizoma Glycyrrhizae / 감초(甘草) *Glycyrrhiza uralensis* Fisch. 창과감초(脹果甘草) *Glycyrrhiza inflata* Bat. 또는 광과감초(光果甘草) *Glycyrrhiza glabra* L. (콩과 쿄科)의 뿌리 및 뿌리줄기를 말린 것.

약명유래

본초학에서 감초(甘草), 감송(甘松) 등 감(甘)자가 포함된 약재들은 일반적으로 단맛의 특성이 강한 약초이다.

특별한 단맛으로 인해 과거부터 약으로 뿐만 아니라 식품 및 담배 등의 감미료로 애용되어 왔다.

감초는 원래 일조량이 충분하고, 강우량이 적고 건조하거나 반 건조한 지역의 토심이 깊은 사토에서 잘 자란다. 내한성이 강하므로 중북부 산간지까지 넓은 지역에 재배가 가능한데 동의보감에도 다음과 같이 묘사하고 있다. "중국에서 감초를 들여다가 우리나라의 여러 지방에 심었으나 잘 번식 되지 않았다. 오직 함경북도의 소산 것이 가장 품질이 좋다."

옛날 깊은 산 속에 유명한 의사 한 명이 살고 있었다. 그는 뛰어난 의술만큼 높은 인격으로 환자들을 보살폈는데 어느 날 멀리 떨어진 마을에 자리에서 일어설 수조차 없는 중병환자가 발생했다는 소식을 접하고 왕진을 나갔다. 그런데 그 때가 마침 기후변화가 심한 봄날이었던 관계로 각양각색의 증상을 보이는 많은 환자들이 의원을 찾아왔다. 의사의 부인은 환자들에게 "오늘 아침 일찍 남편이 먼 곳으로 왕진을 나갔습니다. 언제쯤 돌아올지 본인도 모른다고 했으니 여기서 시간 낭비하지 말고 돌아가세요." 그들 중 일부는 "우리는 너무 먼 곳에서 여기까지 찾아 왔는데 돌아갔다 또다시 온다는 것은 불가능합니다. 집에 할 일이 태산 같은데 이렇게 하루를 낭비할 수 없답니다." 부인은 거듭된 설득에도 몰려드는 환자들을 보며 잠시 생각했다.

'그래 남편이 환자들에게 주는 약은 첩첩이 모두 풀뿌리 아니던가? 그럼 내가 대충 약초를 찾아줘서 보내도 되겠지.'라고 생각하며 남편이 사용하던 약들을 여기저기 찾아봤지만 적당한 약을 찾지 못했다. 그런데 갑자기 부엌 아궁이 앞에 쌓여 있는 큰 마른 나무짐을 발견했다. 그녀의 기억 속에 달콤한 맛으로 각인되어 있는 그 나무에 대한 기억을 떠올리게 되었다. '그래 이 나무를 잘라서 약으로 줘야겠다.'고 생각하고 마른나무 가지들을 잘게 썰어 한 첩씩 약재처럼 포장해서 환자들에게 나눠주며 말했다. "이것은 남편이 왕진을 떠나기 전에 남겨놓은 약재입니다. 여러분들이 가져가 달여 드시고 좋은 효과를 봤으면 좋겠습니다. 저는 이 약을 어떻게 파는지 모르니 약값은 여러분들이 나중에 남편에게 지불하세요." 한 무리의 환자들은 기쁜 마음으로 약을 받아 돌아갔다.

그로부터 한참의 시간이 지난 어느 날 사람들이 의사에게 돈을 보내왔다. 영문도 모르고 돈을 받게 된 의사가 그들에게 물었다. "이 돈은 제가 인제 여러분에게 준 약값인가요?" 그 때 옆에 있던 부인이 자기가 남편 출타 중에 약을 지어줬던 사실을 알리지 않았던 것을 생각해 내고 작은 목소리로 그간의 사정을 설명했다. 사람들이 돌아 간 뒤에 남편은 부인에게 도대체 어떤 증상에 어떤 약을 사용했는지를 물었다. 부인은 부엌 아궁이 앞에 쌓여 있는 나무짐을 가르키며 "내가 그들에게 준 약은 저것입니다. 그리고 그들은 대부분 가래를 동반한 기침환자, 배 앓이 환자, 이유없이 사지가 결리고 아픈 환자 그리고 일부는 종기로 고생하는 환자들이었습니다."고 말했다. 어찌 되었든 그들은 부인이 준 약을 먹고 병이 완쾌되었다고 약값을 지불하러 왔으니 의사는 그저 탄식하며 '이 약재 정말 신기하구나. 이렇게 다양한 병들을 모두 치료하다니.'라고 감탄할 뿐이었다. 이 일이 있은 후로 한낱 땔감에 불과했던 건초(乾草) 막대기가 약으로 사용되게 되었다. 그 이후 사람들이 사용 경험이 쌓여갈수록 이 약재가 다양한 병을 치료할 뿐만 아니라 다른 약재들과 잘 조화되도록 하면서 해독작용에도 탁월함을 알게 되어 "국로(國老)"라는 영광스러운 이름으로 불리게 되었다. 그리고 훗날 그 맛이 특별히 달다는 것에서 착안해서 건초(乾草)로 불리던 것을 중국어 동음인 감초(甘草)로 불려지게 되었다.

약초이야기

역대의 많은 명의들은 감초에 대한 느낌을 다양한 표현으로 기록해 놓았다.

본초학의 권위자인 이시진(李時珍)은 감초를 훌륭한 재상(宰相)에 비유하였다. 전통 한방이론에서 하나의 처방은 군(君)·신(臣)·좌(佐)·사(使)의 조합으로 이루어진다. 이시진은 감초가 여러 약재들을 서로 조화시키는 능력이 탁월하면서도 수십 종 광물약재의 독과 수천종의 초목 약재 독을 해독시킬 수 있기에 한약재 왕국의 "명재상(名宰相)"이라 하였다.

> 甘草外號叫國老　감초는 밖에서 국로로 불려지고
> 解毒和藥本領高　해독과 약효가 드높다네

장경악(張景岳)은 명나라 때의 명의인데 그는 다음과 같이 감초를 표현하였다. "감초와 독약을 같이 쓰면 해독이 되고, 감초와 강한 성미의 약을 함께 쓰면 온화하게 된다. 또한 감초와 '해표약'을 같이 쓰면 해표의 효과가 분명히 나타나고, 감초와 '기약(氣藥)'을 같이 쓰면 기약으로 작용하고, '혈약(血藥)'과 같이 쓰면 혈약으로 작용하듯이 한약 모든 영역에 영 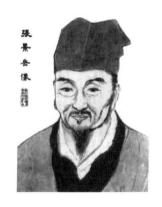 향을 미친다." 따라서 그는 감초를 국로(國老)에 비유하였다. "국로"라고 하는 것은 황제의 스승을 말하는 것으로 한약 처방에서 감초의 지위가 대단함을 알 수 있다.

사실 감초를 국로라고 예찬한 것은 장경악 이전에도 있었다. 기록에 의하면 남북조 시대의 도홍경(陶弘景)은 오랫동안 강소성 모산(茅山)에 은거하면서 노장철학(老庄哲學)과 갈홍(葛洪)의 신선도학(神仙道學) 연구에 몰입해 있었다. 효무(孝武)황제

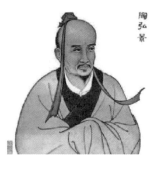

가 여러 차례 벼슬하기를 권하였지만 그는 응하지 않았다. 특히 조정에 일이 생겼을 때 황제가 사람을 파견하여 도홍경에게 의견을 묻게 되자 당시 사람들은 도홍경을 "산중재상(山中宰相)"이라 칭했다.

　도홍경은 산중에서 수도하면서 정통의술을 배우고 산에 사는 사람들을 위해 병을 치료 해 주었는데 환자들은 그를 칭하여 살아있는 신선이라고 불렀다.

　그러던 어느 날, 조정의 특사가 도홍경을 찾아와 황제의 생명이 위급함을 알리면서 신속히 궁궐로 갈 것을 재촉했다. 황제는 며칠간 구토외 설사를 반복하면서 식욕이 전혀 없어 많은 어의들이 치료했지만 속수무책이었다. 도홍경은 궁중에 도착하여 황제를 진단한 결과 전반적으로 기(氣)가 부족한 상태에서 장부 역시 허약해져 가슴이 답답하면서 복부팽만과 통증이 수반되는 증상이 생겼음을 알게 되었다. 그는 처방전에 몇 가지 약재 이름을 써내려갔는데 그 중에 인삼, 복령, 백출 등은 주위 사람들이 모두 아는 것이지만 한 가지 약 국로(國老)만은 어의들이 처음 보는 약인지라 그에게 물었다. 이때 도홍경이 "국로는 감초의 아름다운 이름입니다. 감초가 모든 약들을 조화롭게 만들어줘 서로의 역할이 잘 이루어지도록 하기 때문에 국로라 하지요."라고 설명했다. 과연 황제는 도홍경의 처방 이후에 심신의 건강을 회복했다.

　송나라 때 저명한 시인 매효신(梅曉臣)은 특별히 감초를 예찬한 讚甘草(찬감초)라는 시를 썼다.

藥中稱國老　약중에 국로라 칭하는 약이 있는데
我懶豈能醫　내가 게으르니 어찌 약효를 보겠는가?

위의 시에서 볼 수 있듯이 송나라 시대에 이미 감초를 국로라 칭하는 것이 일반적이었음을 알 수 있다.

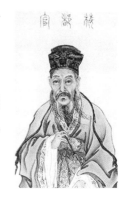

역사적으로 조정에서 어떤 사람이 맡은 소임을 원활하게 잘 처리할 경우 그를 "감초"에 비유했는데 이때 감초는 모든 일을 순조롭게 잘 처리하는 사람을 뜻한다.

≪약명이합하일즉사삼수(藥名離合夏日即事三首)≫_당.육귀몽(陸龜蒙)

乘履著來幽砌滑　신발을 신어도 돌 계단이 미끄럽네

石罌煎得遠泉甘　그릇에 귀한 물과 감초를 넣고 달이네

草堂只待新秋景　초가집에는 가을 풍경만을 기다리네

天色微涼酒半酣　날씨가 차가워지면 술이 잘 익는다네

避暑最須從樸野　더위 피하는 데는 야외로 나가야지

蒻巾筠席更相當　칡으로 만든 두건과 방석이 제일이지

歸來又好乘涼釣　돌아올 때는 또 시원한 곳에서 낚시를 즐기니

藤蔓阴阴著雨香　덩굴과 줄기가 음지가 되어 향이 강하다네

窗外曉簾還自卷　창밖이 서서히 밝아오니

柏煙蘭露思晴空　측백나무 증기와 난초의 이슬이 한낮을 사모하고

青箱有意終須續　약상자로 의학은 계속 이어지고

斷筒遺編一半通　작은 기록들로 의학은 역사 속에 이어지네

일설에 의하면 명나라에 성씨가 성(盛)인 어의가 있었는데 어느 날 갑자기 궁궐에서 혼수상태가 되었다. 현장에 있는 어의들이 돌아가면서 그 사람을 진단 했지만 어떤 병인지 알 방법이 없었다. 황제는 백방으로 이 사람의 생명을 구할 수 있는 방법을 찾기 시작했다. 황제의 명이 떨어지자 과연 강호의 의사들이 모두 모였는데

그 중 한 사람이 자칭 "묘수회춘(妙手回春:의술이 탁월하여 사경에 빠진 환자를 살려낸다.)", "기사회생(起死回生 : 죽은 사람을 다시 살려낸다.)" 시킬 수 있는 비방을 조상으로부터 전수받았다고 주장했다.

과연 많은 어의들이 지켜보는 가운데 그가 처방을 사용하여 성(盛) 어의는 즉시 소생했다. 신기하게 생각한 어의들이 모두 그에게 "그 처방이 무엇이었습니까?" 하고 물었다. 이때 그가 공개한 처방의 내용을 보고 모두 입을 다물지 못했다. 처방에는 단 한 가지 약만 있었는데 그것이 바로 감초였다. 황제도 기이하게 생각하여 그 사람에게 현묘한 이치를 설명해 달라고 하였다.

그는 "저의 생각에는 성(盛) 어의는 아침을 먹지 않고 궁궐에 왔는데 위의 기가 허약한 상태에서 약을 달여 마셔서 중독이 된 것입니다. 따라서 백약의 독을 푸는 약초가 딱 하나 있는데 그것은 바로 감초입니다. 그래서 소인은 감초를 처방했습니다."라고 대답하였다.

황제가 소생한 성(盛) 어의에게 물었는데 과연 "아침을 먹지 않았다."고 답하였다.

이러한 일이 있은 뒤 감초의 효능이 더욱 널리 퍼지게 됨과 동시에 다음과 같은 말이 백성들 사이에 떠돌게 되었다. "어의보다 시골 의사의 실력이 더 좋다(御醫不如草澤醫)"

사실 동서양에서 감초를 약재로 사용한 기록은 역사가 매우 깊다. 문자의 기록으로만 봐도 이미 4000여년의 역사를 가지고 있음을 알 수 있다. 기원전 1750년 세계 최초의 법전인 【함무라비법전】에 감초에 대한 기록이 있으며, BC 3세기 작성된 【히포크라테스전집】에도 감초의 사용에 대해 기록하고 있다. 미국 역시 1820년에 이미 미국약전의 법정약물로 등록했으며 현재 영국, 프랑스, 러시아, 독일 등 많은 국가의 약전에 등록되어 사용되고 있다.

✖ 주의사항

단맛을 내는 핵심 성분인 "글리시리진"이라는 성분을 과용하면 고혈압이나 부종, 심부전 등을 유발할 수 있다. 우리나라 식약처는 물론 미국 국립보건원(NIH)과 미국 식약처(FDA)의 건강기능식품 자료에는 임산부와 수유부 그리고 간장, 신장, 심장 등의 기능에 이상이 있는 사람은 섭취시 주의해야 한다고 적혀있다.

⑭ 견우자 牽牛子
; 나팔꽃의 씨

폐의 수기(水氣)를 치료해서 가슴이 답답하고 숨 가쁜 증상을 치료하며 허리와 등의 종창(腫脹)을 치료한다. 특히 변비에 탁월한 효력이 있으나 비위의 기능이 허약한 사람에게는 신중하게 사용해야 한다.

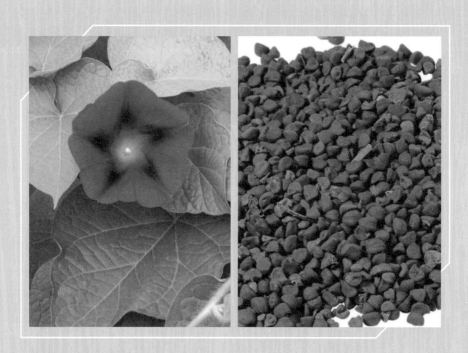

기원식물

KP * Pharbitidis Semen / 나팔꽃 *Pharbitis nil* Choisy 또는 둥근잎나팔꽃 *Pharbitis purpurea* Voigt (메꽃과 Convolvulaceae)의 잘 익은 씨. 흑축(黑丑)

CP * Semen Pharbitidis / 나팔꽃(裂葉牽牛) *Pharbitis nil* (L.) Choisy 또는 둥근잎나팔꽃 (圓葉牽牛) *Pharbitis purpurea* (L.) Voigt (메꽃과 旋花科)의 잘 익은 씨를 말린 것.

약명유래

남북조시대(南北朝時代) 도홍경(陶弘景)의 【명의별록(名醫別錄)】에는 다음과 같은 유래가 소개되어 있다.

옛날 중국 하북성(河北省) 진주(晉州)에 이(李)씨 성을 가진 농부에게는 힘세고 총명한 아들 이호(李虎)가 있었다. 그런데 아들은 심한 고창병(鼓脹病 : 복부가 북처럼 팽창해서 핏줄이 보일 정도가 되면서 전신이 붓는 병)으로 고생하고 있었는데 의사들은 단순한 복수로 진단한 뒤 치료를 했으나 특별한 변화를 보이지 않았다. 조급해진 부부는 마지막으로 산서성(山西省) 노주(潞州)에 있다는 늙은 의사를 찾아갔다. 그가 진찰을 마친 뒤 말하기를 "들에 있는 나팔꽃씨를 끓여 복용시키세요." 이호의 부모는 한번도 들어본 적이 없는 꽃이름이었을 뿐만 아니라 주변 사람들도 그 꽃에 대해 아는 사람이 없었다. 할 수 없이 다시 찾아가 이 사실을 말하자 "이곳 산서성(山西省) 노주(潞州)에는 거의 모든 집 앞에 이 꽃이 있다오. 바로 이것이 그 꽃의 씨요. 다음에 사람을 보내면 제가 충분히 확보해 주리다."라며 자신이 가지고 있는 나팔꽃 씨를 처방해 주었다. 이호 부모가 나팔꽃 씨를 아들에게 복용시키니 정말 며칠만에 눈에 띄게 좋아지더니 1개월 여만에 완전히 치료가 되었다.

아이가 그 약으로 건강을 회복하게 되자 모든 가족들이 기뻐하며 그 의사에게 감사의 표시로 집에서 기르던 작은 소를 한 마리 선물하기로 결정했다. 다음날 농부는 아이와 함께 소를 끌고 의원의 집을 찾아가 본인들의 의사를 전달하면서 물었다. "우리 아이에게 처방하신 약은 어떤 약이었나요?" 의사는 "앞 뜰에 자라는 꽃의 씨앗인데 저 역시 이름을 알지는 못합니다. 그저 그 꽃이 나팔을 닮아 나팔꽃이라 부르지요." 그렇게 대답하는 동안 노(老)의사는 이런 생각이 떠올랐다. '이 꽃의 씨앗은 불치병을 치료할 수 있는 강력한 힘이 있는데 그 힘은 마치 소도 끌고 갈 수 있을만큼 강력해 오늘 마침 환자 부모가 소를 끌고 오셨으니 이 약을 "견우자(牽牛子)"라고 해야겠다.'고 생각한 뒤 문 앞의 꽃을 가리키며 "저것은 견우화(牽牛花)입니다. 저 씨앗은 견우자(牽牛子)라 합니다. 때마침 당신이 소를 끌고 오셨으니 왜 그런지 잘 아시겠지요?" 라고 답하며 농부의 소를 정중히 사양했다. 이때부터 견우자의 이름이 유래되어 지금에 이르고 있다. 또한 십이간지의 축(丑)은 소를 의미하는 관계로 견우자의 씨앗 색에 따라 흑축(黑丑)과 백축(白丑)으로 부르기도 한다.

약초이야기

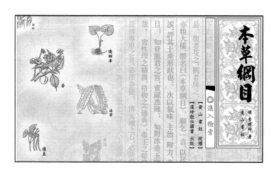

견우자와 관련한 임상 사례 중 이시진의【본초강목】에 소개된 것은 다음과 같다.

60세의 종갓집 며느리가 평생 심각한 변비로 고생하고 있었는데 열흘에 한 번씩 화장실에 갈때 마다 마치 해산하는 것 같은 심한 고통 속에 생활하고 있었다. 많은 의사들이 보혈약(補血藥)과 함께 윤활한 정유 성분이 가미된 약들을 제공했지만 별반 효과를 보지 못한 상태로 30여년의 세월을 보내고 있었다. 이시진은 그녀가 비교적 뚱뚱한 체형에 고열량의 음식을 즐기고 있고, 더구나 장시간 우울증으로 인한 화병으로 트림을 반복하는 행동 등에 주목했다. 이시진은 이 모든 증상들을 종합할 때 몸에 정상적으로 흘러야 될 기(氣)의 흐름이 막힌 것을 주요 원인으로 판단했다. 특히 기의 하강에 심각한 문제가 발생해서 체내의 정상 생리 물질인 진액이 병리적 산물인 담음 * (痰飲) * 으로 변화되어 장부 내의 윤활 작용이 상실된 결과 대변이 지나치게 건조한 상태가 된 것으로 판단했다. 이전의 의사들이 처방한 정유 성분의 윤활한 약들은 기를 순환시키는 힘이 부족해서 뭉친 담과 변을 배출하기에는 역부족이었다. 따라서 이시진은 견우자 분말과 조협고환(皁莢膏丸)을 함께 복용시킴으로써 즉시 배변이 가능하도록 처방했다. 이 처방은 단지 변비를 해결한 것 뿐만 아니라 기의 흐름을 원활하게 만듦으로써 치료 후 정상적인 식생활 과정에서 동일한 증상의 재발을 예방하는 효과를 겸하고 있다. 즉 견우자는 전신의 기의 흐름을 원활하게 하면서 담음 * 을 제거하는 효과가 있음을 적절히 응용한 사례로 소개되고 있다. 또한 주색(酒色)을 좋아하는 이시진의 외조카가 복부에 가스가 차는 증상이 극심하고 외음부가 붓고 아프면서 대소변이 원활하지 않아 앉거나 누울 수조차 없는 상황에서 그저 울기만하면서 일주일을 보냈다. 의사들이 그에게 처방한 이뇨약은 전혀 효과가 없자 결국 이시진에게 사람을 보내 도움을 청했다. 외조카를 위해 그가 내린 결론은 습열의 사기 * 가 하반신 특히 생식기와 항문 사이에 몰려 있어 앞으로는 소변을 막고, 뒤로는 배변 활동을 막고 있는 것으로 단순한 대장과 방광의 문제가 아닌 것으로 진단했다. 그는 천련자, 회향, 천산갑 등의 약에 견우자의 용량을 배가시킨 뒤 물로 달여 복용토록 했다. 환자는 한 첩을 복용한 뒤 증상이 완화되는 것을 느꼈고 사흘째 되는 날 정상적으로 회복할 수 있었다. 견우자의 이런 신기한 효능을 사람들이 알지 못하나 오직 금원사대가 * (金元四大家) 중 한 명인 이동원(李東垣)만은 알고 있었다고 기록하고 있다.

※ 주의사항

견우자는 독성이 있을 뿐만 아니라 약효도 굉장히 강하기 때문에 반드시 전문가와 상의를 해서 사용해야 한다. 특히 임산부, 허약한 사람, 노인, 소화력이 약한 사람, 변비가 없는 사람 등은 사용하지 말아야 한다.

민간요법

● 견우자는 질병의 원인이 되는 몸 속의 담음 * 을 강력한 설사로 배출시키지만 약간의 독성을 함유하고 있다. 하지만 중국의 민간에서는 쌀과 함께 죽을 끓여 견우자의 강력한 약성과 독성을 완화시킨다. 동시에 쌀이 소화계를 보해주는 효능이 있어 몸속의 사기(邪氣)는 몰아내고, 정기(正氣)는 북돋워주는 귀중한 식이요법으로 사용되어 왔다. 하지만 임산부에게는 사용을 금지해야 하며 특히 불필요하게 장복하지 말아야한다.

● 과거 중국의 식이요법에 관한 내용을 집대성한【식료본초(食療本草)】가【본초강목】과【당씨인(唐氏引)】을 인용해서 기록한 내용을 보면 "견우자는 산수유와 함께 복용하면 강력하게 대소변을 배출시키는 작용으로 수액대사가 원활하지 못해서 발생한 부종 등 몸속의 불필요한 수액을 배출시킨다."고 했다.

(05)
결명자 決明子
; 결명자의 열매

신농본초경 눈을 밝게 해준다. 장복하면 자주 충혈되고 눈물이 흐르는 증상을 치료한다.

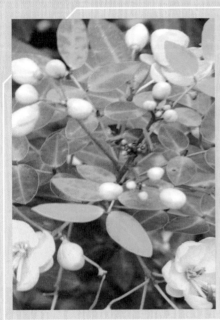 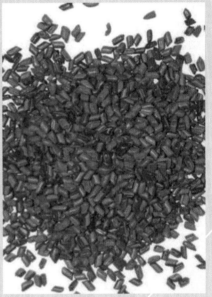

기원식물

KP * Cassiae Semen / 결명자 *Cassia tora* L. 또는 결명(決明) *Cassia obtusifolia* L. (콩과 Leguminosae)의 잘 익은 씨.

CP * Semen Cassiae / 결명(決明) *Cassia obtusifolia* L. 또는 소결명(小決明) *Cassia tora* L.(콩과 료科)의 잘 익은 씨를 말린 것.

약명유래

【신농본초경】의 상품 * 에 수록되어 있는 결명자에 대해 이시진은 "눈을 밝게 하기 때문에 결명자라 명명하였다."고 설명하고 있다. 한약중에 초결명(청상자, 개맨드라미씨), 석결명(진주모) 등 "결명"이라는 단어가 포함된 약재들은 모두 눈을 밝게하는 효능이 있기 때문에 "결명"이라고 했다. 결명자(決明子)의 결(決)은 '터지다' '결단하다' '결정하다'라는 뜻을 가진 글자인데 결(決)자는 水(물 수)와 夬(터놓을 쾌)자가 결합한 모습으로 막힌 것을 '터놓다'라는 뜻이 있다. 그렇게 막힌 것을 터놓음으로써 밝은 시력을 가질 수 있는 열매란 뜻에서 결명자라고 명명되었다.

전설에 의하면 옛날 중국의 한 노인이 말년에 실명하게 되었는데 이때 기인이 나타나 이르기를 "푸른 잎, 산양의 뿔, 말발의 굽이라는 노래를 부르는 도사를 찾으면 당신의 눈을 고칠 수 있소."라고 알려줬다. 네 명의 아들들이 사방을 수소문하여 찾기 시작했는데 막내아들이 어느 절을 지날 무렵 노래소리가 들려왔다.

"가지도 잎도 눈에 띄는 푸르름이여. 산양의 뿔, 말발의 굽과 같도다." 막내아들은 기쁜 마음에 한걸음에 소리나는 곳으로 찾아가 노래를 부르고 있는 노인에게 그 의미를 물었다. 그 노인은 절의 정원에 있는 약초를 가리키며 "저 풀은 가지도 잎도 눈에 잘 보이도록 푸르며, 꼬투리는 산양의 뿔같고, 종자는 말의 발굽같은데 눈병 치료에 특효약이다."고 설명하는 것이었다.

노인에게 충분한 약초를 얻어온 막내아들은 종자를 약간 볶은 뒤 끓여 아버지에게 드렸다. 이렇게 복용한 결과 날이 갈수록 노인의 시력은 회복되었기에 사람들은 그 풀의 이름을 말의 발굽을 닮았고 눈을 밝게 한다는 의미로 마제결명(馬蹄決明)이라 명명했고 훗날 이를 줄여서 결명자(決明子)라 칭하게 되었다.

결명자는 풍과 열을 제거하고 간과 신장의 기능을 활성화시켜 눈을 밝게 하고 고혈압을 낮춰준다.

약초이야기

옛날 어느 마을의 천재소년이 어려서부터 과거시험 장원급제에 뜻을 두고 밤낮으로 공부했지만 몇 년이 지나도 합격하지 못했다. 천재 소년은 조급한 마음에 더욱더 촌음을 다투며 공부에 몰두했지만 날이 갈수록 몸이 쇠약해지는 증상이 심각해지자 결국 청운의 꿈을 접고 고향으로 돌아가 후학을 양성하는 것으로 인생의 길을 바꿔 낙향했다. 그런데 장기간 책을 너무 많이 접한 까닭에 60이 되기 전에 양쪽 눈의 시력이 거의 맹인에 가까운 수준으로 나빠졌다. 평생을 독신으로 살아온 노인은 홀로 어렵게 생활하며 가끔 처마 밑에 앉아 과거를 회상하거나 문 앞에 자라고 있는 화초에 물을 주는 것으로 소일할 수밖에 없었다.

어느 해 봄 역시 처마 밑에 앉아 봄볕을 즐기고 있는데 지나가던 사람이 다가와 "노인어른, 저는 남방에서 약초를 수매하기 위해 올라온 약재 도매업자입니다. 지나가는 길에 주인님 집 앞에 있는 저 화초를 봤는데 혹시 제가 살 수 있겠습니까?" 희미하게 보이는 약재상을 바라보며 "당신은 어느 것을 말씀하시는 겁니까?" 약재상이 손가락으로 문 앞에 자라고 있는 몇 그루의 화초 중에서 하나를 가리켰다. 그는 약재상에게 "당신은 얼마에 사고 싶소?" 약재상은 웃으면서 "일반적인 다른 약초보다 높은 값으로 드리겠습니다."

노인은 '약재상이 저렇게 적극적으로 나오는 것을 보니 필시 아주 중요한 약재가 틀림없다. 게다가 지금 나는 특별히 돈이 필요한 사람도 아니니 팔아봐야 별 도움이 될 것도 없다.'고 생각하며 "나는 아직 이 약초의 꽃과 열매를 보지 못했습니다. 그래서 이번에는 팔고 싶지 않습니다." 약재상은 한 번 더 권해봤으나 거절하자 할 수 없이 발길을 돌릴 수밖에 없었다. 그날 이후 노인은 더욱 열심히 그 꽃들을 가꿨는데 얼마간의 시간이 흐른 뒤 그 약재상이 또다시 돌아와 꽃밭을 보니 그 약초들이 튼실하게 잘 자란 것은 물론 작은 금황색 꽃을 가득 피워내고 있었다. 더욱더 매력을 느낀 약재상이 "저는 이제 멀리 남쪽으로 돌아가야 합니다. 돌아가는 길에 이 꽃을 한 번 더 보려고 왔는데 이렇게 잘 자랐군요. 어르신께서 부르시는 대로 가격을 쳐 드릴테니 말씀해 보시지요." 노인은 더욱 강경하게 "얼마를 주든 저는 팔 생각이 없습니다. 제가 반드시 이 약초의 열매까지 잘 거둘 것이니 만약 당신이 정말 이것을 갖고 싶거든 내년에 오시오. 내 분명 씨앗을 드리리다." 약재상은 할 수 없이 발길을 돌렸다.

가을이 되었을 때 문 앞의 그 약초들은 마름모꼴에 녹회색을 띠고 반짝이는 광택이 선명한 많은 씨앗을 품고 있었다. 노인은 기쁜 마음으로 그 종자들을 거두어 들인 뒤 잘 말렸는데 씨앗에서 우러나는 은은한 향기가 일품이었다. 노인은 한 줌 쥐어서 주전자에 넣고 끓여 차의 대용품으로 마셔봤더니 기분이 맑아지면서 입에서는 은은한 향기가 여운처럼 남았다. 그날 이후 노인은 매일 한 컵씩 그 차를 마셨는데 언제부터인지 자신도 모르는 사이에 사물이 점점 또렷하게 보이는게 느껴졌다. 그는 속으로 "혹시 이 차 때문인가?"라고 생각해봤지만 확신하지는 못했다.

그렇게 1년이 순식간에 지난 어느 봄날 노인이 작년에 수확한 씨앗을 파종하고 있을 때 작년의 그 약재상이 또 왔다. 그는 노인을 보자마자 노인의 시력이 작년보다 훨씬 좋아진 것을 알아차리고 깜짝 놀라며 물었다. "어르신은 무엇을 드셨기에 시력이 회복되었습니까?" 노인은 웃으며 "내가 당신에게 주려고 이 씨앗을 넉넉히 장만해 뒀습니다. 그동안 내가 이 씨앗을 끓여 마셨는데 그때부터 차츰차츰 시력이 좋아졌으니 아마도 그게 효험을 본 것 같소." 약재상이 말하기를 "저는 선배들한테 배울 때 이것은 그저 변비를 치료하는 특효약으로만 알았는데, 말씀을 듣고보니 눈을 밝게 하는데도 좋은 효과가 있네요."라며 극찬을 했다. 노인이 약재상에게 "이 약초의 이름이 뭐요?" "저도 선배들로부터 약효에 대해서만 들었지 약초의 이름은 듣지를 못했어요." 노인이 잠시 생각하더니 "내 눈을 이렇게 회복시켰으니 "결명자"라고 부르는게 어떻겠소?" 약재상이 생각하기에도 가장 적당한 이름처럼 들렸다. 그날 이후 약재상은 결명자의 씨앗을 남쪽으로 가져가서 대중화시켰고 많은 사람들이 애용하면서 다음과 같이 결명자를 찬양하는 시를 남겼다.

愚翁八十目不瞑　팔순 나이에도 시력이 좋아
日數蠅頭夜点星　낮에는 파리의 머리 밤에는 작은 별도 셀 수 있네
幷非生得好眼力　이토록 좋은 시력은 선천적인 것이 아니고
只緣長年飮決明　단지 결명자를 장복했기 때문이라네

또한 두보는 결명자의 생태에 대해 다음과 같은 시를 남겼다 .

雨中百草秋爛死　가을비에 온갖 약초들이 물러져 죽는데
階下決明顔色鮮　섬돌아래 결명자는 아직도 색채가 선명하구나

민간요법

● 결명자는 눈이 충혈되고 아프면서 눈물이 나는 증상에 애용되어 왔다. 또한
민간에서는 결명자를 베개에 넣고 자면 눈이 밝아지며 잎사귀 역시 눈을 밝
게하고 오장을 이롭게 하기에 나물이나 국을 끓이는 원료로 사용되어 왔다.
또한 결명자는 예로부터 뱀과 상극이라 하여 집 주변과 밭에 많이 재배하였
으며 뱀 장수들도 결명자를 휴대하고 다녔다고 한다. 그리고 결명자를 뱀이
나 벌레 물린 데에도 자주 사용하였다.
결명자를 사용할 때는 프라이팬에 약한 불로 노릇노릇하게 볶아 결명자
20g/물2L 정도를 넣고 끓여서 물이 끓기 시작하면 불을 줄인 뒤 10여분 더
끓여 차로 마신다.

⑥ 구기자 枸杞子

; 구기자 나무 열매

〰〰〰〰〰〰〰〰〰〰〰

신농본초경 맛은 쓰고 성질은 약간 차갑다. 내부의 열, 소갈, 신경통, 풍습 * 등 다섯 종류의 내부 사기 * 를 다스린다. 장복하면 근골이 강해지고, 몸이 가벼워지며 늙지않고 추위와 더위를 잘 견딜 수 있다. 일명 '기근, 지골, 구기, 지보'라 한다.

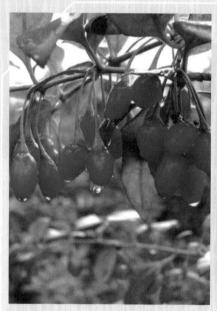
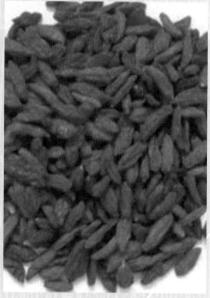

기원식물

KP * Lycil Fructus / 구기자나무 *Lycium chinense* Mill. 또는 영하구기 (寧夏枸杞) *Lycium barbarum* L. 가지과 (茄科)의 잘 익은 열매를 말린 것.

CP * Fructus Lycii / 영하구기(寧夏枸杞) *Lycium barbarum* L. 가지과

약명유래

구기자는 주로 중국과 히말라야. 티베트. 몽골 등지에서 나는 빨갛고 작은 야생 열매"를 말한다. 국제적으로 가장 유명한 구기자 산지는 중국의 이슬람소수민족 자치구인 영하지방이고, 구기자는 중국의 10대 한약재 수출 품목 중 하나이다. 우리나라에서도 재배가 많이 이루어지고 있는데 국내에서는 국산 한약재 재배농가의 피해를 최소화 하기 위해 마련한 "한약재수급조절품목"에 포함되는 한약재이다.

구기자의 "구(枸 : 구기자나무 구, 탱자나무 구)"는 줄기의 가시가 탱자나무의 가시와 같다는데서 유래했으며, "기(杞 : 소태나무 기, 나무이름 기)"는 줄기가 버들고리와 비슷하다는데서 연유했다.

전설에 의하면, 중국 서북 영안(寧安)지방에 성이 녕(寧)이라는 농민이 살고 있었다. 그는 어느 해 갑작스런 재앙으로 아들과 딸을 모두 잃었다. 부부는 두 해가 지난 뒤 쉰 살에 또 다시 아들을 낳을 수 있었다. 아들의 건강을 기원하는 의미로 일부러 구와(狗娃 : 강아지)라는 천한 이름을 지어 주었다. 구와는 이미 다섯 살 때부터 토끼를 잡고 새둥지를 털만큼 소문난 사냥꾼으로 자랐다. 구와가 성인이 될 즈음엔 청혼을 하는 이들이 점점 많아졌다. 노부부도 하나뿐인 아들이 빨리 결혼해서 손자를 낳기를 간절히 바랬지만 구와는 아무런 반응이 없었다. 사실 구와는 이미 마음속에 품고 있는 사람이 있었는데 기원외(杞員外)의 딸이었다.

하루는 구와가 산에서 사냥감을 갖고 돌아올 때 기원외의 집을 지나는데 그 집의 딸이 마당에서 수를 놓고 있었다. 그때 구와는 '저 아가씨와 꼭 결혼하겠다.'고 결심했다. 하지만 기씨(杞氏) 집안은 신분이 아주 높아서 평범한 사람을 사위로 맞이하는 것은 꿈에도 생각지 않았다.

어느 날 구와가 상사병이 나서 식음을 전폐하게 되었다. 노부부는 급히 의사를 모셔와 아들을 진단하게 했더니 의사는 "아마도 상사병인듯 합니다. 어느 집 아가씨에게 반했나봅니다."라며 처방을 일러주고 갔다. 노부부는 구와의 맘속에 품은 사람이 누군지를 캐물은지 반나절 만에 기원외의 딸이라는 것을 알아냈다. 노부부는 서둘러 매파(媒婆)를 보냈지만 기원외는 딸을 가난한 구와에게 보내기 보다는 부자인 현령(縣令)의 아들에게 첩으로 보내 재물을 챙길 속셈뿐이었다. 매파는 "누구나 다 자기 자식이 좋은 집안과 결혼해서 먹고 입는 것이 넉넉하기를 바라지요. 구와의 집은 비록 가난하지만 구와는 이 지방에서 유명한 사냥꾼입니다. 어떤 사람보다도 뛰어나지요. 돈 많은 부잣집 자식일지라도 따님에게 잘해주지 않을 수도 있지만, 구와는 가난하더라도 어려서부터 부모에게 효도하고 어른을 공경할 줄 아는 예의를 갖췄어요. 그와 결혼시키면 아가씨에게 온 마음을 쏟을 겁니다"라고 말했다. 기원외는 "흥~, 이 일은 없는 걸로 합시다. 가서 구와에게 포기하라고 하세요."라고 응수 했다. 이 때 아버지와 매파의 대화를 딸이 모두 듣고 있었다. 기(杞) 아가씨도 구와를 본 그날부터 사랑에 빠져 '그가 아니면 시집가지 않겠다'고 생각했지만 차마 말하지 못한 처지였다. 그녀는 서둘러 방에 들어가 아버지에게 "아버지, 저를 억지로 현령의 멍청한 아들에게 시집보내지 마세요. 만약 그렇게 하시면 아버지 보는 앞에서 죽어버리겠어요. 제 마음 속에는 구와 밖에 없어요."라고 말했다. 기원외는 딸이 이렇게 나올 줄은 상상도 못했기에 피가 거꾸로 솟는 것 같았다. 그는 딸에게 "시집가기가 싫든 좋든 간에 네가 결정할 일이 아니다."고 말했다. 하지만 딸이 정말 죽는 방법을 택할 것을 두려워한 기원외는 어쩔 수 없이 두 사람의 결혼을 허락했지만 딸과 부녀의 연을 끊기로 했다.

기(杞) 아가씨는 결혼한 후 아침 일찍부터 밤늦도록 집안일을 하고 노부부를 편안히 모셨다. 노부부는 생전 이런 대접을 받아본 적이 없어 며느리를 친딸처럼 여겼고 그들은 아주 행복하게 살았다.

그러나 이런 행복은 오래가지 못했다. 하루는 현령의 아들이 부하를 데리고 어슬렁거리며 마을 곳곳을 돌아다니고 있었다. 어느 집 처자가 예쁜지 보고 빼앗아서 자기 첩으로 삼을 속셈이었다. 이 때 한 쌍의 남녀가 멀리서 걸어오는 것을 보았는데 이들이 바로 구와 부부였다. 두 사람이 웃고 얘기하며 행복한 모습으로 지나가는 것을 보고 그녀에게서 눈을 뗄 수가 없었다. 그는 주인의 뜻을 알아차리고 다른 부하들과 함께 기 아가씨를 강제로 데려가려 했다. 하지만 구와는 간단하게 그들을 때려 눕혔다. 아들이 두들겨 맞고 다리를 절뚝거리며 돌아오는 모습을 본 현령은 화가 났지만 아들의 몸이 회복된 뒤 신중히 방법을 모색해보기로 했다. 현령의 아들은 기 아가씨를 본 뒤로 다른 부인들은 눈에 차지 않았고 하루 종일 멍하게 있거나 크게 울고 소란을 피우면서 반드시 기 아가씨를 아내로 삼겠다고 떠들었다. 현령은 아들에게 무슨 뜻밖의 변고가 생길까 걱정되어 "아들아, 그만 울거라! 아버지가 어떻게든 너의 아내로 데리고 오겠다."라고 약속하자 아들은 소란을 멈췄다.

그러던 어느 날 구와가 장정을 징병하러 온 사람들에게 잡혀갔다. 며칠 후 현령의 아들은 부하들을 데리고 거들먹거리며 구와의 집에 와서 "아가씨 나와 같이 우리 아버지집으로 가면 부귀와 영화를 보장해 주겠소. 당신을 지켜줄 남편도 없으니 내가 당신을 잘 돌봐줄 수 있게 해주시오."라고 말하였다. 하지만 기 아가씨는 구와가 장정으로 스스로 간 것이 아니라 잡혀간 것을 알았기에 구와가 사냥할 때 방어용으로 사용하던 날카로운 칼을 몸에 차고 중요한 순간이 되면 죽음으로 정조를 보여주기로 다짐했다.

현령의 아들이 얼굴에 헛웃음을 띠고 거칠게 손을 내밀 때 기 아가씨가 재빨리 몸을 피하면서 날카로운 칼을 꺼내 자신의 목에 대었다. 현령의 아들은 일단 부하들을 데리고 관아로 돌아가 다시 방법을 모색하기로 했다.

악당이 돌아간 뒤에 기 아가씨는 시부모님께 "며느리로서 효도도 못하고 도와드리지 못해 죄송합니다. 현령은 자기 아들을 돕기 위해 반드시 우리집으로 다시 올 텐데 그 전에 제가 먼저 산으로 들어가 숨어 있겠습니다. 그들이 저에 대한 마음이 없어지면 돌아오겠습니다. 어머님, 아버님 몸 건강히 잘 계십시오."라고 말하며 길을 재촉했다. 시부모들은 "조심히 숨어 지내거라." 하며 며느리의 옷을 챙겨줬고,

그녀는 구와가 평소에 쓰던 활과 칼을 들고 의연하게 인사를 한 후 밤을 이용해 산으로 도망쳤다.

이튿날, 현령의 아들과 그 부하들이 다시 그 집으로 와서 며느리의 흔적을 찾아 모든 곳을 뒤졌지만 찾을 수 없자 집을 부수고 난리를 피웠다. 매일같이 이런 일이 반복되자 모든 마을 사람들이 현령의 아들을 원수로 여기게 되었다.

약 20일 정도가 지났을 때 며느리가 집으로 돌아왔는데 시부모는 며느리의 온몸을 훑어보며 머리카락 하나도 상하지 않았음을 보고는 기쁨을 감출 수 없었다. 시부모가 산에서 어떻게 생활했는지를 묻자, 며느리는 "첫날 밤에는 방향도 모르고 길도 몰라 이리저리 헤매고 다녔습니다. 해가 뜬 뒤 산에 돌이 있는 곳을 지나게 되었는데 작은 나무들이 많이 있었어요. 이 나무에 붉은 색 과일이 열려 있었는데 새가 와서 그것을 먹는 것을 보고 틀림없이 독이 없다고 생각하고 저도 먹었어요. 먹고 나니 달콤하고 갈증이 사라지는 것을 느꼈어요. 그리고 그 나무에서 멀지 않은 곳에 계곡이 흐르고 있었는데 물도 너무 달콤했어요. 그래서 낮에는 사냥을 하고 나뭇가지를 주워 몸을 의탁할 오두막집을 만들었고, 주식으로는 그 붉은 열매를 먹었어요. 하지만 시부모님이 걱정돼 돌아왔어요."라고 말했다. 이야기를 다 듣고 난 시부모는 어차피 아들도 집에 없으니 살림살이를 조금 챙겨 며느리와 같이 산속의 오두막집으로 올라가기로 결정했다.

그들은 그 작은나무 부근에 돌로 집을 만들어서 생활했다. 낮에는 시아버지가 사냥을 하고 며느리와 시어머니는 버섯이나 과일을 땄다. 하루에 세 번 붉은 과일을 매일 먹었고 며느리는 이 붉은 과일을 말려 겨울에도 먹을 수 있도록 준비했다.

구와의 아버지는 열흘에 한차례씩 마을로 내려와 아들이 돌아왔는지를 살폈다. 하지만 몇 년이 지나도 소식이 없자 늙은 시부모는 아들이 전쟁에서 죽었다고 생각하고 며느리에게 재가하라고 권하기에 이르렀다. 또 몇 년이 지났지만 며느리는 자신이 나이를 먹는 것 같지도 않고 얼굴도 좋아지는것을 느꼈다. 시아버지도 자신의 다리가 더 튼튼해져서 길을 걷거나 사냥할 때 청년처럼 움직일 수 있게 되었다. 시어머니 또한 안색이 좋아지면서 의사를 찾아갈 일이 생기지 않았는데 이 모든것이 붉은 열매와 관련이 있다는 생각이 들기 시작했다.

어느덧 8년의 세월이 흐른 어느 날 구와의 아버지가 역시 이전과 같이 산에서 내려와서 아들의 소식을 살폈는데 남루한 옷을 입고 수염이 덥수룩한 사람이 자신의 집 마당에 앉아있는 것을 발견했다. 그가 자세히 살펴보니 자신의 아들 구와가 아닌가! 노인은 감정을 주체하지 못해 크게 통곡했다. 구와도 아버지를 보고 통곡했지만 아버지가 전보다 훨씬 건강하고 다리도 더 튼튼해진 것을 금방 알아차릴 수 있었다. 아버지를 따라 산으로 올라간 구와는 아내를 보자 이것이 진짜인지 아닌지 믿을 수가 없었다. 지금까지 지나온 길에서 봤던 모든 사람들의 몰골이 형편없었는데 부인과 어머니 모두 더 건강해진 것을 보니 믿을 수가 없었다. 그때 아내가 웃으면서 "이 모든 것은 이 붉은 열매 덕입니다. 우리는 매일 이 열매를 먹으면서 배고 픔을 모르고 지냈어요."라고 말했다.

구와부부는 처가를 걱정하며 한 광주리의 붉은 열매를 가지고 친정집으로 갔다. 집으로 가니 그녀의 아버지는 더 늙어 있었고 어머니 또한 중풍에 걸려 있었다. 노부부는 딸이 시집갈 때보다 더 젊어져 있는 것을 보고 자신들의 눈을 의심하지 않을수 없었다.

딸이 부모님에게 구기자 한 광주리를 주며 자신들이 건강한 이유는 "이 열매를 매일 먹었기 때문"이라고 설명했다.

기원외(杞員外) 부부도 이 열매를 먹고 난 뒤 건강이 훨씬 좋아지는 것을 보고 마을 사람들이 서로 이것을 구해 먹으려고 했다. 이 붉은 과일은 기(杞) 아가씨가 발견한 것이고 기 아가씨는 구와(狗娃)의 부인이니 이 과일을 "구기(狗杞)"라 불렀는데 나중에 구기자나무에서 열리는 붉은 과일이란 뜻으로 "구기자(枸杞子)"로 부르게 되었다.

약초이야기

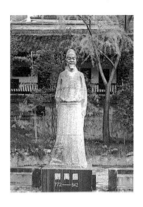

≪구기정(枸杞井)≫ _唐.유우석(劉禹錫. 772~842. 사진)

僧方藥樹依寒井　산사의 차고 깨끗한 우물곁에 자라
　　　　　　　는 약 나무

井有淸泉藥有靈　그 우물 속에는 신령스러움이 깃들
　　　　　　　어 있다네

翠黛葉生籠石甃　미인의 눈썹 같은 구기의 잎은 우물
　　　　　　　가 돌벽을 에워싸 비구니를 만들고

殷紅子熟照銅甁　빨갛게 진홍색으로 익은 구기자는 구리로 만든 병에 비춰이누나

枝繁本是仙人杖　가지가 많은게 원래는 신선의 지팡이로 사용하고

根老能成瑞犬形　오래묵은 구기나무의 뿌리는 상서로운 개의 모양을 하고있네

上品功能甘露味　좋은 구기자의 효능은 단 이슬 맛이고

還知一勺可延齡　한 숟갈만 먹어도 장수한다는 것을 안다네

≪小圃枸杞(소포구기)≫ _소동파(蘇東坡)

根莖與花實　뿌리, 가지, 꽃, 열매

收拾無棄物　모두 모으니 버릴게 없네

大將玄吾鬢　큰 것은 나의 머리를 검게 하고

小則餉我客　작은 것은 손님들에게 접대하네

　　송나라 때부터 구기자와 관련해서 유명한 전설이 전해 내려오고 있다. 【태평성
혜방(太平聖惠方)】의 기록에 의하면 어떤 사람이 서하(西河)로 벼슬길을 떠나는 중에
어느 마을에서 열다섯 살 정도 되는 여자아이가 80~90세쯤 되는 노인을 손으로 때
리는 모습을 목격했다. 이 관리는 기괴한 생각이 들어 그 여자 아이에게 "이 노인은

누구요?"라고 묻자 그 소녀가 답하기를 "이 애는 나의 증손자예요."라고 답하였다. 그러자 관리가 "그럼 왜 그 아이를 때리나요?"라고 물었다. 그녀는 "이 아이에게 좋은 약을 줘도 먹지 않고 나이가 들어 걸음도 제대로 못 걸으니 벌을 주는 거라오."라고 답하자 관리가 "그럼 당신은 몇 살이오? "라고 되물었다. 그 여자 아이가 답하기를 "나는 372살이오."라고 답하니 관리가 놀란 모습으로 "당신이 이토록 장수하는데 먹는 약이 무엇인지 가르쳐 줄 수 있습니까?"라고 물었다. 그 여자가 답하기를 "약은 한 가지인데 이름은 다섯 가지가 있어요."라며 "봄에 잎을 채취해서 천정초(天精草)라 하고, 여름에는 꽃을 따서 장생초(長生草)라 하며, 가을에는 그 종자를 재취하여 구기자(枸杞子)리 합니다. 겨울에는 뿌리를 캐어 지골피(地骨皮)라 하는데 모두 그늘에 말려서 무회주(無灰酒:아무것도 섞지 않은 술로)에 하룻밤 재어 49일동안 건조시켜 꿀과 함께 환으로 만들어 매일 아침저녁으로 한 알을 씹어 먹습니다. 오래 먹으면 몸이 가볍고 늙지 않으며 사람으로 하여금 장수하게 한답니다."라고 하였다.

조선 시대 실학자 이수광의 지봉유설에 위와 유사한 '구기 백세주' 설화가 있는데 이를 인용해서 주류 상표로 활용되고 있다. 또한 청나라 말기의 유명한 중의학자로 세계적인 명성을 떨쳤던 장수 노인 이청운(李淸雲)은 생전에 본인의 장수비결을 세 가지로 설명했는데 첫째, 장시간의 채식 둘째, 늘 평정심을 유지하면서 즐거운 기분상태를 유지하는것 셋째, 늘 구기자를 물로 끓여 차 대용품으로 상복하는 것이라고 했다.

민간요법

역사적으로 구기자는 보약으로 많은 사랑을 받아왔다. 당대(唐代)의 명의(名醫) 손사막(孫思邈)과 맹선(孟詵)은 "구기자주를 상복하면 장수한다."고 하였다. 당나라 때 재상 방현영(房玄齡)과 두여회(杜如晦)는 당태종 이세민(李世民)을 위해 밤낮없이 일하다가 과로로 인해 심신의 허약증과 함께 현기증 등의 증상이 있었는데 "구기 은이갱(枸杞銀耳羹)"을 복용 후 정신이 맑아진 경험을 기록하고 있다. 송나라 때는 구기자를 삶아 죽으로 먹는 것이 널리 성행했는데, 구기자는 정혈 * 을 보해주고(補精血), 신기를 북돋아 주는(益腎氣) 등의 효능이 탁월하여 특히 노인들에게 잘 맞는다고 했다. 구기자는 고약, 술, 환, 탕제 등 다양한 형태로 사용 가능하며 또한 죽이나 기타 식용으로도 모두 가능하다.

서양에서도 구기자는 선풍적인 인기를 끌고 있는데 BBC의 보도에 의하면 "마돈나, 엘리자베스 헐리 등 유명 연예인들이 건강을 위해 고지(고지베리)(Goji.구기자)를 즐겨 먹고 있다"며 "구기자가 '과실 비아그라'로 불리며 놀라운 효능을 가진 슈퍼푸드로 각광받고 있다"고 보도했다. BBC는 구기자에 대해 "오렌지보다 비타민 C가 많고, 당근보다 베타카로틴이 많으며, 스테이크보다 철분이 많은 것으로 알려졌다"고 전했다. BBC는 또 "구기자에는 비타민B와 항산화 성분이 풍부하다"며 "베타 카로틴은 심장에 좋고, 항암 효과가 있으며, 자외선으로부터 피부를 보호하는 기능이 있다"고 극찬했다. 실제로 말린 구기자 100g에는 섬유질 함량이 하루 권장 섭취량의 약 50%, 비타민A는 하루 권장 섭취량의 약 500%, 비타민C는 하루 권장 섭취량의 약 80% 이밖에도 필수 아미노산을 비롯해서 18종의 아미노산이 들어 있고, 항산화 성분도 풍부한 것으로 밝혀졌다.

(07)

금은화 金銀花

; 인동덩굴의 꽃봉오리 또는 초기의 꽃

명의별록(名醫別錄) 모든 풍습 * 병 및 종독, 옴 등의 피부병을 치료한다. 또한 매독 등 악창의 독을 해독·해열시킨다.

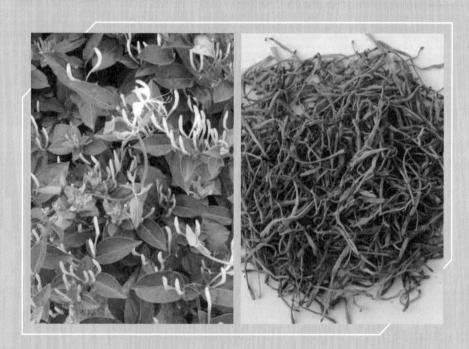

기원식물

 KP * Lonicerae Flos / *Lonicera japonica* Thunb. (인동과 Caprifoliaceae)의 꽃봉오리 또는 막 피기 시작한 꽃.

CP * Flos Lonicerae Japonicae / 인동덩굴 (忍冬) *Lonicera japonica* Thunb. (인동과 忍冬科)의 꽃봉오리 또는 개화 초기의 꽃을 말린 것.

금은화(金銀花)는 인동덩굴의 꽃이다. 이시진은 【본초강목】에서 "인동(忍冬)은 도처에서 볼 수 있는데 3~4월에 개화하며 개화기에는 꽃이 흰색으로 피었다가 1~2일이 지나면서 노란색으로 변해 흰색과 황색을 함께 볼 수 있는데 마치 금과 은을 동시에 보는것과 같다고해서 금은화란 이름이 생겼다. 또한 금과 은이 모두 귀한 보물이기 때문에 금은화를 '이보화(二寶花)'라고도 한다."고 했다.

또 다른 이름으로는 원앙화(鴛鴦花)와 쌍화(雙花)가 있는데 이는 개화할 때 엽액(葉腋)에서 둘씩 짝을 지어서 피기 때문이다. 또한 【의학입문】에는 그 명칭과 관련해서 다음과 같이 기록하고 있다. 이 식물은 오래된 나무위를 덩굴로 이어지는데 그 덩굴이 반드시 왼쪽으로 감고 올라가기 때문에 좌전등(左纏얽힐전 藤등나무등)이라고 하고, 겨울에도 잎이 마르지 않기 때문에 인동초(忍冬草)라고도 하며, 꽃이 노란색과 흰색으로 섞여 있어서 금은화라고도 한다."고 설명하고 있다.

약명의 유래에 관해서 몇 가지 전설이 있는데 그 중 하나, 옛날 어느 마을에 선량한 부부에게 꽃처럼 예쁘면서 총명한 쌍둥이 딸이 있었는데 언니는 금화(金花), 동생은 은화(銀花)였다. 자매가 18세 되던 해 부모는 그들에게 결혼을 강요하기 시작했다. 하지만 자매는 "우리는 둘이 헤어지는게 싫어 결혼하고 싶지 않아요."라며 완강하게 결혼 이야기를 꺼내지 못하도록 했다. 그러면서 두 자매는 서로 다짐하기를 '살아서도 한 침대를 쓰고, 죽어서도 같이 묻히자.'고 맹세했다. 부모는 특별한 방법을 찾지 못해 고민하고 있을때 갑자기 금화가 병에 걸렸는데 병세가 하루가 다르게 악화되어 갔다. 금화는 매일 전신이 고열과 열꽃으로 뒤덮여 침대에서 일어나는 것조차 불가능하게 되었다. 의사를 모셔와 진찰한 결과 의사는 "아! 이것은 열독증(熱毒症)입니다. 이건 어떤 의사도 치료할 수 있는 방법이 없어요. 그저 후사를 준비해야 된다는 것밖에는 드릴 말씀이 없습니다."라고 말했다. 그 소리를 들은 동생은화는 매일 침대 옆에서 눈물로 시간을 보내고 있었다. 금화가 동생에게 "이건 지독한 전염병이니 이 방에서 나가라."고 말했지만 "싫어. 난 전염되는 것도 두렵지 않아." 금화는 "나는 어차피 틀린 목숨이지만 넌 살아서 부모님을 모셔야 해."라고 말하자 은화는 "언니는 우리가 다짐한 것을 벌써 잊었어. '살아서도 죽어서도 함께' 하기로 했던 그 약속을 잊고 나 혼자 살아가라고?" 며칠 뒤 금화의 병은 심각한 단계로 접어들었는데 설상가상으로 은화마저도 전염되어 병상에 눕게 되었다. 하루는 자매가 부모에게 말하기를 "우리는 어차피 죽을 목숨이에요. 우리가 죽으면 우리들이 걸린 열독증(熱毒症)을 치료하는 약초로 변해서 다시 이 세상에 태어날거에요. 다시는 세상 사람들이 이런 병으로 고생하지 않도록."

자매가 죽은 뒤 부모는 양지바른 곳에 자매의 무덤을 만들어줬는데 다음 해 봄 세상의 초목이 모두 무성하게 싹을 틔울 때도 그 무덤만은 어떤 풀도 자라지 않았다. 단지 녹색 잎을 가진 한그루의 작은 나무만이 자라고 있었다. 그렇게 3년이 지난 뒤 그 작은 등걸이 제법 자라서 잎이 무성해지고 여름이 되자 먼저 백색의 꽃이 핀 뒤 황색으로 변하면서 황백(黃白)색이 동시에 보이는 꽃으로 변해 있었다. 사람들은 그 꽃을 보고 황색은 금화(金花), 백색은 은화(銀花)가 변신한 것이 틀림없다 여기고 그들이 다짐했던 그대로 열독증의 치료에 사용해봤다. 과연 그 효과가 탁월해서 그 꽃의 이름을 "금은화(金銀花)"라 명명했다.

또 다른 전설에서는 금은화가 왜 중국인들에게 애정의 상징으로 불리워지는지를 알 수 있다. 옛날 회부(懷府)라는 지역에 과거를 준비하던 가난한 서생(書生)이 살고 있었는데 우연한 기회에 부잣집의 예쁜 아가씨를 만나 첫눈에 반했다. 둘은 틈틈이 만남을 가졌고 사람들의 눈을 피해 숲속을 걷다가 한그루의 나무에 핀 아름다운 꽃을 보았다. 그 꽃은 줄기에서 한 쌍씩 피었을 뿐만 아니라 향기가 아주 좋았다. 둘은 그 꽃을 증표로 서로 평생을 함께 하기로 맹세했는데 얼마 안가서 여자의 부모가 그 사실을 알고 '가난한 서생에게 자기의 딸을 줄 수 없다.'며 결사적으로 반대했다. 이런 사실을 알게 된 젊은이는 이때부터 더욱더 공부에 매진해서 결국 장원급제에 이르게 되었다. 마음이 바뀐 아가씨의 부모가 큰 축복 속에 둘이 결혼하도록 서둘렀다. 이때부터 그들은 자신들의 연을 맺어준 꽃이라며 여러곳에 그 꽃나무를 심었고 훗날 사람들이 그 꽃나무가 '영원한 사랑'을 의미한다고 여기며 금은화를 "원앙화(鴛鴦花)"라고도 부르기 시작했다.

약초이야기

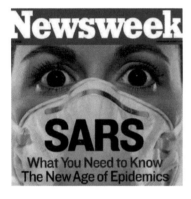

2003년 사스(중증급성호흡기증후군, SARS)가 유행했을 때 많은 환자들이 고열과 호흡 곤란 증세를 호소하며 사망했다. 전염 속도가 빨라 전 세계를 공포에 떨게 했다. 이때 중국정부에서 공표한 사스 예방 및 치료 한약재 몇 가지 중에 금은화가 제 일 순위로 기록되어 있었다. 중국의 사스사태 이후에 전 세계적으로 주목을 받게 되었고, 2004년에는 미국 FDA에서 약 원료로 공식 등재되었다. 실제로 금은화의 성분중에 루테올린이란 성분은 슈퍼박테리아(MRSA)에 대해 강력한 항균작용이 있음이 SCI급 저널에 보고되었다.

조선시대 '승정원일기'에 따르면 금은화는 임금님의 감기 처방에 사용되었고, 조선 제22대 왕 정조가 종기를 앓았을 때도 사용했다는 기록이 있다. 현대로 오면서 종기 등에 붙이는 '이명래 고약'에도 금은화가 쓰였다. 우리나라 식품의약품안전처에서도 위점막을 보호하고 위 건강에 도움이 될 수 있다는 기능성을 인정해서 현재로는 건강기능성식품의 원료로 사용한다. 이처럼 특별한 효과가 있는 금은화에 대해서는 많은 이들이 언급했고 관련된 이야기들도 다양하다.

가장 먼저 금은화에 대한 시를 쓴 사람은 금대(金代)의 문학가 은극이(殷克己)이다. 은극이는 금나라 애종(哀宗) 때 인물로 형제들이 모두 진사 벼슬을 지냈다. 형제들이 모두 산촌에 기거하면서 산수를 유람하고 시를 썼는데 세상 사람들은 그들을 "유림의 모범"이라고 칭했다. 왜냐하면 그들은 백성들의 삶의 고통을 시로 표현함과 동시에 산천의 아름다움을 묘사했기 때문이다. 어느 날 동생 은성이(殷成己)는 깊은 산 계곡에서 금은화를 발견하고 다음과 같은 시를 지었다.

幽黃發溪側	깊은 계곡 옆에
間錯金珠江簇	진주같이 뭉쳐있네
徐看是鷺藤	천천히 보니 해오라기같은 등걸
香味濃可掬	그 향기는 진해서
情知無俗姿	그 자태를 볼 수 없어도 모두가 알아
安能悅眾目	모든 이를 기쁘게 할 수 있네
一經題品餘	사람들이 그것을 품평한 뒤
名字躍岩穀	사람들은 그 이름을 모두 알게 되었네

또 다른 전설에 의하면, 중국 소주(蘇州)의 천평산(天平山)에 있는 유명한 사찰에서 다섯 명의 스님이 이름 모를 버섯에 중독되어 심한 배앓이를 했다. 지나가는 사람이 금은화의 잎을 먹으면 해독될 수 있다는 이야기를 알려줬다. 다섯 명 중 세 명은 즉시 절의 담벼락 밑에 있는 인동덩굴 잎을 따서 먹고 통증이 사라졌으나 나머지 두 분의 스님은 금은화 잎을 거부한 결과 죽음에 이르렀다는 이야기가 전해온다.

이처럼 금은화의 해독진통에 관한 이야기는 광범위하게 전해져 온다. 금은화는 각종 부스럼과 몸이 붓는 증상(정창종독, 疔瘡腫毒)을 치료하는데 특별히 효과가 있는 약이다. 역대 많은 명의들의 경험방에서도 그 실례를 쉽게 찾아 볼 수 있다. 특히 각종 부스럼과 궤양(창양, 瘡瘍)의 부위에 상관없이 가장 광범위하게 응용했던 한약재 중 하나다.

청나라 때의 채순저(蔡淳著)는 금은화에 대해 다음과 같은 시를 썼다.

金銀賺盡世人忙　금과 은은 세상사람들을 바쁘게 만들고
花發金銀滿架香　금은화의 향기는 세상을 향기롭게 한다
蜂蝶紛紛成隊過　벌과 나비는 금은화에 모이고
始知物態也炎涼　그 본질이 서늘해서
天地絪蘊夏日長　긴긴 여름에 만물이 무성해질 때
金銀兩寶結鴛鴦　금은화는 원앙처럼 꽃을 맺는다
山盟不以風霜改　산속의 풍상에도 그 결기를 바꾸지 않고
處處同心歲歲香　곳곳에서 매년 향기를 뿜는다

금은화의 또다른 일화로 다음과 같은 이야기가 전해져온다.

옛날 시골 마을에 역병이 생겨 대부분의 환자들이 토사곽란으로 발병 며칠 만에 죽게되는 일이 빈번히 발생했다. 그 마을에 예쁜 아가씨가 한 명 있었는데 이름이 금은화(金銀花)였다. 그는 자수나 바느질 뿐 아니라 선대로부터 내려오는 비방으로 병을 치료하는 남다른 재능이 있어 백성들을 온역의 고통으로부터 해방시켜주었다. 역병의 유행이 잠잠하게 되면서 금은화의 이름이 널리 알려지게 되었다. 이때 부잣집 양반이 자기 첩으로 삼으려고 하자 금은화는 "죽기를 택할지언정 복종하지 않겠다."는 말과 함께 머리를 돌기둥에 부딪혀 자살했다. 동네 사람들은 금은화를 경치 좋은 곳에 묻어 주었다. 그 후에 그녀의 무덤 위에 많은 금색과 은색 꽃이 피었는데 마을 사람들이 정성껏 가꾸면서 그 꽃 이름을 금은화라 불렀다.

어느 해 마을에 안질이 유행하게 되었을 때 어떤 사람의 꿈에 금은화가 나타나 여러 사람들에게 다음과 같이 이야기 하는 모습을 목격하게 되었다. "금은화는 여러 가지 병을 치료할 수 있는데 눈병도 잘 치료할 수 있으니 명심하세요."라고 하였다. 그 사람은 꿈속에서 들은 바를 마을 사람들에게 말하자 눈병에 걸린 마을사람들이 금은화 달인 물로 눈을 씻자 눈병이 깨끗이 치료되었다.

(08)
길경 桔梗
; 도라지 뿌리

〰〰〰〰〰〰〰〰

신농본초경 맛은 맵고 성질은 약간 따뜻하다. 가슴과 옆구리가 칼로 찌르는 듯한 통증을 치료한다. 배가 더부룩하면서 꾸룩꾸룩하는 소리와 함께 설사를 할 때도 유효하다. 또한 가슴이 공연히 두근거리거나 자주 겁먹고 놀라는 증상에도 사용한다.

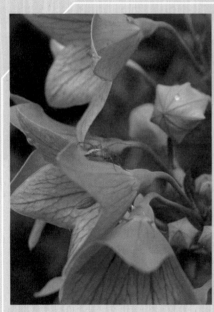 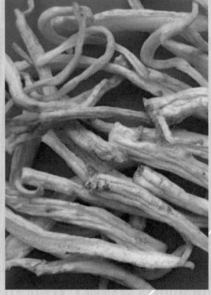

기원식물

KP *   Patycodonis Radix / 도라지 *Platycodon grandiflorum* A.DC.(초롱꽃과 Campanulaceae)의 뿌리로서 그대로 또는 주피를 제거한 것. 길경근(桔梗根)

CP *   Radix Platycodonis / 도라지(桔梗) *Platycodon grandiflorum*(Jacq.)A.DC. (초롱꽃과 桔梗科)의 뿌리를 말린 것.

약명유래

이시진은【본초강목】에서 도라지의 뿌리가 성숙해지면 경직(梗直)되어 길경이라 이름 지었다고 밝히고 있지만 약명과 관련해서는 몇 가지 유래가 전해져 온다.

어떤 마을에 생계문제로 3년간 떨어져 생활했던 남편이 돌아와 보니 아내가 심한 기침과 함께 가래와 피를 토하는 불치의 병에 걸려 혼자 산속 움막에서 생활하고 있었다. 나머지 가족들의 반대에도 불구하고 부인과 함께 생활하기로 한 남편은 친구들이 보태주는 양식으로 연명해가고 있었다. 그러던중 이듬해 봄에 쌀이 떨어져 길(吉)씨 논에 난 들풀의 뿌리를 캐 먹으며 연명해가고 있었다. 그 중 뿌리가 무와 비슷한 약초가 있어서 그것을 주로 끓여 먹고 아내의 병이 하루하루 호전되어 완치에 이르게 되었다.

이 사연을 전해들은 의사들이 비슷한 증상의 다른 환자에게 사용해 본 뒤 그 약효가 입증되어 한약으로 사용되게 되었는데 길(吉)씨의 논두렁에서 캐었다고 해서 '길경(吉埂)'이라고 불렸으며 여기서 경(埂)은 논두렁을 의미한다. 훗날 사람들이 길(吉)자에 목(木)변을 첨가하여 길(桔 : 도라지 길)로 썼으며 경(埂)자 역시 흙토(土)변을 목(木)으로 바꿔서 경(梗 : 줄기 경)으로 고쳐쓰게 되었다.

약초이야기

옛날 중국 하남성(河南省)의 상성현(商城縣) 대별산(大別山) 밑에 있는 성남(城南)이라는 지역에 "상풍(商風)"이라 불리는 아가씨가 살고 있었다. 그녀는 착하고 효심이 가득할 뿐만 아니라 어려서부터 유별나게 독립심이 강하고 용감했다. 어느 해 대다수 마을 사람들이 비슷한 증상을 보이는 전염병에 감염되어 끊임없이 기침을 하면서 가슴이 답답하고 전신이 무기력해지는 증상으로 도저히 농사일을 할 수 없는 지경에 이르게 되었다. 상풍 아가씨는 아무리 생각해도 이런 병을 치료할 수 없다는 것이 이해되지 않았다. 그녀는 '분명 뭔가 방법을 찾지 못했을 뿐, 병이 있으면 그것을 치료할 수 있는 약도 분명히 있을 것이다.'라고 확신하고 많은 의사를 찾아가 어떤 약재들이 치료에 도움이 될 수 있는지 의견을 구했다. 홀어머니의 반대를 무릅쓰고 산행을 결심한 상풍은 남장(男裝)을 하고 산행에 나섰다. 밀림과 같은 험준한 산속을 헤매다가 사흘 만에 정상 부근에 다다랐지만 치료에 도움이 될만한 어떤 약초도 발견하지 못했다. 초조함과 실망속에 무력감을 느낀 상풍은 정상에서 두 손을 합장하고 천지신명께 간절히 기도했다. "신령님! 빨리 불쌍한 마을 사람들을 굽어살피소서. 불쌍한 상촌(商村) 사람들이 죽어가고 있습니다. 하루빨리 제가 그들을 치료할 수 있는 약초를 만날 수 있도록 도와주소서." 간절히 기도하기를 3일, 갑자기 광풍이 휘몰아치며 어떤 목소리가 들리기 시작했다. "상풍(商風)아! 여기는 아미산(峨眉山)이란다. 너는 지금부터 빨리 나를 따르거라. 네가 구하는 약재를 찾아줄 것이니라." 잠시 좌우를 돌아보니 학처럼 백발이 성성한데 얼굴은 동안(童顔)인 신선이 웃으며 자신을 향해 걸어오고 있었다. 그가 말하기를 "나는 너의 효심과 마을 사람들을 생각하는 그 숭고한 뜻, 게다가 3일 밤낮으로 기도한것에 감동한 옥황상제께서 특별히 보낸 신선이란다." 그러면서 동시에 허리춤에서 약 주머

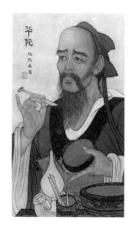

니를 열더니 하나의 뿌리를 건네주며 "너는 이 신선초를 가지고 고향으로 돌아가 땅에 심거라. 이틀이 지나면 싹이 틀 것이고, 3일부터는 잎과 꽃이 필 것이다. 7일을 기다렸다가 그 뿌리를 캐서 끓인 뒤 환자들에게 마시도록 하면 즉시 치료가 될 것이다." 상풍은 거듭 머리를 조아리며 감사를 표하고 고개를 들어보니 신선의 종적은 이미 알 수 없었다. 상풍은 그 신선초를 가져와 신선이 알려준대로 고통받는 마을 사람들에게 끓여주니 모두 완치되었다. 상풍

아가씨의 노력에 감동한 마을 사람들이 그 약의 이름을 '상접근(商接根)'이라 부르던 것이 훗날 '상길경(商桔梗)'으로 변해서 오늘에 이르고 있다.

중국 하남성(河南省) 상성현(商城縣)의 길경은 굵고 흰색이 선명하다. 게다가 줄기를 절단했을 때 국화 모양이 뚜렷하기에 최상급의 길경을 의미하는 상길경(商桔梗)으로 불렸는데 화타가 지었다는 다음의 시에서도 엿 볼 수 있다.

千山萬川都有覓   많은 산과 계곡을 모두 찾아 다녀도
唯有商桔菊花心   오직 상성현(商城縣)의 길경에만 국화무늬가 있네

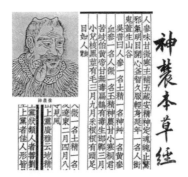
신농본초경

길경은 【신농본초경】의 하품에 수록되어 있으며 별명을 백약(白藥), 경초(梗草), 제니(薺苨) 등으로 부른다. "흉부와 옆구리의 통증을 치료하고 속이 더부룩하면서 설사하는 증상의 치료에 쓰인다."고 기록되어 있다. 또한 【명의별록】에는 "오장과 함께 특히 장위(腸胃)를 이롭게 하며 기혈의 순환을 원활하게 함으로써 한열 * (寒熱)과 풍비 * (風痺)를 제거하고 소화계를 따뜻하게 함으로써 음식의 소화를 도울 뿐만 아니라 인후통을 치료한다."고 기록되어 있다.

한방의 다양한 처방에 사용되며 특히 길경탕(桔梗湯), 길경백산(桔梗白散) 등의 주약으로 인후통, 편도선염, 화농성 기관지염 등에 널리 사용된다. 또한 혈부축어탕

(血府逐瘀湯), 천왕보심단(天王補心丹) 등에서는 흉통을 멈추면서 심신이 허약하여 가슴이 두근거리고 잘 놀라는 증상을 진정시키는 목적으로 사용되었다.

❋ 주의사항

우리가 길경을 식재료로 사용할 때는 주로 껍질을 제거해서 사용하지만, 동양의학에서 약재로 사용할 경우는 주로 3년 이상된 것으로 껍질을 제거하지 않고 사용한다. 껍질을 제거한 도라지의 경우 갈변을 방지하기 위해 이산화황(SO_2)이나 아황산나트륨(Na_2SO_3) 처리를 하는 경우가 있는데, 이런 제품은 지나치게 흰색을 나타내는 경우가 많다. 만약 그런 도라지를 잘못 사용하였을 경우 오히려 기관지가 약한 분들에게는 기침이나 천식을 유발시킬 수도 있음에 유의해야 하고, 또한 만성 각혈이나 위궤양 등의 질환이 있는 환자들의 경우에는 반드시 전문가와 상담하에 복용해야 한다.

민간요법

● 모유가 잘 나오지 않을 때 당귀, 길경, 백작약, 백복령, 천궁, 목통, 천화분, 천산갑, 돼지족발 등을 함께 끓여 복용한다.

● 기침과 담을 제거할 때 뿐만 아니라 배가 아플 때도 달여 마신다.

● 인후통 및 목구멍에 종기가 있을 때 끓여 마시고 종기에 생 뿌리를 찧어 바른다.

● 염증을 없애거나 혈압을 낮추는데도 사용한다.

(09)
내복자 萊菔子
; 무 씨

 일화자본초(日華子本草) 기를 밑으로 순환시키면서 호흡을 편하게 한다. 담, 소화불량, 속에 가스가 차고 더부룩한 증상 및 배뇨가 원활하지 못한 증상 등에 사용한다.

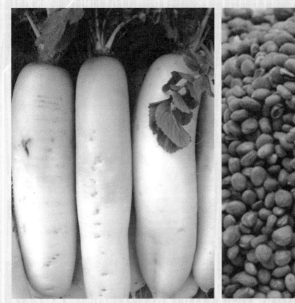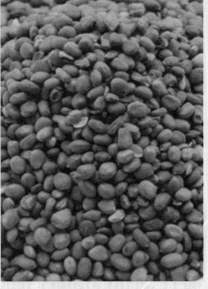

기원식물

KP * Raphani Semen / *Raphanus Sativus* L. (십자화과 Cruciferae)의 잘 익은 씨.

CP * Semen Raphani / 무(蘿蔔) *Raphanus sativus* L. (십자화과 十字花科)의 잘 익은 씨를 말린 것.

약명유래

우리나라에서 재배면적이 가장 큰 채소 중 하나가 무인데 중국에도 역시 무는 가장 보편적인 채소 중의 하나였다. 그런데 중국에서 무의 옛 명칭이 내복(萊菔) 또는 나복(蘿葍)이었으며 일반적으로 한약에서는 열매류를 총칭할 때 자(子)를 쓰는데 이 둘이 합쳐져서 내복자(萊菔子, 蘿葍子)가 되었다.

약초이야기

원(元)나라 허유임(許有任)의 ≪성찬나복(盛贊蘿卜: 무에 대한 예찬)≫

性質宜沙地	무는 모래에서 잘 자라고
栽培屬夏畦	재배하는 여름 밭은 이랑이 필요하네
熟登甘似芋	익힌것은 토란같고
生薦脆如梨	생것은 배처럼 아삭하네
老病消凝滯	오래 묵은 체기를 소화시켜
奇功值品題	그 공은 기묘하다네
故園長尺許	고향의 밭에는 무가 많은데
葉青更堪齎	푸른 잎을 잘게 썰어 음식으로 사용하네

이시진은 【본초강목】에서 "무가 채소 중의 으뜸"이라고 했다. 하지만 이 말뜻을 이해하지 못한 사람들이 이시진에게 반문하기를 "그런데 왜 사람들은 그것을 홀대합니까?"라고 묻자 "사람들이 그 효능을 잘 알지 못했기 때문일 것이야. 옛날 명의 주단계(朱丹溪)는 내복자가 담(痰)을 치료하는 탁월한 효능이 있음을 강조하여 주장

도벽(推墻倒壁 : 담장을 밀어 벽을 문다)이라고 예찬했을 만큼 애용했다."고 기록하고 있다.

명나라 때 주원장(朱元璋. 사진)의 부인 마황후(馬皇後)는 황후가 된 뒤 생활조건이 호화롭게 바뀌면서 건강이 악화되었다. 주원장이 천하의 명의를 통해 치료토록 해봤지만 병은 호전되지 않았다. 후에 주원장은 사람들이 절강성(浙江省) 숙산(蕭山)이라는 곳의 루(樓) 의사를 "신선태공(神仙太公)"이라 부를만큼 대단한 실력의 소유자라는 것을 알게 되었다. 황제의 명에 의해 루 의사가 궁궐로 들어가 마황후를 진찰하게 되었는데 인삼, 영지, 녹용 등의 보약을 지나치게 복용한 것이 화

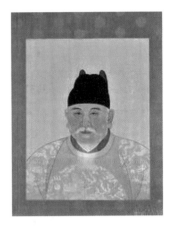

를 초래한 것으로 판단했는데, 이는 그동안 사용된 어의들 처방을 보고 추측할 수 있었다. 어의들이 '마황후를 올바르게 치료하지 못하면 어떻게 될까?'하는 두려움에 값비싸고 좋은 보약만을 주고 정작 증상에 필요한 저렴한 약들은 사용을 주저한 것이 원인이라 판단했다.

주원장이 빨리 처방할 것을 명하자 루 의사는 주원장이 몸에 지닌 패물 하나에 "내복자 3돈"을 적어 주었다. 그러자 주원장은 "사람들이 모두 너를 신선태공이라 하는데 어떻게 한 가지 약재만을 처방하느냐? 또 다른 약재는 필요 없느냐? 다른 약이 필요하면 능히 조치해 주겠다."

루 의사는 "약 하나와 약인자(藥引子) 하나만 있으면 됩니다."

주원장이 "약인자가 무엇이냐?"고 묻자

루 의사가 말하길 "약인자라는 것은 황제의 몸에 있는 옥패를 말합니다." 주원장은 놀라면서도 흔쾌히 벗어줬고 마황후는 이튿날 깨끗이 치료가 되었다. 기쁨에 젖은 주원장은 루 의사가 어의로 남아주기를 바랬지만 내복자가 어떤 원리로 황후

의 병을 치료했는지 알려주지 않고 고향으로 돌아갔다.

家家吃蘿卜　집집마다 무를 먹으니
病從何處有　병이 어찌 있을 수 있겠나

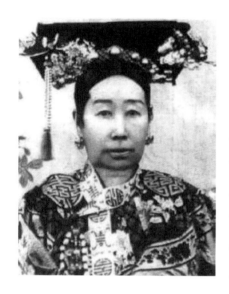

청나라 말기 자희태후(慈禧太后. 사진)가 수렴청정할 때 내우외환이 겹친데다 노령으로 인해 날이 갈수록 쇠약해져갔다. 태후는 마음처럼 몸이 움직여주지 못함을 느끼게 되면서 모든 일에 소극적으로 임하게 되었다. 결국 태후의 병이 악화되었고 황실의 모든 어의들이 모여 치료를 위한 토론이 시작되었다. 결론은 노령에 거듭된 국사를 돌보느라 몸이 더 허약해진 것이 원인이니 보약을 처방하기로 결정하고 인삼탕(人蔘湯)을 올리기로 했다. 태후가 인삼탕을 복용한 뒤 첫마디가 "이전보다 기력이 회복되는 느낌"이라고 말했지만, 시간이 흐를수록 현기증, 가슴 답답한 증상, 식욕부진 등이 가중되면서 쉽게 화를 내고 좌불안석으로 조바심을 내는 모습이 역력해졌다. 태후가 고통스러워하는 모습과 노기 가득한 모습을 띠자 궁안의 모든 사람들은 그저 조심조심 눈치를 살피며 생활하는 것 말고는 특별한 방법을 찾지 못했고 특히 태의원(太醫院)에 소속된 의사들은 공포심이 극에 달했다. 사실 태후의 병명은 일명 '부귀병(富貴病)'인데 태의원 의사들이 '무사안일'의 심리가 팽배해져 약간의 모험도 꺼리고 동시에 '보약을 좋아하는 사람들의 심리'를 따라 처방한 것이 원인이었다. 몸속에 병의 원인이 되는 것을 배설시켜야 되는 치료법(瀉法)을 사용할 용기를 갖지 못한 것이 문제를 악화시킨 것이다.

결국 태의원 회의 결과는 전국에 방을 붙여 태후의 병을 치료할 수 있는 의사를 찾자는 것으로 귀결되었는데, 한 의원이 즉시 반대하며 말하기를 "현재 나라 안팎의 사정이 이토록 긴장상태인데 게다가 방까지 붙여 의사를 구한다면 백성들이 필시 '황실 안의 의사들도 해결할 수 없는 엄청난 일이 벌어졌을 것'이라 생각하고 민심이 더 동요될 수 있으니 그것만은 안됩니다."고 아뢰었다. 결국 특별한 결론을 내지 못하고 회의를 마칠 수밖에 없었다. 이때 조(曹)씨 성을 가진 늙은 의사 한 명이 일이 있어 북경에 왔는데 그의 오랜 친구 중 한명이 황실에 근무하고 있었다. 옛 친구를 만나 술을 한잔 하는 도중에 친구가 무심코 말하기를 "지금같은 시기에 황실에 근무하는 것은 좋을게 하나도 없이." 그기 묻기를 "모든 사람들이 부러워하는데 그게 뭔 소린가?" 친구가 말하기를 "당신이 알지 못하는 엄청난 일이 있어. 태후가 중병에 걸렸는데 태의원 의사 모두가 장시간 치료했지만 점점 더 악화될 뿐 조금도 효과를 보지 못하고 있다네. 요즘 태후의 심경이 극도로 날카로워 특히 당직근무를 해야되는 날은 엄청난 담력을 요한다네."하며 한숨을 쉬었다. 친구에게 태후의 상태를 자세히 물은 조(曹) 의사는 "태후의 그 병을 나는 치료할 수 있을 것 같은데." 라고 이야기했다. 친구의 도움으로 황실로 들어가 태후를 진맥하게 된 조 의사는 태후의 맥과 혀의 상태 등을 통해 태후의 몸 상태가 본인이 상상했던 모습과 일치됨을 알고는 치료할 수 있다는 확신을 갖게 되었다. 그는 본인의 약 보따리에서 무씨를 한줌 꺼내 빻고는 밀가루를 섞어 동그란 환약 세개를 만든 뒤 태의들에게 주며 "이건 라한환(蘿漢丸)이라고 합니다. 하루 세차례 한 알씩 복용하시면 며칠 후 태후의 건강이 회복될 것입니다."라고 말했다. 그런데 실제로 태후가 3개의 환약을 복용한 뒤 거짓말처럼 이전의 증상들이 사라지고 건강을 회복했다. 놀란 태의원의 의사들이 조(曹) 의사에게 "당신이 사용한 처방의 이름이 무엇입니까?"라고 물으니 "단지 9그람에 불과한 무의 씨앗일 뿐입니다."라고 답했다. 그들이 그 의미를 물으니 "원래 태후께서는 현기증(고혈압 포함)을 앓고 있었는데 게다가 너무 많은 인삼을 복용했기 때문에 오히려 그것이 화기(火氣)로 변화되어 여러 증상들이 나타났던 것입니다. 무씨는 인삼이 몸을 보(補)하는 성질을 풀어낼 뿐만 아니라 혈압과 고지혈증 등에도 효과가 좋으니 그것 하나로 족하다고 생각했습니다." 태의들은 조(曹) 의사의 설명에 탄복하며 본인들의 생명을 구해준 듯 감사를 표했다. 태후 역시 조(曹) 의사의 능력을 높이 사 '궁외어의(宮外御醫)'로 봉했다.

　역시 청나라 때 소주(蘇州) 지역의 높은 관리의 모친이 찬바람에 노출된 뒤 감기에 걸렸다. 많은 의사들이 왔지만 모두 보약을 처방했기에 병세는 더욱 중하게 되었다. 이때 그 아들이 의술에 대해 약간의 지식이 있었기에 '노모는 보약을 복용하실 것이 아니라 몸속에 쌓인 것을 쏟아내야 되는데……'라고 생각했다. 결국 그는 내복자, 대황, 후박 그리고 빈랑 등으로 어머니께 약을 지어 드린 뒤 빠른 시간안에 어머니가 회복되었다. 이처럼 인삼 같은 것의 과용으로 중독증세가 보일 때 내복자는 이를 치료한다.

冬吃蘿卜夏吃姜　겨울에 무를 먹고 여름엔 생강을 먹으니
不勞醫生開藥方　의사가 처방해야할 수고를 덜어주는구나

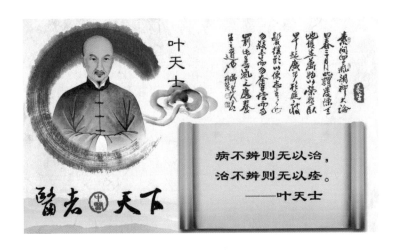

소주에 또 다른 부자의 아들이 알코올 중독으로 목숨이 위태롭게 되어 주변사람들이 모두 "장례 치를 준비를 해야 한다."고 하였을 때 그의 아버지는 당시의 명의 섭천사(葉天士)를 모셔왔다. 섭천사는 죽어가는 아들을 보고 큰 소리로 "하하하!" 웃음을 참지 못했다. 아비가 섭천사에게 부탁하기를 "제가 한량 같은 아들놈을 구하기 위해 벌써 천 냥이나 썼는데 만약 선생님께서 제 아들을 구제해 주신다면 제가 기꺼이 천 냥을 드리겠습니다."고 하였다. 섭천사는 마치 큰 모욕을 당한 것처럼 "사람의 목숨을 구하는 것이 중요하지 돈이 중요 하겠습니까?"라며 한 첩의 약(내복자)을 주고 떠났다. 며칠 후 그 아들은 건강을 회복했다. 아버지가 섭천사에게 사례를 표하고자 했지만 그는 한 푼도 받지 않으며 답하기를 "당신은 약 한 첩의 돈만 지불하면 됩니다."했다. 그 아버지가 "얼마를 드리면 될까요?" 물으니 섭천사는 "너무 두려워 마시오. 나는 그 약을 단돈 여덟냥에 사왔을 뿐이오." 하니 아버지는 비로소 크게 웃었다.

✱ 주의사항

두 종류의 한약재를 배합 응용할 경우 한 종류의 약물이 다른 한 종류의 약물의 본래 효과를 저하시키거나 상실 시킬 수 있는데 이것을 상오(相惡)의 관계라고 한다. 대표적으로는 약재의 성질이 반대되는 경우와 작용 경향이 반대인 경우가 있다. 우리가 인삼을 사용하는 목적은 보약의 개념으로 사용하는데 무 또는 무씨를 함께 사용하면 비싼 인삼 본래의 목적인 보약의 효과가 저하 될 수 있기 때문에 인삼이 들어간 약을 복용할 때 흔히 무를 먹지 말라는 주의사항이 강조되는 것이다.

●● 송나라 때 어떤 스님이 중국 북방에 갔는데 그 지역의 대부분 사람들이 국수를 주식으로 삼는 것을 알게 되었다. 그는 마음 속으로 '국수는 열이 많아서 주식으로 먹으면 건강에 해로운데...'라는 생각을 했다. 그런데 나중에 발견한 사실은 현지인들이 국수를 만들 때 밀가루 속에 무를 넣는다는 사실을 알았다. 무는 국수의 열을 상쇄시키고 소화에도 도움을 주기에 적당한 배합임을 알게 된 것이다. 이처럼 우리의 식생활과 밀접한 무에 대해 예부터 중국 사람들의 속담에는 "만약 6000평의 땅에 고구마를 심으면 300말의 쌀을 아낄 수 있고, 만약 6000평의 무를 심으면 300말의 쌀이 더 소비된다."는 말이 있는데 이는 무가 소화를 촉진시킨 다는 사실을 강조한 것이다.

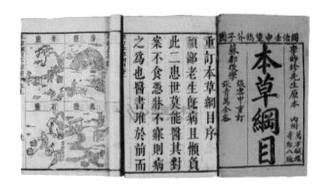

이시진은【본초강목】에서 다음과 같은 사례를 기록하고 있다. 당시에 이칠(李七)이라는 사람이 나이가 들면서 코피를 심하게 흘려 고생했는데 어떤 의사가 무즙을 복용시키는 것으로 치료했다는 것이다. 또한 어떤 환자가 두부를 너무 좋아해서 매일 두부만 먹다가 중독이 되었는데 그가 우연히 두부장수로부터 들었던 한마디를 떠올렸다. "어제 부인이 두부를 만들면서 실수로 무를 한 조각 떨어뜨려 한 솥의 두부 전체를 못쓰게 되었네." 아무 의미없이 두부장수가 중얼거린 한 마디에서 힌트를 얻은 그는 '그럼 내가 두부 때문에 중독이 되었다면 무를 먹으면 해소되지 않을까?'라고 생각하고 무를 먹어보기로 했다. 과연 무로 국을 만들어 한 그릇 먹자마자 속이 편안해지면서 몸이 회복되는 것을 느낄 수 있었다.

이시진은 본인의 경험을 토대로 내복자가 소화불량으로 속이 더부룩한 제반 증상에 탁월한 효과가 있음을 강조하고 있다. 보통 기를 순환시키는 신국, 산사 그리고 진피 등의 약이나 소화제 등과 함께 사용하면 모든 소화불량을 치료할 수 있다고 강조하고 있다. 또한 백출을 더하면 체증으로 인해 비위가 허해진 증상을 치료할 수 있다고 한다. 무의 성미와 효능은 내복지와 비슷하다.

(10)
당귀 當歸
; 참당귀의 뿌리

〰〰〰〰〰〰〰〰〰〰〰〰

신농본초경 맛은 달고 성질은 따뜻하다. 기침 또는 기가 위로 몰리는 것을 치료한다. 온성 학질로 생긴 한열 * 과 피부 속이 오싹오싹한 증상을 치료한다. 여성 자궁출혈과 불임증을 치료한다. 여러 가지 악창과 외상이 있을 때 달여서 마신다. 일명 "자귀(子歸)"라 한다.

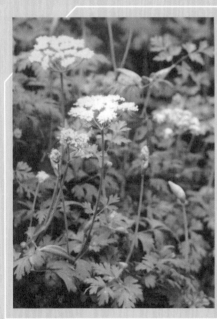
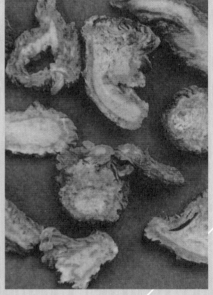

기원식물

KP * Angelicae Gigantis Radix / 참당귀 *Angelica gigas* Nakai(산형과 Umbelliferae)의 뿌리.

CP * Radix Angelicae Sinensis / 당귀(當歸) *Angelica sinensis*(Oliv.) Diels(산형과(傘形科)의 뿌리를 말린 것.

약명유래

당귀는 동양의학의 보혈약 중에서 사용빈도가 가장 높은 약재 중 하나이다.

약명의 유래에 관해 유명한 전설이 세가지 전해 내려온다. 첫 번째 전설에 의하면, 당귀(當歸)는 부인이 남편을 생각하는 마음 때문에 붙여진 이름이다. 청년 효자 왕복(王福)은 어려서 아버지를 잃고 어머니의 보살핌 아래 성장하였다. 그는 산에 올라 약초를 채취하여 곡식과 바꾸어 어머니를 모시는 어려운 생활을 하고 있었다.

어느 날 왕복(王福)은 더 많은 곡식을 얻을 수 있다는 바람으로 귀한 약초를 캐기 위해 집에서 수 백리 떨어진 깊은 산속으로 들어갔다. 어머니는 안전을 걱정하여 산행을 반대했지만 아들의 각오가 워낙 대단하여 막을 방법이 없게되자 할 수 없이 한 가지 약속을 하는 조건으로 허락을 했다. 그 조건은 다름 아닌 '결혼을 하고 가라'는 것이었다. 왕복(王福) 역시 만약 결혼을 하면 부인이 어머니를 도와 드릴 수 있다는 생각에 '그러겠노라'고 답했다. 어머니가 인근에 있는 며느리감을 택하여 이들의 조촐한 결혼식을 치르게 하였고 왕복은 '최대한 빨리 돌아오겠노라'는 약속과 함께 길을 떠났다.

당초의 계획과는 달리, 왕복이 집을 떠난지 1개월, 1년, 2년 심지어 3년이 지나도 왕복의 소식이 없자 어머니는 마음이 초조해져 병이 났다. 부인도 마음속의 울적함이 많이 쌓여(積鬱) 생리가 불순해짐은 물론 체력이 현저히 저하되면서 각종 질병에 시달리게 되었다.

이처럼 가족이 고통받고 있을 때 마침 왕복이 돌아 왔다. 그는 어머니와 아내의 몸 상태를 묻고는 약 광주리에서 약재 몇 뿌리를 꺼내 아내를 위해 바로 약을 달였다. 약효 때문인지 아니면 남편이 무사 귀가하여 아내의 마음이 위로를 받았는지, 며칠 만에 아내의 병은 깨끗이 치유되었다. 그래서 이름을 몰랐던 이 약초의 이름을 당귀(當歸)라고 불러 '남편이 당연히 귀가해서 가족 모두가 편안해진다.'는 뜻을 갖게 되었다.

이 사건은 당시 주변의 모든 사람들이 알게 되었는데 같은 마을 사람 중 한명이 다음과 같은 시로 그 상황을 설명했다.

胡麻好種無人種　키우기 좋은 호마는 아무도 키우지 않고
正當歸時又不歸　돌아올 사람은 때가 되었는데도 돌아오지 않는다

三年當歸夫不歸　3년이 흘러 돌아와야 될 남편은 돌아오지 않고
片言只語也未回　작은 소식조차 들려오지 않는다
神藥回去治相思　신비한 약을 갖고 돌아와 상사병을 치료하니
留給一人傳口碑　후세 사람들에게 부인과 치료의 전설이 되었네

두번째 전설에 의하면, 옛날에 깊은 산 속에 귀생(貴生)이라는 남편과 도화(桃花)라는 부인이 사이좋게 살고 있었다. 부부는 결혼한지 5년이 넘도록 임신이 되지 않았을 뿐만 아니라 도화의 몸이 갈수록 쇠약해져 갔다. 결국 남편은 산으로 들어가 좋은 약재를 채취해서 도화의 몸을 회복시키기로 결심하고 맹수가 출몰하는 깊은 산속으로 들어가면서 "만약 내가 3년내에 돌아오지 못하면 당신은 재가를 하시오." 라며 집을 떠났다. 도화가 3년을 하루같이 기다렸지만 남편은 돌아오지 않았고 생활은 더욱 궁핍해져 할 수 없이 재가를 하게 되었다. 그런데 오랜 기다림 끝에 재가한지 이틀 만에 남편 귀생이 남루한 옷차림으로 약재를 가득 들고 돌아왔다. 서로 눈물로 후회의 여한을 달랜 뒤 귀생은 가지고 온 약재를 도화에게 주고 떠났다. 도화는 그 약을 먹고 나날이 몸이 호전되어 2년이 지나 아이를 낳을 수 있었다. 도화는 평생 귀생을 잊지 못하고 마음속으로 "정당귀시겁불귀(正當歸時劫不歸:제 때에 와야 할 사람은 오히려 오지 않는다.)"라는 말을 읊조리며 한 평생을 살았는데 이 소식을 들은 사람들이 그 약의 이름을 "당귀(當歸)"라 명명했다.

세 번째 전설에 의하면, 옛날 깊은 산 속에 귀귀(貴貴)라는 남편과 수수(秀秀)라는 부부가 사이좋게 살고 있었다. 어느 날 부인 수수가 심각한 병에 걸려 하루가 다르게 수척해지는 것을 치료하기 위해 남편 귀귀가 온갖 명의와 약초를 찾아 다니며 치료를 위해 고심했다. 어느 날 귀귀가 깊은 산속에서 약초를 채취할 때 갑자기 흰 수염이 수북한 노인이 나타나 뱃속에서 붉은 구슬을 하나 토해내어 귀귀에게 주면서 말하기를 "네가 이 구슬을 가지고 집에 돌아가면 이 구슬이 네 부인의 병을 고칠 수 있을게야. 그러나 네가 꼭 기억해야 될 사실이 하나 있다. 이 구슬은 좋은 사람 손에 들어가면 모든 사람의 병을 치료할 수 있지만, 나쁜 사람 손에 들어가면 수많은 사람들에게 해악을 끼칠 것이다." 이 이야기를 전한 노인은 홀연히 사라졌다. 그런데 안타깝게도 귀귀가 구슬을 받는 모습을 한 무리의 강도가 나무 뒤에 몰래 숨어서 지켜봤다. 그들은 귀귀를 둘러싸고 구슬을 빼앗기 위해 위협을 가하는 순간 귀귀는 신선이 했던 말이 생각나 구슬을 삼켜버렸다. 강도들은 귀귀를 죽인 뒤 배를 갈라 오장육부를 모두 파헤치며 구슬을 찾았지만 결국 발견할 수 없게 되자 구덩이를 파고 귀귀를 묻어버렸다. 남편이 약을 찾기위해 집을 떠난지 오랜 시간이 지나도 돌아오지 않자 수수는 매일 뜬눈으로 밤을 지새워 몸은 더욱 수척해져 갔다. 남편 귀귀의 생일날 부인은 몇 가지 채소 반찬으로나마 남편의 생일을 기념하기 위해 상을 차려놓고 기다리다 잠깐 잠이 들었는데 꿈 속에서 남편이 선혈이 낭자한 모습으로 집안으로 뛰어 들어오며 자신이 강도에게 맞아 죽어 산 속 어느 바위 밑에 묻혔다며 구체적인 장소를 제시해 주는 것이 아닌가. 잠에서 깨어난 수수는 곧장 꿈에 본 그 장소를 찾아나섰는데 과연 바위 밑에 황토로 뒤덮인 작은 흙 무덤을 발견할 수 있었다. 수수가 날이 지새도록 하염없이 무덤앞에서 눈물을 흘렸는데 눈물이 떨어진 자리에서 홍색의 부드러운 싹이 올라왔다. 순간 수수는 '이것은 남편 귀귀가 변해서 응답하는 게 아닐까?' 라고 생각하며 그 싹을 정성스럽게 캤다. 그 싹의 뿌리는 마치 사람과 같은 모습이었는데, 위쪽은 사람의 머리 모양을 닮았으며 중간에는 마치 두 개의 손이 있는 것 같았고 아래쪽으로는 길쭉한 다리 모습이었다. 정성스럽게 가슴에 품고 집으로 돌아오니 이상하게도 수수의 정신이 맑아지면서 전신이 아프고 가렵던 증상들이 모두 씻은 듯 사라졌다.

수수는 그 싹을 심고 정성껏 가꾸어 이듬해 꽃이 피고 많은 열매가 맺었다. 수수는 자신의 경험을 전하면서 그 씨앗을 사람들에게 심도록 나누어 주었고 그 뿌리를 이용해서 부녀자들의 질병을 치료하자 모든 사람들에게 좋은 효과가 있었다. 따라서 훗날 사람들에게 이 약은 '부녀자들 질병의 중요한 약'으로 널리 알려지게 되었고 그 이름은 귀귀(貴貴)가 변화해 돌아온 것이라는 의미로 당귀(當歸(貴))로 명명했다.

당귀(當歸)는 이시진(李時珍)이 기록하기를 '옛 사람들은 결혼을 하고 부인이 아이를 낳으면 혈액순환(活血)을 잘시키는 명약인 당귀를 사용한다.'고 했던 것처럼 위와 같은 상황에서 당귀를 사용하는 것은 자연스러운 것이다. 당귀(當歸)가 "남편이 집을 나가면 반드시 돌아와야 된다."는 남편에 대한 부인의 마음을 담고 있다.

또한 어떤 학자는 당귀의 약성이 기혈(氣血)이 각자 돌아야 할 길을 따라 당연히 돌게하기 때문에 당귀라는 이름이 붙었다고 한다. 하지만 이시진의 고향인 호북(湖北)의 기주(蘄州)에서는 또 다른 해석이 있다. 기(蘄)는 근(芹(미나리 근))자의 옛 글자인데 당귀의 생김새와 크기가 미나리와 비슷하기에 기주(蘄州)에서 생산되는 것이 당귀라 불리게 되었다고도 한다.(기(蘄)와 귀(歸)는 중국어 고음(古音)에서 서로 상통한다).

≪회향우서(回鄕偶書)≫
少小離家老大回 어려서 집 떠났다 늙어서 돌아왔네
鄕音無改鬂毛衰 고향사람 말투는 그대로인데 귀밑머리는 다 세었네
兒童相見不相識 동네 아이들 나를 알아보지 못하고
笑問客從何處來 웃으면서 내게 묻네 손님은 어디서 오셨냐고

당귀는 "십방구귀(十方九歸, 열 개의 처방에 아홉 개는 당귀가 들어 간다)"라는 표현이 있을 만큼 한의 치료에서 상용되는 일반적인 한약재이다.

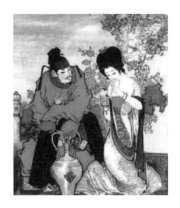

동의보감 중 당귀 사용 처방이 500가지 이상이며 감초, 생강과 함께 최다빈도를 차지하고 있다. 특히 당귀는 동의보감의 부인문(婦人門) 즉, 부인과 질병에서는 가장 많은 사용빈도를 보이고 있는 약재다.

양귀비(楊貴妃)와 관련된 일화를 통해서도 당귀는 부인과의 명약으로 이미 궁궐과 부유층들 사이에 상용되고 있었음을 알 수 있다.

안사(安史)의 난 때, 당현종(唐玄宗)과 양귀비가 서쪽 천촉(川蜀)으로 피난을 가기 위해 장안(長安)을 떠나게 되었다. 출발하기 직전에 대신 한 사람이 당현종에게 면으로 만든 작은 상자(綿盒)를 봉헌하였는데 그 면합(綿盒)에 다음과 같은 글이 적혀 있었다. "愿此物保君王 一路平安(원차물보군왕 일로평안: 이것이 군왕을 보호하기를 바랍니다. 먼 길 평안하십시오.)"였다. 당현종과 양귀비는 촌음을 다투는 사정상 이 상자를 열어보지 못해 속에 무엇이 있는지를 모르고 떠났다. 뒤에 삼군장사(三軍將士)가 '홍안망국(紅顔亡國)'이라는 이유로 양귀비를 말 위에서 베어 죽이라고 요구하자 당현종도 부득불 양귀비와의 정분을 끊을 수 밖에 없었다. 그 후 안사(安史)의 난이 평정된 뒤 비로소 당현종이 그 상자 생각이 나서 열어 보니 당귀 몇 뿌리가 보였다. 애석하게도 양귀비는 이미 세상 사람이 아니었기에 당현종은 당귀(當歸)를 사용해 보지도 못하게 되었다.

한대(漢代) 장중경(張仲景. 사진)은 임산부가 추운 날씨에 분만한 후 차가운 기운(寒邪)이 자궁에 들어가 발생하는 복통 환자를 치료하는데 사용하였다. 장중경은 주로 당귀생강양육탕(當歸生薑羊肉湯)을 두 제 정도 복용시켜 치료하였다. 청나라 때의 명의 장석순(張錫純)이 의안(醫案)에서 허약체질의 환자가 생리양이 지나치게 적었는데 당귀 한가지로 치료되는 과정을 소개하고 있다.

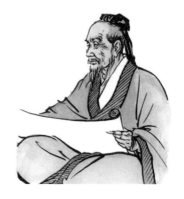

섭계(葉桂, 天士)가 약초 이름을 인용해서 지은 시 【사계시(四季詩)】의 일부를 소개하면 아래와 같다.

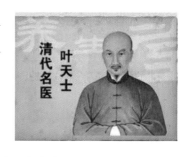

春

春風和煦滿常山　봄바람은 모든 산을 골고루 따뜻하게 하고
芍藥天麻及牧丹　작약천마를 목단에 이르게 한다
遠志去尋使君子　원지는 사군자를 찾고
當歸何必問澤蘭　당귀는 어찌 꼭 택란에게 물어야하는가

✷ 주의사항

당귀는 설사 증세가 있는 사람은 삼가는 것이 좋다. 그리고 참당귀와 비슷한 개당귀(지리강활)가 있는데 이것은 독초다. 참당귀와 개당귀 구별법은 꽃, 잎, 줄기, 뿌리 등 여러 가지 구별법이 있지만 가장 쉬운 방법은 줄기를 살피는 것이다.

	참당귀	개당귀
줄기	줄기에 홈이 파져 있다	줄기 단면이 원통 모양으로 홈이 없다
잎	잎이 넓고 붙어 있는 경우가 많다	잎이 뚜렷하게 갈라짐.
자색 반점	줄기 갈라지는 부위에 반점이 없다	줄기 갈라지는 부위에 자색 반점이 있다
뿌리 부분	녹색	자주색
향과 유액	줄기나 잎을 잘라내면 하얀 유액이 나오고 향도 진함	향이 조금 역하며 하얀 유액은 나오지 않는다.

민간요법

● 당귀는 약용 이외에 약선(藥膳)의 원료 및 건강식품으로도 많이 사용된다. 특히 당귀차, 당귀주는 많은 사랑을 받고 있으며 "당귀미용크림"은 피부노화를 막아주는 효능으로 황갈색의 반점 등에 탁월한 효과를 가지고 있다.

● 참당귀나 일당귀잎 모두 식용이 가능하다. 쌈채소 뿐만 아니라 당귀잎을 고추장과 기름을 넣고 나물처럼 무쳐 먹기도 한다. 맛은 둘 다 달고 매운데 일당귀잎이 약간 덜 맵다.

(11)

대황 大黃

; 장군풀의 뿌리줄기

신농본초경 맛은 쓰고 성질은 차갑다. 어혈을 제거한다. 피가 막혀서 생긴 한열 * (寒熱)을 치료하며 기혈의 순환장애로 발생한 각종 장애물을 해소시킨다. 정체 된 음식을 몰아내고 위와 장을 씻어내어 묵은 것을 몰아내고 새로운 것이 도달하게 한다. 중초 * 를 조절하여 수곡 * 의 소통을 통해 음식의 소화를 돕고 오장을 안정시킨다.

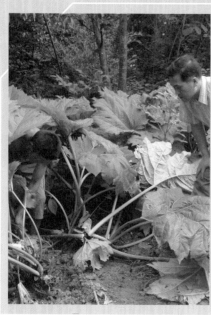
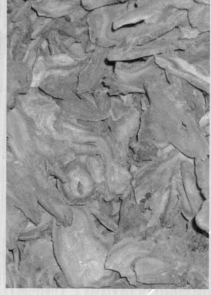

기원식물

KP * Rhei Radix et Rhizoma / 장엽대황(掌葉大黃) *Rheum palmatum* L., 당구트대황 *Rheum tanguticum* Maxim. ex Balf. 또는 약용대황(藥用大黃) *Rheum officinale* Baill.(여뀌과 Polygonaceae)의 뿌리줄기로서 주피를 제거한 것.

CP * Radix et Rhizoma Rhei / 장엽대황(掌葉大黃) *Rheum palmatum* L., 당구트대황(唐古特大黃) *Rheum tanguticum* Maxim. ex Balf. 또는 약용대황(藥用大黃) *Rheum officinale* Baill.(여뀌과 蓼科)의 뿌리와 뿌리줄기를 말린 것.

약명유래

대황이라는 약재는 일반인들에게 친숙한 약재는 아니지만 동양의학에서 차지하는 비중은 대단히 중요한 약재이다. 대황은 여뀌과에 속하는 다년생 식물 대황의 뿌리 및 뿌리줄기를 말하는데 대황의 명칭은 그 형태가 크고 황색이라는 점에서 유래하고 있다. 【경악전서(景岳全書)】에서

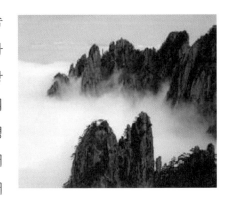

인삼, 숙지황, 부자와 함께 한약의 "사대천왕(四大天王)"으로 불렸던 만큼 대왕(大王), 장군(將軍) 등 다양한 이명이 존재한다.

대황은 "약 중의 장비(張飛)"라 칭한다. 옛사람들은 대황의 효능에 대해 "막힌 소화계를 뚫고 정체된 것을 통하게 하며, 화와 난을 평정시켜 태평하게 만든다(奪土鬱而通壅滯, 定禍亂而致太平)"고 하였다. 또한 대황은 체내의 적체물로 인해 더부룩한 증상들을 치료함으로써 오장을 편안하게 만드는데(去陳垢而安五臟) 마치 환난을 평정하고 평화의 시대를 회복시키는 장군과 같다는 의미에서 오늘날까지 장군(將軍)이라는 이름으로 널리 쓰이고 있다.

전설에 의하면 옛날 중국 사천성(四川省) 아미산(峨眉山) 밑에 황씨 성의 한의사가 살고 있었는데 그는 조상 대대로 물려받은 다섯가지 황색 약재로 질병을 치료하기에 사람들은 그를 "오황선생(五黃先生)"이라 불렀다.

그 다섯가지 약재는 황금(黃芩), 황련(黃連), 황기(黃芪), 황정(黃精), 그리고 황근(黃根)이었다. 그는 정기적으로 깊은 산 속으로 들어가 약재를 채취했는데 그때마다 산 속에 살고 있는 마준(馬俊)이라는 아이가 있는 집에 자주 머물렀고 오황선생은 대가 없이 마준의 가족들을 진료해 주곤 했다. 그래서 마준의 가족 모두는 매번 약

초를 채집하러 오는 오황선생을 존경하는 마음으로 환대하곤 했다. 세월이 흘러 마준이 성인이 되었을 때 그 부모는 자신의 아들 마준이 평생 자신들처럼 농사를 지으면서 힘들게 살아가기 보다는 오황선생에게 의술을 배워 살아가도록 하면 최소한 배고픔에서는 벗어 날 수 있을 것이라 생각하고 오황선생에게 수제자로 삼아줄 것을 부탁했다. 오황 선생 역시 적지 않은 치료 경험이 쌓였다고 생각하던 차였는데 마준을 받아들이면 본인의 의료 경험을 후세에 전할 수 있을 뿐만 아니라 본인도 다소 편해질 것이라 생각해서 허락하기로 했다. 처음에 마준이 오황선생 밑에서 일을 시작했을 때는 매사에 적극적이었는데 시간이 지날수록 원망하는 마음으로 변해갔다. 마준의 생각으로는 오황선생이 의술은 가르쳐 주지 않고 매번 약초채집, 건조, 절단 등의 잡일들만 시킨다고 생각했기 때문이었다. 그는 불만을 숨기고 오황선생에게 말했다. "스승님, 의술을 배우고 싶습니다." 오황선생이 답하기를 "내가 보기에 너는 성격이 비교적 급하다. 그런 성격은 의학을 배우는 사람에게는 가장 큰 금기 사항이란다. 시간이 지나면 내가 자연스레 너를 지도할 날이 있을게다." 마준은 불쾌한 마음으로 스승 몰래 의학을 배워나가기로 마음먹었다. 그렇게 시간이 흐른 뒤 마준은 나름대로 자신에 대한 믿음이 생기자 스승님이 자리를 비운 사이 몰래 환자들을 진료하기 시작했다. 어느 날 오황선생이 출타 중일 때 얼굴은 창백하고 기력이 없는 임산부가 찾아왔다. 마준은 진맥을 할 줄 모르는 상태에서 그녀가 찾아온 까닭을 묻자 "제가 며칠간 설사를 계속한 뒤 전신에 힘이 하나도 없어 왔습니다."라고 말했다.

　이런 상황에서 지사제(止瀉劑)를 사용할 목적이었다면 당연히 황련(黃連)을 사용해야 되었으나 마준은 그녀에게 오히려 황근(黃根)을 처방해 줬다. 결과적으로 병이 치료되기는커녕 증상이 걷잡을 수 없이 악화되어 이틀만에 환자가 죽었다. 격분한 환자의 가족이 마준을 현령에게 고발했고 마준이 잡혀갈 즈음에 오황선생이 집에 돌아와 이 소식을 들었다. 오황선생은 황급히 현령에게 찾아가 무릎을 꿇고 머리를 조아리며 아뢰었다. "이번 일은 마땅히 제가 벌을 받아야 합니다. 마준은 저의 수제자입니다. 그가 사람의 고귀한 생명을 손상시킨 것은 제가 잘 가르치지 못했기 때문입니다." 스승의 읍소를 듣고 있던 마준이 현령에게 고하기를 "나으리, 제가 환자에게 진료를 한 것은 스승님의 지시를 배신한 것입니다. 이 사건과 스승님은 아무런 관계가 없으니 저를 벌하여 주십시오." 현령은 전후 사정을 다 파악한 뒤 고발한 피해자들과 상의해서 본 사건의 죄를 면제하기로 하였다. 그렇게 할 수 있었던 가장 큰 이유는 오황선생이 현령과 피해자를 포함한 대다수 사람들로부터 존경받고 있었기 때문이었다.

후에 마준이 관가에서 돌아와 계속 오황선생으로부터 의술을 배우게 되었고 이빈의 사건을 통해 큰 교훈을 얻은 마준이 이전과는 다른 성격과 태도로 변해 항시 스승을 보필하며 배우고자 하는 열의를 갖게 되었다. 이러한 마준의 태도 변화에 진실성을 확인한 오황선생이 본인의 의술을 마준에게 전수하면서 지난번 임산부 사건을 기억하고 또한 후세 사람들이 혼동하지 말라는 의미로 황근(黃根)의 명칭을 대황(大黃)으로 바꿨다.

약초이야기

중국의 동인당(同仁堂)은 수백 년의 역사를 갖고 있는 한약방이다. 동인당의 창시자 악현양(樂顯揚)은 꽤 전설적인 인물로 황제와 관련된 이야기가 전해져 내려온다.

어느 해 재위기간이 역대 황제 중 가장 긴 61년에 이르렀고, 가장 많은 후궁(64명)과 자식(55명)을 거느렸던 기록 등 다양한 기록의 소유자인 강희(康熙. 사진)황제가 온 몸에 붉은색 발진으로 몹시 괴로워하

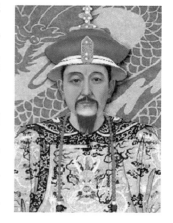

게 되었는데 궁중의 어의조차도 속수무책이었다. 이에 몹시 화가 난 황제는 어의들이 제공한 약을 복용하지 않았다. 결국 황제는 몰래 궁궐 밖으로 나가 민간에서 치료할 수 있는 방법을 찾아보기로 결심하였다.

어느 날 밤 황제는 어떤 이가 불빛 아래에서 책을 보고 있는 약방을 지나가게 되었다. 황제는 치료를 받기 위해 약방문을 열고 들어갔다. 약방 주인은 황제의 설명을 다 들은 뒤 맥을 잡고 나서 "당신은 너무 조급해 하거나 두려워하지 마세요. 당신의 발진은 큰 병이 아닙니다. 제 생각으로는 평시에 해산물이나 진귀한 음식을 지나치게 많이 먹고 여기에 인삼과 같이 화기가 많은 약재를 복용하여 발진이 난 것입니다." 라고 설명하였다. 하지만 황제의 관심은 오직 언제쯤 치료가 가능할 것인가 였다. 그는 "당신은 약을 복용하면 바로 좋아질 것입니다."라고 하였다.

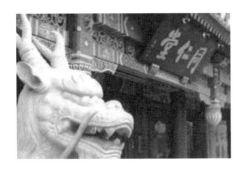

약방 주인은 약상자에서 7~8근 정도의 약을 꺼내면서 "이 약은 내복하는 것이 아닙니다. 이 약은 대황인데 가져가서 물 100근과 함께 끓여 따뜻할 때 목욕을 하세요. 세 번에서 다섯 번 정도면 바로 치유가 됩니다."라고 하였다.

황제가 반신반의 하자 약방 주인은 환자가 돈을 아끼는 것으로 오해하고 "당신이 약을 사용하고 효과가 없으면 한 푼도 받지 않겠소."라고 하였다.

황제는 대황을 들고 궁중으로 돌아와 약방 주인의 말대로 목욕을 하자 발진이 없어졌고 피부의 가려움도 다 나았다. 그 후 다시 그 약방을 찾아가 주인에게 "혹시 당신은 관리가 되고 싶지는 않소?" 하고 물어 보았다. 하지만 그는 관직에는 전혀 관심이 없고 약방을 하나 차리고 싶은데 돈이 없어 못하고 있다고 하였다. 황제는 이 이야기를 듣자마자 바로 큰 돈을 보내주고 "친소의 차별없이 널리 평등하게 사랑하는 마음으로 치료하는 약방"이란 뜻의 "동인당"이라는 약방의 이름을 하사하였다.

이일이 있은 후에야 악현양(樂顯揚)은 그 환자가 바로 강희(康熙)황제임을 알게
되었다.

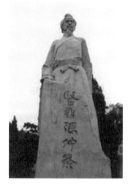

고금의 명의들이 대황을 많이 사용하였는데 한대(漢代)
의 의성(醫聖)으로 불리는 장중경(張仲景. 사진)이 특히 잘
사용하였다. 장중경이 상용한 처방 중에 대황을 주약으로
사용한 것이 36처방이었다. 화타(華佗)가 상용한 62가지의
처방 중에서도 대황을 사용한 것이 15가지나 되었다. 당나
라 시대의 명의로 약왕(藥王)으로 불리기도 하는 손사막(孫
思邈)은 일찍이 대황이 질병을 예방하는 우수한 약으로 인
식했고 처음으로【대황외세방(大黃外洗方)】, 대황을 끓여 세척 또는 목욕하게 하여
치유하는 처방을 개발하였다.

國老不能和百藥　감초가 모든 약을 다 조화시킬 수는 없지만
將軍無計掃餘殃　대황은 재앙을 남겨둠이 없네

대황은 강력한 사하작용 * 을 지니므로 사용여부를 신중
하게 판단해야 한다. 예를 들면 남북조 시대의 명의 요승원
(姚僧垣. 사진)은 의술이 뛰어나 황제의 건강을 돌보고 있었
다. 어느 날 양무제(梁武帝)가 열이 나자 어의(御醫)가 대황
을 처방하였는데 요승원(姚僧垣)이 반대를 표명하면서 "황
제의 연세가 많아 대황을 사용하면 원기를 손상시킬 것"이
라고 주장하였다. 하지만 양무제(梁武帝)는 요승원의 말을
듣지 않고 계속 대황을 복용하다 요절하였다. 그 뒤 양원제

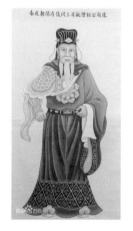

(梁元帝)가 즉위하였는데 어느 날 양원제(梁元帝)가 심한 심복부 통증으로 고통받을 때 모든 어의들이 일반적인 약으로 치료를 해야 한다고 주장했지만 오로지 요승원(姚僧垣)만이 대황의 사용을 주장하였다. 많은 어의들이 그 이유를 물어 본 즉 "맥진 결과 황제의 복부에 숙식이 있기 때문에 대황으로 적체를 깨끗이 제거해야 한다." 고 주장하였다. 황제는 그의 주장을 받아들여 대황을 복용하고 깨끗이 치유되었다. 황제는 그에게 감사의 표시로 백만전(百萬錢)을 하사하였다.

또 다른 사례로 서안(西安)의 태수(太守)가 열병을 앓을 때 계부이중탕(桂附理中湯)을 복용하였는데 그 결과 심한 복부 팽만과 함께 호흡이 미약해져 집안사람들 모두가 곧 유명을 달리할 것 같다고 생각했다. 그런데 불행 중 다행으로 그에게는 왕육(王育)이라는 의사 친구가 있었다. 왕육(王育)은 맥을 잡아본 뒤 태수의 몸에 심한 실열 * (實熱)의 사기 * (邪氣)가 있음을 알고는 계부이중탕(桂附理中湯)을 복용하는 것은 불난 집에 기름을 붓는 것과 같다고 판단하여 대승기탕(大承氣湯)을 처방하였다. 이 대승기탕(大承氣湯)의 핵심 약재가 대황이다. 태수 주위의 사람들은 대황을 사용한다는 이야기를 듣고 모두 치료를 그만두도록 종용했다. 왜냐하면 일반적으로 남쪽사람들은 대황처럼 강력한 약의 사용을 두려워하기 때문이었다. 이에 왕육(王育)은 "의사가 병을 치료할 때 병을 보는 것이지 사람을 보는게 아니다. 태수는 남쪽지방에서 북쪽지방으로 이사 온 지가 벌써 십 수 년이 되었고 또한 이러한 증상에 대황과 같은 약을 사용하지 않으면 치료가 되지 않는다."라고 강조하였다. 결국 태수의 가족은 대황 사용에 동의하였고, 그 결과 태수는 위급한 상황에서 안정을 회복할 수 있었다.

國老施仁術 감초는 모든 약을 조화시키고 탁월한 해독 능력으로 인술을 베풀고
將軍擅伏魔 대황은 몸속에 불필요하게 쌓여있는 것을 몰아내 회복시킨다

원매(袁枚 : 1716~1798. 사진)는 청나라 건륭황제 (乾隆皇帝) 때 진사(進士) 벼슬을 지낸 사람으로 다 방면에 재능이 출중해서 기효람(紀曉嵐)과 함께 "남원북기(南袁北紀)"라고 불리었을 만큼 유명세가 대단했다. 원매는 음식에 대해서도 특별한 관심과 지식이 있어 현재까지 중국의 음식문화계에 지대한 영향을 미치는 【수원식단(隨園食單)】이란 책을 집필하기도 했다.

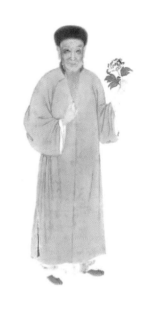

고희를 넘긴 원매는 어느 해 여름 왕성한 식욕대로 음식을 먹어 이질, 복통, 점액성 설사 등의 증상으로 고통받게 되었다. 몇몇 의사를 찾아가 치료를 받았지만 특별히 호전되지 않았다. 이 때 어떤 의사가 원매에게 말하기를 "당신은 나이가 많아 체력이 약한 것이 주요 원인입니다. 따라서 인삼, 황기 같은 보약으로 치료해야 됩니다." 그 말에 일리가 있다고 생각하고 보약으로 치료를 했으나 오히려 증세가 훨씬 악화되어 위중한 상태에 이르게 되었다. 그 후 원매의 오랜 친구 장지후(張止厚)가 그에게 본인의 이론을 내세우며 대황(大黃)을 복용해 볼 것을 권유했다. 그 말을 들은 의사들은 모두 대경실색하며 반대했지만 원매는 친구를 믿고 대황을 복용하기로 했다. 한 첩을 복용한 뒤부터 현저히 호전되어 단 세 첩의 대황으로 완쾌되었다. 이러한 일을 경험한 원매는 후에 다음과 같은 시로써 당시의 상황을 기록했다.

藥可通神信不誣　무당은 못 믿어도 대황의 효능은 믿을 수 있네
將軍竟救白雲夫　대황이 마침내 젊은이를 구하였네
醫無成見心才活　의사가 편견을 버려야만 생명을 살릴 수 있네
病到垂危膽亦粗　병이 커지니 용기도 많이 난다네

豈有鴆人羊叔子　양숙자가 어찌 독주를 권할 수 있겠나

欣逢聖手謝夷吾　명의 사이오를 만난 것은 큰 행운이었네

全家盛謝回天力　모든 가족이 감사의 뜻을 모아

料理花間酒百壺　좋은 술과 요리로 감사의 뜻을 전하네

사실 원매의 증상은 실증(實證)인데 당시 의사들이 그에게 황기같은 보약을 처방한 것은 마치 '불에 기름을 부은 격'이었다. 따라서 약을 복용하자마자 원매의 증상은 더욱 위중한 상태로 빠져들게 된 것인데 다행이 대황이 설사를 통해 속에 쌓여 있는 열을 내리고 해독시키면서 증상을 빠르게 호전시킬 수 있었던 것이다.

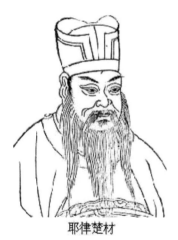

耶律楚材

전설에 의하면 징기스칸이 유럽 정벌 시 많은 장군들이 정복지에서 재물과 미녀들을 노획하였지만, 오직 한 장군은 의서와 대황을 수집하는데 관심을 기울였다. 그의 이름이 야률초재(耶律楚材. 사진)인데 그가 수집한 대황을 마소에 실어 운반하였고 훗날 원군(元軍)이 강력한 역병에 걸렸을 때 야률초재(耶律楚材)는 이를 달여 만든 대황전탕(大黃煎湯)으로 많은 병사들의 생명을 구하였다.

대만작가 백양(柏楊)의 문장에는 다음과 같은 이야기를 싣고 있다. 서양인들은 주로 우유와 버터를 먹는데 이들이 대황을 먹지 않으면 정상생활을 영위할 수 없다며 다음과 같이 묘사하고 있다. "우유나 치즈는 소화가 쉽지 않아 뱃속에 뭉치기 때문에 반드시 대황이나 다량의 차를 마셔야 비로소 풀리게 된다. 만약 여러 달 동안 음용하지 않으면 두 눈을 실명하게 되고 장이 막히는 증상들이 수반되게 된다. 따라서 서양인들이 손님을 초대할 때, 가장 중요한 것이 대황이며, 가난한 집의 경우는 가슴 앞 작은 주머니에 대황을 넣어 두고 사람들로 하여금 혀로 한 번씩 핥거나 코로 냄새를 맡게 하였다."

　대황이 약으로 사용된 지가 벌써 3,000년이 넘었고 이와 같은 효험으로 인해 이미 수천 년 전부터 세계로 전파되었다.

　대황은 당나라 고승 감진(鑑眞. 사진)이 일본에 갔을 때 대황 종자를 가지고 갔으며 이탈리아 탐험가 마르코폴로가 중국을 떠날 때 그 역시 대황을 가지고 갔다.

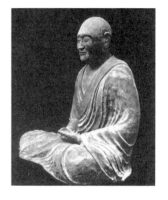

　청나라와 러시아 사이에 대황무역이 성행했었는데 한 때 외교적인 문제로 인해 건륭(乾隆)황제가 대황과 차(茶)의 수출을 금지한 적이 있을 정도였다. 또한 유럽이 아편으로 중국을 위태롭게 했을 때 청나라의 어떤 대신은 "차와 대황의 수출을 금하는 것이 경제 제재의 한 가지 수단이라는 의견을 제시했다. 이에 임측서(林則徐)는 "중국내의 차와 대황 두 가지는 오랑캐들이 노리는 것이다. 생사를 걸고 지켜야 한다."고 경고한바 있다.

　그밖에도 청나라 말기에 유명한 "혈증론"이라는 책을 저술한 당용천(唐容川)은 책에서 대황의 지혈작용을 설명하면서 "오늘날 사람들이 이러한 사실을 잘 모르는 것이 애석하다"고 표현했는데. 예로부터 대황은 토혈, 각혈, 코피 등에 특히 많이 사용해왔다. 실제로 손사막의 【천금방】에는 토혈을 치료하는 최고의 비방이라면서 무려 처방명이 15글자에 해당하는 처방명이 있다. 그것은 토혈백치불차료십십차신험부전방(吐血百治不差療十十差神驗不傳方 : 온갖 방법으로 토혈을 치료해봤지만 효과없던 것이 이 처방으로는 백발백중의 신기한 효과를 보게되는 비방)으로 처방의 조성은 생지황

즙과 대황분말을 이용한 것이다.

또한 역시 청나라시대에 유명한 책 "온역론"을 저술한 오유가(吳有可)는 동양의학 처방 중 황달치료 처방으로 유명한 인진호탕을 설명하면서 인진호탕(인진쑥, 치자, 대황)에서 대황을 제대로 사용하지 않으면 효과가 현저히 하락한다고 설명하고 있다.

동양의학계에서는 대황이 질병치료에서 중요한 역할을 함에도 불구하고 일반인들에게 제대로 인정받지 못하는 것에 대해 다음과 같은 글귀가 전문가들 사이에서 널리 퍼져있다.

인삼살인무과(人蔘殺人無過: 인삼은 살인을 저질러도 그 탓을 듣지 않고)
대황구인무공(大黃救人無功: 대황은 목숨을 구해줘도 그 공을 몰라주네.)

즉, 보약을 좋아하는 대중들의 심리로 인해 의사가 인삼을 잘못 처방해서 인명피해가 발생해도 사람들은 인삼을 의심하지 않으나, 대황을 사용해서 위중한 환자의 목숨을 구해도 그 약으로 인해 발생한 설사 등의 탓만 할 뿐 약효에 대한 칭찬에는 인색하다는 뜻이다.

✖ 주의사항

우리나라 식품공전에서는 식용으로는 사용이 금지되어 있어 전문가의 도움을 받아야 한다. 동양의학의 전통적인 사하제로 사용하는 대황은 장엽대황, 당고특대황, 약용대황이며 종대황은 보조적 효력에 불과하다. 국내에서는 일부 양제근을 토대황이라 부르면서 오용하는 경우가 있는데 이는 한약에서 사용하는 대황이 아니다.

특히 대황을 사용할 때 설사를 유도하거나 배변활동을 원활하게 하는 것이 목적일 때는 오래달이지 않도록 해야한다. 또한 대황이 포함된 처방을 사용하면 소변이 종황색(커피색)으로 변할 수 있고, 땀을 흘릴 경우 흰 옷이 누렇게 변할 수도 있는데 이는 부작용이 아니라 대황의 색소성분에 의한 일시적 현상이다.

민간요법

● 일부 국가에서 대황은 건강 보조식품으로 취급되어 이미 대황주(大黃酒), 대황음료 등이 출시되어 있다.

과거에 영국과 영국의 식민지, 중동지역 등에서 대황은 시금치나 사탕수수 같은 녹색채소로 취급했었고 19세기부터 북미와 유럽 사람들은 대황을 식용하기 시작하였다. 미국 역시 가정의 화원에서 재배될 만큼 대황을 즐기는 사람들이 많았다. 대황의 특수한 쓴맛과 향을 이용해 과일, 과자, 음료, 소화촉진제 및 간보호제 등 광범위한 영역에 사용했다. 따라서 미국인들은 대황을 간장의 청결제로, 유럽인들은 혈액정화제라 부른다.

일설에 의하면 마르코폴로가 귀국하고 난 뒤 대황을 포제 * 하여 대황주를 만들어 당시 건강주로 인기가 있었고 현재까지도 대황주는 유럽과 미국에서 유행하고 있다.

대황은 전 세계에 60여종이 있는데 그 중 40종이 중국에 자생한다. 대황은 품종이 다양한 것만큼 약효와 부작용도 많다. 한의학에서 사용하는 대황은 한의학 특유의 변증시치 * (辨證施治)에 근거하여 한약의 포제 * 법에 따라 환자에게 맞춤형으로 사용하는 것으로 서양인들이 식용하는 것과는 다른 점에 주의할 필요가 있다.

● 청나라 때의 궁중 의약문헌에 따르면 대황이 궁중에서 사용되는 약물중 사용

빈도가 비교적 많은 것중의 하나이며, 궁중에 입고된 약재의 수량통계를 근거로 살펴보면 8위에 해당된다. 위로는 황제, 태후부터 밑으로 궁녀, 태감(太監), 노인은 물론이고 어린이까지 옹체(壅滯)가 있거나 실화혈열 * (實火血熱) 혹 내상잡증 * (內傷雜症), 혹 부인과 어혈로 인한 폐경, 소아열증(小兒熱證) 등에 대한 어의의 처방 중에 대황이 중요한 약으로 사용되었다. 문서에는 자희(慈禧), 광서(光緖), 선통(宣統)과 일부 비빈(妃嬪), 태감(太監) 등이 대황을 복용한 근거 문헌, 방약, 그 효험 등이 기재되어 있다. 어의 처방 중에 대황의 용량은 대부분이 매일 2-3전이었으며, 5전에서 1량까지도 사용하였다. 예를 들면, 도광(道光) 23년 정월, 칠공주(七公主) 진단결과는 복부의 습체(濕滯)로 인하여 어의가 매년 1, 2, 10, 11, 12월 모두 대황을 복용시켰는데 매일평균 용량은 2전이었으며, 도광 12년에서 13년의 1년은 매일 대황을 3-5전씩 사용하였고, 어떤 때는 용량이 1량까지 도달했다.

어의는 어떤 때는 대황을 탕제의 약인(藥引: 처방의 특별한 목적을 위해 중요한 역할을 하는 약재)으로, 또는 차로 사용하여 효과를 보았다.

어의는 대황을 응용할 때, 포제 * (炮製)를 상당히 중요하게 여겼는데, 생대황(生大黃), 숙대황(熟大黃), 주대황(酒大黃)과 대황탄(大黃炭)으로 나누어, 숙대황과 주대황을 습관적으로 사용했는데 이는 설사시키는 작용이 완만하고 부작용이 적었기 때문이다. 결론적으로 청나라때 황궁안에서 대황의 응용범위는 광범위했고, 포제 * 의 연구, 용량의 헤아림, 용법의 다양성, 배오 * 의 정당성과 응용 등 모든 부분에서 독특한 경험을 가지고 사용했었음을 알 수 있다.

⑫
두충(두중) 杜仲
; 두충나무의 줄기껍질

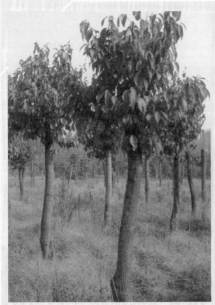

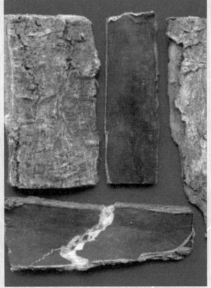

신농본초경 맛은 맵고 성질은 평하다. 허리와 척추 통증을 치료한다. 소화계를 보하고 근골을 강화시킨다. 음부가 습하고 가려우며 소변이 시원하게 나오지 않는 증상을 치료한다. 오래 복용하면 몸이 가볍고 늙지 않는다. 일명 '사선(思仙)'이라 한다.

기원식물

KP* Eucommiae Cortex / 두충나무 *Eucommia ulmoides* Oliv. (두충나무과 Eucommiaceae)의 줄기껍질로서 주피를 제거한 것.

CP* Cortex Eucommiae / 두충나무 (杜仲) *Eucommia ulmoides* Oliv. (두충나무과 杜仲科)의 수피를 말린 것.

약명유래

이시진(李時珍)은 두충(杜冲)의 약명 유래를 다음과 같이 밝히고 있다. "옛날에 두중(杜仲)이라는 사람이 이것을 먹고 신선이 되었다는 전설에서 유래되었다. 또한 껍질에는 엷은 은색 실 같은 부분이 있어 목면(木棉)이라는 이명을 갖고 있다."고 소개하고 있다.

또한 중국 후한시대(後漢時代) 도인들의 섭생습관은 주로 육식으로는 사슴고기를 즐겼고, 차로는 두충차를 즐겨 마심으로써 도(道)를 깨우칠 수 있다고 믿었다고 한다. 따라서 두충을 사선(思仙)이라는 별명으로 부르기도 했다. 그 밖에 줄기, 잎, 뿌리, 열매 등의 모든 조직속에 흰색의 섬유질을 함유하여 사연피(絲連皮), 사면목(絲綿木), 옥사피(玉絲皮) 등의 별명으로 불려져왔다.

전설에 의하면, 옛날 중국의 깊은 산골에 홀어머니를 봉양하며 살아가는 두중(杜仲)이라는 청년 나무꾼이 살고 있었다. 어느 무더운 여름날 깊은 산 속에서 나무를 하다가 허리를 다쳐 참을 수 없을만큼 심한 통증 때문에 나무에 기대어 잠시 휴식을 취하고 있었다. 나무 그늘에 기대어 한 숨 잔 뒤 깨어나자 허리가 훨씬 편안함을 느낄 수 있었다. 믿을 수 없을만큼 허리가 편안해졌음을 느낀 두중은 그날부터 틈틈이 그 나무 주위에서 휴식을 취했다. 어느 날 두중의 노모 역시 심한 요통을 앓게 되어 침대에서 일어나는 것 조차도 힘들 정도였다. 의사를 모셔왔지만 어머니의 요통은 호전될 기미를 보이기는커녕 점점 더 악화되고 있었다. 그때 불현듯 산에서 자신에게 편안함을 주었던 그 나무를 떠올리며 즉시 산으로 향했다. 그 나무 껍질을 벗겨 내려온 두중은 그 수피를 어머니의 허리에 감싸주자 며칠 후 어머니의 요통이 씻은 듯이 사라졌다. 훗날 사람들이 이 이야기를 전해 듣고 그러한 약효를 발견해 낸 두중(杜仲)을 기리기 위해 그 나무의 이름을 두중(杜仲)이라 명명했다.

또 다른 전설에 의하면, 험준하기로 유명한 중국의 장강삼협(長江三峽) 부근에는

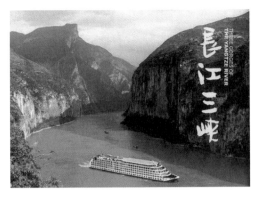

수많은 사람들이 거센 물결을 이겨내고 배를 상류로 끌어 올리는 것을 생계수단으로 살아가고 있었다. 그들은 어깨와 허리, 무릎 등 모두 온전한 곳이 없을 정도로 고된 삶을 살아가고 있었는데 그 중 한 집의 효심 지극한 아들 이름이 두중(杜仲)이었다. 두중은 매일 밤을 신음소리와 함께 보내는 부친이 안쓰러워 가슴 아파하며 본인도 서서히 배끌이를 배우기 시작했는데 어느 날 큰 산 밑에서 배를 끌어올리던 중 백발이 성성한 약초 채집꾼을 만났다. 두중은 예를 표한 뒤 아버지의 고통을 해소시킬 수 있는 약이 있는지를 물었다. 묵묵히 젊은이의 이야기를 들은 노인은 보따리에서 약을 한 줌 꺼내주면서 "내 평생의 경험으로 비추어 볼 때 이 나무의 껍질은 각종 근육통, 요통 그리고 두통에 분명한 효과가 있소. 그러나 약효가 좋은 것을 찾기 위해서는 험준한 절벽에서 자란 것이 가장 좋기 때문에 나도 조금밖에 가지고 있지 못하지만 이것을 줄테니 부친에게 사용해 보구려." 두중은 아버지의 통증을 회복시킬 수 있는 방법이 있다는 사실만으로도 너무 기쁜 나머지 흥분한 상태로 "어르신, 이런 약이 있다는 사실만으로도 너무 흥분됩니다. 그 자리가 아무리 험준하다 할지라도 마을의 모든 어른들이 다 똑같이 앓고 있는 증상을 치료할 수 있다면 반드시 구해 올 것입니다."라고 인사하며 노인과 헤어진 두중은 기쁨에 들뜬 상태로 집으로 돌아가 부친께 강가에서 있었던 일에 대해 설명드리고 그 약을 채취하러 떠나겠노라고 말씀드렸다. 그런데 하나밖에 없는 아들이 험준한 협곡으로 가는것을 절대 동의할 수 없다는 아버지 말씀에 두중은 곰곰이 다른 방법을 생각했다. 마을에서 건장한 청년들을 불러 자초지종을 설명한 뒤 몰래 약초 채집을 위해 떠나기로 작정하고 집을 나섰다. 협곡의 험준한 절벽밑에 이르니 자신들이 찾던 그 나무가 절벽 중간 바위틈에 걸쳐있듯 자라고 있는 것을 볼 수 있었다.

두중 일행은 기지와 용기를 발휘해서 한 발 한 발 절벽을 기어올라 그 나무의 수피를 벗겨내기 시작했다. 그런데 찰나의 순간 두중이 발을 헛디뎌 천길 낭떠러지로 떨어져 죽고 말았다. 그러나 죽음의 순간에도 두중의 손에는 그 나무의 껍질을 꽉 움켜쥐고 있었다. 친구들은 울며 두중을 안고 마을로 돌아와 마을 어른들께 자초지종을 설명했다. 훗날 마을 사람들이 허리와 무릎 통증, 두통 등의 증상이 있을 때마다 모두 그 나무 껍질을 사용해서 치료를 했는데 그 효험이 이전의 어떤 약과도 비교할 수 없을만큼 좋았다. 따라서 사람들은 두중의 효성을 기념하는 의미로 그 나무의 이름을 두중(杜仲)이라 명명했다.

약초이야기

두충은 보통 15년이상 성장하고 키가 15미터 정도, 직경이 30~40cm까지 자라는 두충나무의 껍질을 말한다. 동양의학에서는 일반적으로 간과 신장의 기운을 보충하고, 뼈와 근육을 튼튼하게 하면서 요실금이나 잔뇨감 등에 좋은 약재로 사용하고 있다.

약용가치가 출중한 두충의 발견에 대한 전설은 한 마리 원숭이와 깊은 관련이 있다.

전설에 의하면 사고낭산(四姑娘山) 중턱에 오(吳)씨 성을 가진 노인이 홀로 검은색 원숭이 한 마리와 살고 있었다. 어느 날 노인은 산에서 여러 사람들이 원숭이를 때리는 것을 봤는데 그 중 검은색의 작은 원숭이 다리가 심하게 손상된 것을 보았다. 노인은 약간의 약초 지식이 있던터라 직접 나무의 수피를 뜯고 수피 속의 실같은 부분을 씹은 뒤에 원숭이 다리 위에 붙이고 옷을 찢어 다리를 고정시킨 뒤 원숭이를 안고 집으로 돌아왔다. 열흘쯤 지나자 원숭이는 깨끗이 나았고 이때부터 노인은 검은 원숭이와 함께 살게 되었다. 이 원숭이는 특이할만큼 총명하고 인성(人性)을 통달한 것처럼 보여 노인은 이 원숭이를 "흑령(黑靈)"이라 불렀다.

흑령은 노인과 함께 생활하면서 길거리에서 묘기를 선보였고 이때마다 모든 구경꾼들이 큰 박수와 함께 돈을 주었다. 덕분에 노인의 생활이 풍요롭게 변하면서 노인은 틈틈이 흑령에게 약초지식을 가르쳐 주었다. 어느 날 흑령이를 데리고 길거리 묘기를 마친 뒤 집에 돌아와 편안하게 코를 골며 잠에 빠져 들었다. 다음날 이미 날이 밝았는데도 주인이 일어나지 않는 것을 알아차린 흑령이가 침상에 누워있는 노인을 손으로 흔들어 봤지만 움직이지 않자 다급한 마음에 흑령이가 노인의 얼굴에 물을 뿌리사 비로소 천천히 일이니는 것이었다. 하지만 노인의 몸은 이미 움직임이 자유롭지 않았고 허리와 어깨에 심한 통증을 느꼈다. 노인은 한숨을 쉬면서 "아! 이럴 때 자식이 있었다면…."하고 탄식하였다. 흑령은 노인의 말뜻을 알아차리고 눈물을 흘렸다. 흑령은 즉시 문을 열고 약국으로 달려갔는데 약국 주인 왕 선생은 노인 집의 검은 원숭이가 온 것은 곧 '노인이 병이 난 것이구나' 짐작하여 약 상자를 들고 노인의 집으로 갔다. 노인을 직접 보니 속수무책이었다. 왕 선생은 친한 친구이자 일대에서는 명의인 진 의사를 모셔오게 하였다. 진 의사는 진단 후에 "아마, 젊었을 때 심한 타박상을 입었는데 오늘 그것이 갑자기 발작한 것으로 일반적인 방법으로는 치료할 방법이 없다."고 했다. 침상에 누워있던 노인은 어린 시절 들었던 이야기가 생각났다. 집안 사람들의 부주의로 강보에 쌓인 상태로 심하게 땅에 떨어진 적이 있었다는 이야기를 들었고 그 후로 젊었을 때는 이따금씩 통증을 느꼈던 것을 기억하고 있었다. 그러나 이번의 느낌은 확실히 이전과는 차원이 다른 증상임을 느끼고 있었다.

진 의사는 "당신에게 약을 주기는 하지만 이것은 통증만 줄여줄 뿐 쉽게 치료되기는 어렵다."고 하였다.

노인은 "언제쯤 좋아질 수 있나요?"라고 물었다.

진 의사는 "기적이 일어나지 않는 한 계속 침상에 누워 있게 될 겁니다. 제 기억으로는 사고낭산(四姑娘山)에 가면 어떤 나무의 껍질이 이런 증상을 치료한다고 들었는데 사실 나도 그 나무의 모습이 어떤지 모른다오."라고 하였다. 침상에서 설명을 듣고 있던 노인은 말없이 묵묵히 누워 "운명을 하늘에 맡기자. 며칠 더 살 수 있으면 그만큼 더 살겠지."라고 체념했다.

왕 선생과 진 의사가 떠난 뒤 흑령은 방금 전 진 의사의 이야기를 알아차렸다. 상자 속의 먹을 것들을 노인의 머리맡에 옮겨 놓아 머리만 돌리면 먹을 수 있도록 하고, 물통도 침상에서 제일 가까운 곳에 옮긴 뒤 흑령은 조용히 집을 떠나 산으로 향했다.

노인은 흑령이 자신을 떠난 이유를 모르기에 그저 울고 싶었으나 "어쨌든 나는 곧 죽을 목숨인데……"라고 체념했다.

흑령은 왜 노인을 떠났을까?

원래 흑령이는 자신이 상처를 입었을 때 노인이 수피를 벗겨 입으로 씹어서 상처부위에 발라준 뒤 며칠 후에 치료가 되었던 것을 기억하고 있었다. 하지만 흑령이가 사고낭산(四姑娘山) 자락에 도착하여 보니 가파른 절벽들 속에 높이 솟아 있는 나무들 중에 자기가 찾고 있는 나무가 어떤 것인지를 알 수 없었다. 마음이 급해진 흑령이 초조하게 산속을 헤멘 끝에 드디어 자신이 상처를 입었던 곳과 노인이 나무 껍질을 벗긴 그 나무의 흔적을 찾았다. 때마침 앞에서 사람이 오고 있었는데 흑령이는 바로 나무 밑으로 내려와 그 사람에게 멈추라는 의사 표시를 한 뒤 그 사람을 향해 공손히 인사하고 나무가 있는 곳을 가르킨 뒤 수피를 벗기는 동작을 취했다. 그 사람은 황당한 생각이 들어 혹시 '신후(神猴 : 혼령이 있는 원숭이)가 아닌가' 생각했다. 신후(神猴)라는 생각이 든 그 사람은 고두(叩頭: 무릎을 꿇고 두 손을 바닥에 짚은 다음 이마를 땅에 조아리다)로 응했다. 흑령은 그 사람의 옷을 잡고 나무로 데리고 가 수피를 잡게 하자 마침내 흑령의 의도를 알아차리게 되었다. 그가 흑령을 도와 큰 수피 조각을 벗겨 내었다. 흑령은 감격스럽게 그를 향해 인사를 한 뒤 수피를 가득 안고 숲을 빠져 나왔다.

날이 어두워질 무렵 집에 도착한 흑령은 노인의 의복을 벗기고 과거에 노인이 자신을 치료할 때처럼 약초를 입에 넣어 씹은 뒤 뱉어 내어 노인의 허리에 붙였다. 노인은 따뜻하고 훈훈한 정을 느껴 감격의 눈물을 흘렸다.

모든 치료가 끝난 후 흑령이가 또 나갔는데 노인은 도무지 영문을 알지 못했다.

흑령이는 약방의 왕 선생에게 가려고 했으나 왕 선생은 없었고, 약방으로 들어오는 흑령을 보고 몇 사람들이 잡으려했다. 이때 왕 선생이 돌아오는 것을 보고 흑령은 왕 선생의 옷을 잡고 집으로 함께 가자는 의사를 전달했다. 왕 선생이 노인의 집에 도착하자 노인은 흑령이가 자신을 치료한 과정을 설명했다. 왕 선생 역시 모든 과정을 듣고 깊은 감명을 받았다. 그는 이 약이 요통을 치료하는 약인지를 물어보고 싶어 직원을 시켜 진 의사를 모셔 오라고 하였다.

진 의사는 노인의 집에 도착하여 손으로 수피를 꺾어 잡아당기면서 실 같이 생긴 것을 반복해서 만져보고 "나는 이 약에 대해 듣기만 하였을 뿐이라 쓸모가 있는지 없는지는 당신 복입니다."라고 하며 약초를 끓는 물에 넣고 끓여 즙을 만들어 복용하라고 하였다. 또한 진 의사는 그 약을 노인의 허리에 단단히 붙였고 얼마 지나지 않아 노인의 통증은 현저히 감소되었다. 왕 선생과 진 의사가 떠난 뒤 피로가 누적된 흑령이는 깊은 잠에 빠져들었지만 노인은 여러 감정이 교차되어 잠을 이루지 못하였다.

진 의사는 수시로 왕진을 와서 노인을 보살폈다. 나흘째 되는 날, 아직 먼동이 트기 전인데 노인은 소변을 보고 싶어 잠에서 깨어 무의식중에 허리를 움직였는데 통증을 느낄 수 없었다. 그는 일어나 앉을 수 있을 뿐만 아니라 침상에서 내려와 걸을 수도 있었다. 노인은 감격스러워 흑령이를 안고 입 맞춤을 하면서 기뻐했다. 노인은 약을 한 사발 달여 복용한 뒤 흑령이를 데리고 왕 선생과 진 의사를 방문하였다.

마침 왕 선생은 의사 친구들과 함께 연회를 즐기고 있었다. 노인이 나타나 예를 갖춰 인사하고 고마움을 표시하자 왕 선생과 진 의사 두 사람은 노인 몸놀림이 자유로운 것은 물론 통증이 전혀 없는 것은 필시 그 수피의 효험이라고 생각하지 않을 수 없었다.

주위에 앉아 있던 다른 의사 친구들도 호기심 어린 눈으로 지켜보았다. 이 때 왕 선생은 노인의 치료과정에서 검은 원숭이의 역할을 모두에게 알렸다. 많은 이들이 원숭이의 보답에 감동하면서 도대체 어떤 수피가 그런 경이적인 효능을 발휘하였 는지 알고 싶어 하였다.

노인은 많은 사람의 마음을 헤아려 흑령이가 가져온 수피를 손으로 들어올려 보 여주었고 그들 중 한 의사가 "이것은 두충나무의 수피입니다. 이전에는 허리와 척 추의 통증(요척산통(腰脊酸痛))을 치료하는지 몰랐어요."라고 말하였다.

腰痛吃杜仲　요통에는 두충을 복용하고
頭痛吃川芎　두통에는 천궁을 복용하네

명나라 시대 어떤 소년이 장가들고 난 뒤 갑자기 다리에 힘이 없어지고 심하게 시큰거리는 병이 생겨 의사를 찾아갔더니 각기병(脚氣病)이라 진단하였다. 하지만 어떤 치료에도 특별히 호전되지 않았다. 그 뒤에 손림(孫琳)이라는 의사를 찾아갔더 니 각기병이 아니고 신허(腎虛)로 인한 증상이라 하였다. 손림(孫琳)은 두충을 1촌 반 의 크기로 잘라 술과 물을 각각 똑같은 양으로 넣어 달여서 복용시켰다. 젊은 신랑 은 주의사항을 준수하며 복용을 한지 삼일 뒤부터 걷기가 가능해졌고, 다시 삼일 뒤에는 완전히 치유되었다. 어떤 이가 손림에게 "젊은 신랑이 왜 이런 병을 얻었나 요?"라고 묻자 "이 증상은 신혼상신(新婚傷腎), 즉 색욕이 과하여 나타난 것이지요." 라고 답했다. 이 사례는 이시진의 【본초강목(本草綱目)】에도 인용되었다.

✹ 주의사항

가공하기 전의 두충을 잘라보면 끈적끈적한 점액질의 백색 실 같은 것(구타페르 카)이 보인다. 이것을 제거하는 법제 과정을 거치지 않으면 속이 더부룩한 소화불량을 유발할 수 있다. 따라서 일반적으로 가장 많이 사용하는 법제 방법은 두충 100kg를 소금물 2~3kg정도에 넣어 소금물이 스며들도록 한 뒤에 볶아서 코르크층이 제거됨과 동시에 백색 실같은 점액질이 느껴지지 않도록 잘 끊어지는 정도의 상태에서 사용하는 것이 중요하다.

민간요법

두충의 원산지는 중국의 중부지방인데 우리나라에 처음 도입된 기록은 1078년 고려때 문종을 치료하기 위해 중국 송나라에서 두충나무 껍질을 약재로 보내온 기록이 있다. 묘목이 처음 국내에 식재된 기록은 중국에서 일본을 거쳐 1926년에 국내로 도입된 기록이 있고 현재는 국내 재배 면적이 많은 약재 중 하나이다.

⑬
복령 茯苓
; 구멍쟁이 버섯과의 균핵

〈신농본초경〉 맛은 달고 성질은 평하다. 가슴과 옆구리에서 위로 차오르는 기를 다스린다. 우울, 분노, 놀람, 공포 등으로 가슴이 두근거리는 증상을 치료한다. 입과 혀가 마르는 것을 치료하며 이뇨작용을 돕는다. 장복하면 혼을 안정시키고, 신을 기르며 허기를 잘 느끼지 않게 되어 장수한다. 일명 "복토(茯菟)"라고도 한다.

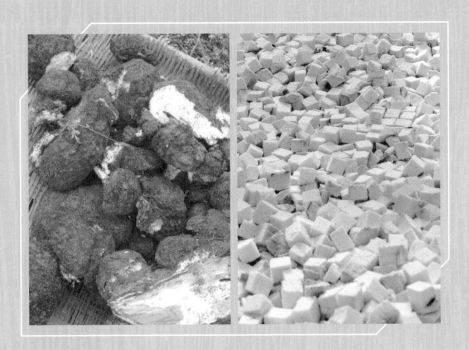

기원식물

- **KP** * Poria Sclerotium / 복령(茯苓) *Poria cocos* Wolf (구멍장이버섯과 Polyporaceae)의 균핵. 적복령(赤茯苓), 백복령(白茯苓)
- **CP** * Poria / 복령(茯苓) *Poria cocos* (Schw.) Wolf(구멍장이버섯과 多孔菌科)의 균핵

약명유래

복령은 우리나라에서 일반인들은 복령떡을 만들어 먹을 정도로 비교적 익숙한 약재이다. 복령은 소나무를 벌채한 뒤 3~10년이 지난 뒤 뿌리에서 기생하여 성장하는 균핵으로 형체가 일정하지 않다. 표면은 암갈색이고, 내부는 회백색의 육질과 립상으로 신선한 냄새가 감돈다. 껍질은 복령피라 하고, 균체가 소나무 뿌리를 내부에 싸고 자란 것은 복신(茯神), 내부의 색이 흰 것은 백복령, 붉은 것은 적복령이라 하여 모두 약으로 쓴다. 복령은 국내에서도 생산되지만 대부분은 수입한다. 복령은 국내에서 년간 600톤 이상 소요되는데 국내 생산은 100톤 남짓하고 대부분은 중국에서 수입되며 중국의 경우 년간 3만톤 정도 생산이 되는데 대부분 호남성 인근에서 생산된다.

이시진은 【본초강목】에서 복령(茯苓)은 원래 소나무의 영기(靈氣)가 땅속에 실타래 모양으로 뭉쳐 있다는 뜻에서 복령(伏靈)으로 불리던 것이라고 설명했다. 훗날 저령(豬苓)의 출현으로 혼동을 방지하기 위해 복령(伏靈)을 복령(茯苓)으로 사용하기 시작했다고 한다.

【사기·귀책전(史記·龜策傳)】에서도 복령을 "복령(伏靈)"이라 했다.

약명의 유래에 관한 전설은 다음과 같다. 옛날 어느 부자집에 무남독녀(無男獨女) 외동딸이 있었는데 그녀의 이름은 소령(小玲)이었다. 그 부자집의 건장한 남자 일꾼 소복(小伏)은 잘 생긴데다 성격도 좋고 일을 잘 했을 뿐만 아니라 요리까지도 도맡아 할 만큼 재주가 뛰어났다. 소령이 점점 소복을 좋아하는 것을 알게 된 소령의 아버지는 어느 날 소복을 내쫓아 버리고 소령은 집안에 가두었다. 게다가 둘 사이에 다시는 연분이 생기지 않게 하기 위해 이웃 마을 부잣집으로 사람을 보내 사돈의 연을 맺을 수 있도록 준비시켰다. 소령과 소복은 이러한 소식을 듣고 어느 날 밤 함

께 탈출해서 깊은 산 속의 어느 농가에 머물며 살았다. 어느 땐가 소령이 풍습병 *
(風濕病)에 걸려 침대에서 일어날 수 조차 없게 되었다. 소복이 밤낮없이 소령을 간
호했지만 별다른 차도가 없자 소복은 산으로 들어가 소령을 위한 약초를 구하기로
했다. 그런데 산 속으로 들어간 소복의 눈 앞에 갑자기 뒷 다리에 화살이 박힌 산토
끼 한 마리가 나타났다. 소복이 그 토끼를 좇아 하염없이 산을 헤메던 중 갑자기 산
토끼가 사라졌는데 그 사라진 자리에는 큰 소나무 한그루가 서 있었다. 그 밑에 큰
공처럼 불룩 튀어나온 부분에 화살이 꽂혀있었다. 소복이 화살을 뽑고 그것을 캐어
보니 표피는 짙은 갈색인데 속은 감자처럼 흰색이었다. 소복은 특별한 물건으로 생
각하고 집에 가져가 정성스럽게 소령에게 복용 시켰는데 바로 다음날부터 소령은
몸이 훨씬 가벼워짐을 느낄 수 있었다. 그러자 소복은 그와 동일한 물건을 계속 찾
아와 소령에게 복용시켰고 드디어 소령의 풍습병 * 이 치료되었다. 따라서 사람들
은 이 약의 효능을 소령과 소복이 처음 발견했다는 것을 기리기 위해 "복령(茯苓)"
이라고 명명하기 시작했다.

약초이야기

복령은 고대의 문인들과도 인연이 있는데 여러 문인들이 복령을 예찬한 시가 전
해져 온다.
유송왕(劉宋王)이 복령을 예찬한 시가 있는데【복령찬(茯苓讚)】이다.

酷苓下居　땅속의 백색 복령은
形絲上薈　홍색이 감돌고
中狀鷄鳬　중간은 닭의 모양을 닮았고
其容龜荣　그 중간은 균열이 있네

神侔少司　복령은 몸을 보호하고

保延幼艾　그 싹은 신령스레 보호되고

終志不移　복령은 영원히 변치않아

柔紅可佩　부드러운 홍색의 복령을 몸에 지니네

또한 송(宋)나라 때 문인 황정견(黃庭堅)은 복령에 대해 다음과 같은 시를 남겼다.

湯泛水瓷一生春　약탕기 속에서 한 가다 생명이 솟아 넘치고

長松林下得靈根　오래된 소나무 밑에서 얻은 영근(복령)을 약탕기에 넣고 끓이니

吉祥老子親拈出　상서로운 노인은 손수 복령을 꺼내어

個個敎成百歲人　복령을 복용하면 백수를 누릴 수 있다고 가르치네

당대(唐代) 문학가 유종원(柳宗元. 사진)은 일찍이 가짜 복령에 속은 적이 있다.

어느 날 그가 갑자기 병에 걸렸는데 전신이 위 아래로 더부룩하고 불편하게 느껴지면서 가끔 설사와 함께 심장이 두근거리는 증상이 나타났다. 그는 급히 의사를 찾아갔는데 의사가 말하길 "당신은 심장(心臟)과 비장(脾臟)의 기능이 모두 허(虛)해서

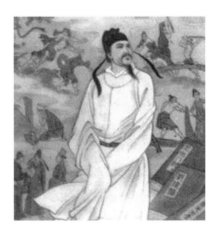

생긴 병입니다. 복령탕(茯苓湯) 몇 첩으로 당신의 병은 치료 될 수 있습니다."라고 했다. 때마침 그 한의원에는 복령 재고가 없어 의사는 하는 수 없이 처방을 적어주며 약방에서 복령을 사도록 했다.

복령을 사서 집으로 돌아가는 길에 시장에 들른 유종원은 한 무리의 사람들이

모여있는 곳을 발견했는데 그 무리 속으로 들어가 보니 젊은이가 산에서 방금 캔 것이라며 큰 복령을 들고 "복령이요. 복령, 최고급 복령 사세요!"라고 외치며 서있는 것을 볼 수 있었다. 유종원은 순간 방금전에 산 복령을 꺼내들며 "이 복령은 좋은 것입니까?"하고 물었다. 그 젊은이가 답하기를 "내가 가지고 있는 이것은 어제 깊은 산속에서 캔 것으로 매우 신선하고 크기도 커서 약효가 특출한 최고급품입니다."고 말했다. 유종원은 비록 본인이 복령의 진위를 감별할 능력은 없었지만, 얼핏 보기에도 젊은이의 복령이 훨씬 크고 신선해 보이는 것은 틀림없어 보였다. 그는 생각하기를 '이게 신선하고 크기도 훨씬 크니까 분명 약효도 훨씬 빠르고 좋을 거야.'라고 생각하며 그 복령을 사와 급히 달여 하루에 세 번씩 마셨다. 그런데 이틀 후부터 본인의 증상이 호전되기는커녕 오히려 더 악화되는 것을 느낄 수 있었다.

조급해진 그는 의사를 집으로 불러 왜 병이 오히려 악화되었는지를 물었다. 모든 상황을 들은 의사는 재진을 해 봤지만 이전보다 좀더 심하게 변했을 뿐 본인의 진단이 틀림없다는 확신이 들었다. 그는 가족들에게 "당신들은 복령을 달여 준 것이 맞습니까?"라고 물었다. 가족들이 고개를 끄덕이자 "그 약이 남아 있는게 있으면 좀 볼까요?" "없습니다. 방금전에 드신 약이 마지막 약이었습니다." 그러면서 "약 찌꺼기는 아직 버리지 않고 그대로 있습니다." 의사는 약 찌꺼기를 보더니 "과연 내 추측이 맞았군. 이것은 복령이 아니올시다. 당신들이 끓인 것은 토란 대가리로 만든 가짜 복령입니다."

후에 의사는 본인의 의원에서 복령을 가져와 유종원에게 주며 끓여 마시도록 했는데 과연 이틀만에 모든 증상이 사라졌다. 이런 큰 일을 겪은 유종원은 자신에게 가짜 약을 판 사람에 대한 화를 삭이지 못하고 몇 차례 시장을 돌아다니며 그 약장수를 찾고자 했으나 찾지 못했다. 결국 유종원은 후세 사람들에게 생명이 위태로울 수도 있는 가짜 약에 대한 경종을 울리기 위해 글을 한 편 썼는데 그 제목이 【변복신문병서(辨茯神文並序)】였다.

≪변복신문병서(辨茯神文幷序) 복령의 변별에 관한 글≫

복령은 심신을 안정시키는 좋은 약재 중 하나다.

간과 신장의 기운을 건강하게 만들어 마음을 유쾌하게 하고

체내에 적체된 것을 제거하여 음양의 균형을 조절해 준다네.

마음을 유쾌하게 만드니 얼굴에 광택이 돌고 마음의 창인 눈은 형형하게 빛나며,

체내의 사악한 기운 역시 모두 소멸시킨다네.

복령을 복용한 뒤에 마음 역시 유쾌한 상태를 유지시켜 준다네.

나는 원래 위와 같은 이치를 그다지 믿지는 않았으나 지금의 내 몸은 기의 순환이 월활하지 못해

가슴이 두근거려 휴식을 취할 수 조차 없게 되었다네.

의사가 내게 처방을 주며 복령을 구입해 복용하라네.

나는 시장에 가서 좋은 복령을 구입해 집으로 돌아와

의사의 지시대로 복령을 삶아 복용했네.

복용한 뒤에 병이 호전된 것이 아니라 오히려 가중되었다네,

시력은 더 흐릿해졌고, 귀는 더 이상 듣기가 힘들어졌으며

머릿속은 온통 어지럼증으로 가득차 있었다네.

나는 복령 복용후 갑자기 나타난 이런 증상에

겁을 먹고 의사를 다시 찾아 가 후유증의 원인을 물었다네.

의사는 내게 달여 먹은 그 약찌꺼기를 가져오라고 하더니,

약 찌꺼기를 본 의사는 그저 웃으며 말하네,

"당신이 너무 어리석었소, 이것은 복령이 아니라 토란이오"

큰 토란의 생장환경은 축축한 습지를 좋아하고

외지고 음침하며 경사진 곳에서 성장한다네,

큰 토란일수록 더욱 진기한 취급을 받는데,

토란은 마치 어류와 용이 살 수 있을 것같을 만큼 많은 수분의 기운을 함유해서

불행히도 내가 복용후에 병은 더욱 가중되었고 치료가 쉽지않게 악화되었다네.

일부 촌사람들이 토란의 가치를 모르고 가짜 약재로 둔갑시켜 사람을 속이고 해를 끼치니.

토란의 껍질을 제거한 뒤 복령으로 둔갑시킨다네.

가짜 토란의 속은 비었고, 표면은 광택으로 빛난다네.

나는 속아서 약으로 복용했고, 목숨이 위태로워졌다네.

지금의 나는 후회막급한 그 경험을 자세히 관찰하여 진지하게 그 반응을 기록하네.

가짜 물건이 이렇게 많은데 왜 가짜인지를 아는 사람은 이토록 적은가?

심혈을 기울여 진위를 판별하지 않고, 단지 복을 받겠다는 편안한 생각이 화를 불러일으켰다네.

내가 이런 싯구를 남기는 이유는 후세 사람들에게 진위의 중요성을 명백하게 깨우쳐주기 위해서라네.

≪당대오융령복령(唐代吳融吟茯苓)≫

千年茯兎帶龍鱗　오래된 복령에 용의 비늘모양이 있네

太華峯頭得最眞　태화봉(太華峯) 정상에서 좋은 것을 얻었네

金鼎曉煎雲祥粉　새벽에 복령을 솥에 다리니

玉甌寒貯露含津　옥그릇에 이슬과 진액이 가득하네

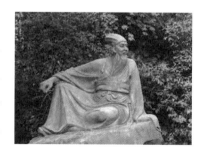

북송(北宋)때 소동파(蘇東坡. 사진)는 어린 시절 신체가 매우 허약하여 잔병을 달고 살았다. 속이 메스껍거나 구토가 잦았고 설사병에도 자주 걸렸었다. 또한 감기, 발열, 가래, 기침 등의 잔병치레가 많아 사흘이 멀다 하고 약을 복

용 하였다. 서른 살이 되던 해 그는 기존의 병이 치료되지도 않은 상태에서 또 다른 병을 얻어 더욱 고생했다. 매일 심장이 빨리 뛰고 어지러우며 호흡이 힘들어 그 증상을 치료하기 위해 온갖 의원을 찾아다녔지만 병세는 해가 갈수록 악화되어만 갔다.

실망한 소동파(蘇東坡)는 문득 '남에게 도움을 바라는 것 보다 자신이 연구해 보는게 더 낫다.'는 생각이 들었다. 그는 많은 양의 의서를 구해서 독학으로 의학을 배우기 시작했다. 그는 원래 총명한데다 부지런히 공부하며 질문하기를 좋아하였기에 짧은 시간 내에 【신농본초경(神農本草經)】에 있는 365가지 약초의 성미(性味)와 효능을 모두 이해하게 되었다.

그는 【신농본초경(神農本草經)】에서 말한 복령의 효능이 자신에게 적합한 것으로 판단하고 매일 복용하여 일 년이 채 되지 않아서 여러 가지 고질병들이 마법같이 사라지게 되고 신체는 더욱 건강해졌다. 그는 후에 이러한 본인의 의학적 경험을 주변 친구들에게 널리 전해주었다.

≪당대이상은령복령(唐代李商隱吟茯苓)≫
草堂歸來背煙蘿 보따리를 지고 초가집에 돌아오니
黃綬垂腰可奈何 혁띠가 느슨해진들 어떠하리
因汝華陽求藥物 나의 친구 화양이 약을 구하는데
碧松根下伏苓多 소나무 뿌리 밑에 복령이 많다네

전설에 따르면, 징기스칸(Genghis Khan. 사진)이 중원에서 작전을 할 때, 비가 내리는 장마철에 병사들이 기후에 적응하지 못해 전투력에 큰 영향을 받게 되었다. 징기스칸이 답답해하고 있던 차에 어느 병사가 복령을 복용한 뒤 증상이 호전됐다는 소식을 우연히 듣게 되었다. 이에 징기스칸은

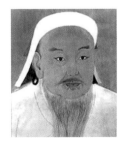

사람을 보내서 대량의 복령을 구해와 병사들에게 복용시켰고 좋은 효과를 보게 되어 복령의 신기한 약효가 광범위하게 전파되었다고 한다.

≪송대황정견령복령(宋代黃庭堅吟茯苓)≫
湯泛冰瓷一坐春 봄이 되어 눈이 녹으니
長松樹下得靈根 큰 소나무 밑에서 복령을 얻는다네
吉祥老人親拈出 약초 캐는 할아버지가 직접 캐니
個個都成百歲人 모두가 장수를 유지하네

복령에 대해서는 다양한 전설이 있는데 몇 가지 소개하면 다음과 같다.

송진이 땅에 묻혀 천년이 지나면 복령이 되고(松脂入地, 千年爲茯苓)
송진이 복령으로 변한 뒤 천년이 지나면 호박이 된다(松脂化茯苓, 千年爲琥珀)

당나라(唐代) 시대의 손사막(孫思邈)은 "복령을 장복하면 백일 후에는 모든 병이 없어지고, 이백일 후에는 잠이 필요 없고, 2년 후면 귀신을 쫓아낼 수 있고, 4년 후는 신선이 모시러 온다."고 서술하였다.

민간요법

● 역대 의사와 양생학자들 모두가 복령의 연년익수(延年益壽)의 효능을 중시하였는데 당송(唐宋) 시대에 복령 사용은 이미 보편화되어 있었다.

송대(宋代) 문학가 소동파(苏东坡)는 복령떡(茯苓餠)을 잘 만들었는데 그는 경험을 되살려 "아홉번 찐(九蒸) 참깨(胡麻)와 껍질을 제거한 복령을 꿀에 넣어 떡을 만들어 오래 복용하면 기력이 좋아지고 만병이 스스로 없어지므로 장수에는 반드시 필요하다."라고 하였다. 기록에 의하면 소동파는 육순이 넘었을 때 동년배들보다 훨씬 뛰어난 기억력과 건강한 상태를 유지했는데 이는 스스로 만든 복령떡과 관련이 있다고 생각했다.

소동파 문하생의 일인자 송대 황정견(黃庭堅)이 "복령을 말하다"라는 시를 지었는데 그 내용은 다음과 같다.

≪령복령(吟茯苓 : 복령을 말하다)≫

湯泛冰瓷一坐春　봄이 되어 눈이 녹으니
長松樹下得靈根　큰 소나무 밑에서 복령을 얻는다네
吉祥老人親坫出　약초 캐는 할아버지가 직접 캐니
個個都成百歲人　모두가 장수를 유지하네

청대(淸代)의 자희태후(慈禧太后)는 그녀의 장수비결 중 하나가 약선을 지속적으로 먹는 것이었는데 특히 그녀가 자주 먹은 13가지 보약 중에 복령의 약선 사용률이 78%로 제일 높았다. 자희태후(慈禧太后)는 어선방(御膳房)에서 사용하던 정백면(精白麵)과 복령분을 섞어 만든 복령떡(茯苓餅)을 즐겼을 뿐만 아니라 대신들에게도 상으로 하사하곤 하였었다. 복령떡(茯苓餅)은 그윽한 맛과 함께 질병을 몰아내고 장수할 수 있는 효능으로 인해 청나라 때 황실에서 가장 유명한 간식거리로 애용되었다.

(14) 산수유 山茱萸
; 산수유의 과육

신농본초경 맛은 시고 성질은 평이하다. 위장 부위의 사기(邪氣)* 로 인해 생기는 한열* 을 다스리며 속을 따뜻하게 하고 습으로 인해 생긴 신경통 등을 치료한다. 세 가지 벌레를 죽이며 오래 복용하면 몸이 가벼워진다. 일명 '촉초'라 한다.

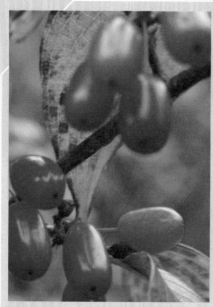
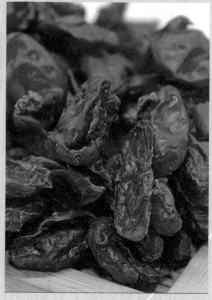

기원식물

KP* Comi Fructus / 산수유나무 *Cornus officinalis* Sieb. et Zucc. (층층나무과 Cornaceae)의 잘 익은 열매로서 씨를 제거 한 것.

CP* Fructus Comi / 산수유나무(山茱萸) *Cornus officinalis* Sieb. et Zucc. (층층나무과 山茱萸科)의 성숙한 과육을 말린 것.

약명유래

산수유는 층층나무과에 속하는 갈잎작은키나무로 주로 북반구 온대지역에 분포하고 있다. 전 세계적으로 약 40종이 분포하고 있는데 우리나라에는 약 7종이 분포하고 있다. 나무의 키는 4미터 내외, 개화기는 3~4월, 결실기는 9~11월이다.

춘추전국시대 북방의 태항산 일대는 취국(趣國)의 속국이었다. 산악지역에 사는 대부분의 백성들은 약초 캐는 것을 주업으로 삼고 생활했는데 귀중한 약재는 왕에게 진상하게 되어 있다. 어느 날 농민 한 사람이 왕에게 '산유(山萸)'를 진상했다. 왕은 대노하며 말하기를 "산골의 촌놈이 감히 이런 것을 진상품이라고 올려 나를 혼란스럽게 만들다니 썩 물러나라." 이때 주(朱)씨 성을 가진 어의가 급히 왕에게 다가가 아뢰기를 "산유(山萸)는 좋은 약입니다. 이 농민은 왕께서 평소 허리에 고질병이 있다는 소식을 듣고 특별히 진상하게 된 것입니다." 왕이 답하기를 "과인은 이런 약을 쓸 일이 없소." 농민은 할 수 없이 약을 들고 돌아가게 되었는데 어의(御醫)가 급히 뒤 따라가 농민에게 말하기를 "산유(山萸)를 제게 주십시오. 취왕(趣王)은 결국 이 약을 사용하게 될 것입니다." 3년 후 어느 날 왕의 고질병이 재발해서 참을 수 없는 요통을 앓게 되었다. 주 어의(朱御醫)는 급히 산유탕(山萸湯)을 왕에게 처방하였고 3일 후 왕의 병은 깨끗이 회복되었다. 또한 주 어의는 산유를 이용해서 왕비의 붕루(崩漏:생리가 불규칙하면서 양이 지나치게 많은 병)를 치료하였다. 어의로부터 약의 출처에 대한 자초지종을 들은 왕은 주 어의(朱御醫)의 공적을 치하하는 의미로 산유(山萸)를 산주유(山朱萸)로 부르도록 했다. 하지만 이것이 식물 약재인 관계로 훗날 사람들이 산주유(山朱萸)에 풀초(艸)변을 얹어 산수유(山茱萸)로 부르게 되었다.

약초이야기

獨在異鄕爲異客　홀로 타향에서 나그네 되니

每逢佳節倍思親　매번 중양절에 부모님 생각 간절하네

遙知兄弟登高處　고향집 형제들 저멀리 높은 산에 올랐을터

遍揷茱萸少一人　산수유 꽂은 형제들 중 나만 홀로 빠졌으리라

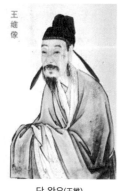

당_왕유(王維)

　　왕유(王維)는 이 시에서 타향살이 중 고향의 가족과 친구에 대한 그리운 감정을 표현하고 있다. 또한 중국의 중양절 풍속에서는 산수유 열매가 악귀를 물리치는 것을 상징하고 국화주는 장수를 기원하는 상징이었다. 그래서 【선서(仙書)】에 산수유를 벽사옹(辟邪翁 : 나쁜 기운을 물리치는 것)이라 했고, 국화를 연장객(延長客 : 장수를 도모하는 것)이라고 했다.

却邪茱入佩　사악함을 물리치려고 산수유를 패용하고

獻壽菊傳杯　장수를 축원하려 국화를 술잔에 전하네

　　산수유의 채취 시기에 대해서는 【명의별록(名醫別錄)】, 【천금익방(千金翼方)】 그리고 【외대비요(外臺秘要)】 등에서 일관되게 9월에서 10월 사이에 채취한다고 설명했지만 이시진(李時珍)은 5월에 채취한다고 하였다. 하지만 왕마고(王摩詰)가 읊은 산수유(山茱萸) 시를 보면 5월 채취 설은 잘못되었다는 것을 알 수 있다.

朱實山下開　붉은 열매가 산 밑에서 열리고

淸香寒更發　맑은 향기가 추울 때 다시 피어오른다

幸與叢桂花　다행히 무성한 계수나무 꽃무리와 함께

窓前向秋月　창 밖으로 가을 달을 향하는구나

이시진은 "산수유(山茱萸)와 오수유(吳茱萸)는 비슷하지도 않은데 어떤 연유에서 이름이 같은지 모르겠다."고 하였다.

이들은 가장 빨리 무성해지면서도 가장 늦게 완성되며 모두 좋은 약재이다. 한문을 운에 따라 분류하여 배열한 사전인 【광운(廣韻)】에서 "'주(朱)'는 '단(丹)'이고, '유(臾)'는 '선(善)'이다." 라고 해석한 것처럼 서로 공통점이 있는 약재이다. 산수유와 오수유는 이곡동공(異曲同工:곡은 달라도 교묘한 솜씨는 똑같다. 즉 방법은 다르나 같은 효과를 낸다.)이라는 속담처럼 모두 중초 * (中焦)와 상초(上焦)에 관련된 질병을 치료하며 기전은 달라도 모두 소화계의 질병을 잘 치료한다. 다만 가을에 결실하는 것은 성질이 엄하고 강렬하기 때문에 맵고 뚫고 지나가는 작용이 강하며, 봄에 결실하는 것은 성질이 부드럽기 때문에 시고 윤택하며 따뜻하다. 시고 윤택하며 따뜻한 것은 기가 아주 온건하고 힘이 더욱 부드럽다. 그렇지 않다면 소화계에 사기 * 가 있고 한열 * 이 외부에 있을 때 산수유를 쓰면 한습(寒濕)으로 인해 다시 비증 * (痺證)을 유발할 염려가 있다. 산수유로 소화계의 사기를 몰아내는 의미는 중초 * (中焦:소화계)가 막힘없이 흐르는 힘을 이용하여 가운데서 화창하게 일어나는 봄의 기운을 베푸는 것과 같다. 그래서 외부로 내보내면 땀이 나고, 장위로 들어가면 변이 따라 나온다. 속에 있는 것이 움직이면 외부에 막힌 것도 함께 움직인다. 따라서 한열 * 의 사기 * (邪氣)와 한습으로 인한 비증 * (痺證)은 반드시 간(肝)이 허(虛)하여 소통하지 못하고 결국 토(土:비위)가 메말라서 사기 * (邪氣)를 처리하지 못함으로 인해 기육(肌肉)에 한습이 침착되어 생긴 증상임을 알 수 있다.

즉 산수유의 특징은 봄에 결실하여 여름, 가을, 겨울의 기운을 받아 시고 따뜻한 기미(氣味)를 항상 보전하고 속을 따뜻하게 하는 작용을 계속 퍼뜨리는데 있다. 그래서 음(陰)을 화합하여 양(陽)이 넘치지 못하게 하고, 양(陽)을 잘 지켜서 음(陰)을 과도하게 소모하지 못하게 한다. 이것이 산수유 효능의 핵심이라 할 수 있다.

※ 주의사항

산수유는 신맛으로 인해 수렴작용이 강하다. 따라서 변비가 심할 때, 소변이 농축되어 붉고 시원하게 잘 나오지 않을 때, 그리고 감기로 오한과 발열이 있을 때는 사용하지 않는다. 또한 사용할 때는 씨를 제거하고 사용해야 한다. 중약대사전에 의하면 산수유의 씨앗 효능은 열매와 정반대이므로 사용할 때 씨앗을 제거하지 않으면 안된다고 설명하고 있다. 예를 들면, 정액이 쉽게 미끄러져 나가게 하고, 속씨에 들어있는 떫은 성분이 소변을 불편하게 하고 원기가 빠져나가기도록 한다고 설명하고 있다. 씨를 제거할 때는 불에 쬐거나 뜨거운 물에 담갔다가 굳은 씨를 빼서 버리고 말려서 사용한다.

민간요법

● 소주에 산수유를 적당한 비율로 담가서 3개월 후 하루 30mL내외로 복용하면 강장제 역할을 한다.

● 이명이 있거나 귀가 어두워졌을 때 매일 10g 정도를 달여 마신다.

● 코막힘이 잦고 숨쉬기가 곤란하거나 냄새를 맡지 못할 때도 10g 정도를 달여 마신다.

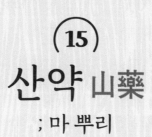

산약 山藥

; 마 뿌리

신농본초경 상품 * 으로 분류했으며 특히 한열 * 의 사기 * 를 없애면서 중초 * 의 기를 보충함으로써 살과 근육을 키운다. 장복하면 눈과 귀가 밝아진다.

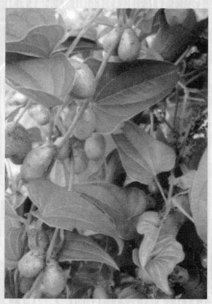

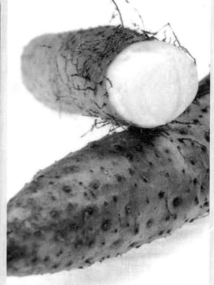

기원식물

KHP * Kioscoreae Rhizoma / 마 *Dioscorea batatas* Decne. 또는 참마 *Dioscorea japonica* Thunb.(마과 Dioscoreaceae)의 뿌리줄기(담근채)로서 그대로 또는 쪄서 말린 것.

CP * Rhizoma Dioscoreae / 서여(薯蕷) *Dioscorea opposita* Thunb.(마과 薯蕷科)의 뿌리줄기를 말린 것.

약명유래

마는 마목 마과에 속하는 덩굴성 여러해살이 풀이며 동북아시아가 원산지이다. 식용과 약용으로 광범위하게 사용하는데 동양의학에서는 산우(山芋토란우), 서여(薯蕷), 산약(山藥)이라는 명칭으로 사용되어왔다. 예전에 감자나 고구마가 없었던 시대에 마는 칡뿌리와 함께 중요한 구황식품(救荒食品)이었다. 마를 캐서 파는 소년들을 서동(薯童)이라 불렀고, 우리에게는 백제 서동(薯童)과 신라 선화공주의 아름다운 이야기가 전해지고 있다.

산약의 원래 명칭은 서여(薯蕷)였다. 그런데 "피휘(避諱 : 황제의 이름에 사용하는 글자를 사용하지 못하게 하는 것)" 때문에 두 차례에 걸쳐 이름을 바꾸게 되었다. 처음은 당대(唐代) 황제 이예(李豫)가 천자의 자리에 오른 후 그의 이름에 있는 글자인 '豫(예)'와 같은 음(중국어 발음)이나 글자 사용을 모두 금지시켰다. 그래서 '서여(薯蕷)'를 부득이하게 '서약(薯藥)'으로 고쳤는데 송(宋)나라 때 조서(趙曙)가 천자의 자리에 오른 뒤 또 다시 '曙(서)'자를 바꿀 수밖에 없어 '산약(山藥)'으로 바뀌었다.

하남성(河南省) 초작(焦作) 지역에서 전해 내려오는 이야기에 의하면, 산약의 또 다른 이름은 '산우(山遇)'라고 한다. 옛날에 그 지역은 야왕국(野王國)이라는 작은 국가를 형성하고 있었는데, 늘상 주변 대국들의 침략으로 고통받고 있었다. 한 번은 인접한 대국과 큰 전쟁이 벌어졌는데 싸움에서 패한 야왕국 군대가 황야로 달아나던 중에 큰 산에 다다르게 되어 할 수 없이 그 곳에서 몸을 숨기게 되었다. 승리한 쪽에서는 추격에 나섰는데 산봉우리 아래에 다다른 추격조는 경솔하게 산봉우리를 향해 전진하지 않았다. 추격조의 부대는 산봉우리를 빈틈없이 에워싸 산 속에 숨은 부대의 군인과 말이 완전히 굶어죽게 만들 의도를 가지고 있었다.

두 달 가까이 지났을 때 승리한 쪽에서는 군량미와 사료의 사정으로 산속에 숨은 패잔병들이 반드시 곧 투항할 것이라고 예측하고 있었지만 아무런 조짐도 보이지 않았다. 넉 달이 다 지나도록 아무런 투항의 기미가 보이지 않자 패잔병들이 이미 전멸했을 것으로 추측하기 시작했는데, 어느 날 밤 산속에서 한무리의 군사와 말이 쏟아져 나왔다. 방심한채 깊은 잠에 빠져 있던 추격조의 군대를 아수라장으로 만들고 본래의 영토를 탈환하였는데 어떻게 이런 일이 가능했을까?

진퇴양난에 빠진 야왕국의 패잔병들은 산속에서 목숨을 연명하기 위해 한 종류의 식물에 완전히 의지할 수 밖에 없었다. 군사들에게 그 풀의 뿌리를 먹게 하고, 말에게는 그것의 줄기와 잎을 먹였다. 이름 모를 이 식물이 그들의 어려움을 구원해 준 것이기에 사람들은 그것을 '산우(山遇, 산에서 우연히 만난 것)'라는 이름을 지어주었는데 '산우(山遇)'는 바로 산우(山芋)로 불려지기도 했으며 이것이 곧 산약(山藥)이다.

중국에서 산약은 지황(地黃), 우슬(牛膝), 그리고 국화(菊花)와 함께 사대회약(四大懷藥) 중 하나로 불린다. 회약(懷藥)은 명나라 조정 회경부(懷慶府)가 관리하는 지역 특산물의 약재를 가리키는데 회경부(懷慶府)는 지금의 하남성(河南省) 심양(沁陽)과 박애(博愛), 무척(武陟), 맹현(孟縣), 그리고 온현(溫縣) 일대의 지역을 말한다. 회경부 지역은 모래와 점토 두 가지가 적당히 뒤섞인 토양이기 때문에 토질이 비옥하고 수위가 깊어 일부 약재의 생장환경에는 최적의 조건을 갖추고 있다.

약초이야기

옛날 어느 마을에 불효자로 소문난 부부가 있었는데, 그 집 며느리는 시어머니가 하루라도 일찍 죽기를 바라는 마음으로 매일 묽은 죽만 조금씩 줬다. 침상에서 일어날 수 없는 노모는 결국 피골이 상접한 상태로 변해갔는데, 마을에 있는 늙은 의사 한명이 그 사실을 알고 그 노인을 살려낼 꾀를 내어 며느리에게 말하기를 "내가 주는 이 약을 죽에 넣고 끓이면 아마 백일 이내에 시어머니가 돌아가실게요."했다. 며느리는 그날부터 죽을 끓일 때 흰색 분말을 조금씩 넣어 끓였는데 예상과는 전혀 달리 열흘쯤 뒤부터 시어머니가 침대에서 일어나 걷기 시작했다. 게다가 의사가 말했던 백일 뒤에는 얼굴은 통통하고, 피부는 뽀얗고 건강한 모습으로 변해서 동네 사람들을 만날 때마다 말하기를 "난 며느리를 잘 둬서 이렇게 건강을 되찾았다네." 그 말에 부끄러움을 느낀 불효자 부부는 그때부터 진짜 효자, 효부로 변하게 되었고 의사가 그들에게 준 흰색 분말은 산약 분말이었다.

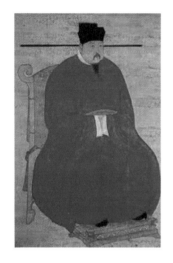

송나라 황제 진종(眞宗. 사진)은 스스로 의술에 대해 자신감을 가지고 있었다. 그는 종종 병으로 고생하는 대신들에게 처방을 해주곤 했는데 한 번은 용도각(龍圖閣)에 근무하는 두호(杜鎬)의 병이 위중했을 때 진종이 친히 약을 지어 주었다. 또한 대신 왕단(王旦)이 병으로 고생할 때는 황제 진종(眞宗)이 약을 직접 처방한 것은 물론 특별히 왕단(王旦)에게 "산약죽을 먹고 몸을 보양토록 하라."고 당부하기도 하였다.

송나라 때의 시인이자 의사였던 육유(陸遊. 사진)는 85세까지 평생을 산과 들에서 한가롭게 거닐기를 좋아했다. 자연의 풍경 속에서 인격을 수양하며 일반 백성들과 웃으며 이야기하기를 즐겼다. 그는 농사에 힘썼을 뿐만 아니라 사람들의 질병을 치료하고, 직접 약초를 캐는 일을 즐겨했는데 그가 지은 만 수에 가까운 시들 중 약초의 이름이 제목인 것도 적지 않았다. 예를 들어【산촌경행인시약(山村徑行因

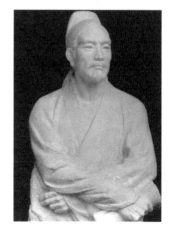

施藥)】은 칠언절구의 시로서 육유가 당나귀를 타고 작은 나무 다리에 이르러 몇몇 나이든 농부들과 함께 무리지어 대화를 하는 내용이다. 그 내용은 땅을 갈고 씨를 뿌려 약초를 기르는 기술과 병을 고치는 경험을 교류한 내용을 담고 있다. 육유는 여러 의사들과의 친분을 통해 획득한 처방과 민간에서 구전해 내려오는 약 처방들을 토대로【육씨가전방(陸氏家傳方)】과【육씨속집험방(陸氏續集驗方)】을 편찬하였다. 그의 양생비결(養生秘訣) 중 하나는 바로 죽을 먹는 것이었으며 매일 산약죽을 애용하였다.

世人個個學長年　세상사람 모두가 장수하기를 배우는데
不悟長年在眼前　장수하는 것이 눈앞에 있는 것을 알지 못하네
我得宛丘平易法　나는 나이 들어 알기 쉬운 방법을 얻었으니
只將食粥致神仙　다만 죽을 먹는 것으로써 신선이 되었더라

이【食粥(식죽)】이라는 시는 그의 경험을 이야기한 것이다. 그는 시 앞에 다음과 같이 강조하고 있다.

"가장 먼저 일어나서 죽 한 사발을 먹으면,
공복에 허해진 위에 곡기(穀氣)를 만들어 내며,
보하면서 매우 부드럽고 윤기가 있게 하여,
장위(腸胃)가 함께 서로 이로워지니,
이는 음식의 묘한 이치이다."

육유(陸遊)는 죽을 만들어 먹을 수 있는 약재 중 산약을 으뜸으로 생각했다. 특히 가을에 시원하고 상쾌한 날씨가 되면, "가을밤은 차츰차츰 길어져서 갈수록 배고플 때, 산약 한 잔이 옥 같이 아름답고 훌륭한 죽이 된다."라고 하였다. 육유는 또한

새벽녘에 일어나 산약죽을 마시는 것 외에도 잠자리에 들기 전에 역시 한 사발의 산약죽을 마시는 것을 당연시 했다. 이러한 습관들이 그의 건강을 더욱 유익하게 만들었던 것이다.

이뿐만 아니라 [동의보감] 신형(身形)편에서도 죽(粥)에 대해 다음과 같이 기록하고 있다. "새벽에 일어나서 죽을 먹으면 가슴이 시원하고, 위를 보호하며, 진액을 생기게 하고, 하루종일 마음을 상쾌하게 해서 몸을 보하는 힘이 적지않다".

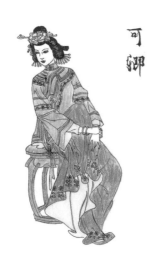

중국 속담에는 "음식으로 몸을 보양하는 것이 약으로 보양하는 것보다 낫다."는 말이 있다. 유명한 소설【홍루몽(紅樓夢)】에는 산약을 복용한 옛 이야기가 여러 차례 기록 되어있다.

진가경(秦可卿. 사진)이 병에 걸렸을 때 대추를 넣어 만든 산약 떡을 먹게 했는데 의사들이 분석하기를 "진씨는 심, 간, 비, 폐 네 장부가 모두 병이 났기 때문에 水(수)기가 부족하고 火(화)기가 지나치게 왕성함(水毀火旺)으로 인해 나타난 것이다. 약과 음식을 통해 병을 고쳐야 하는데 산약은 맛이 달고 성질이 평하며 비장을 건강(健脾)하게 하고 폐기를 보(補肺)해줄 뿐만아니라 신장의 기능을 이롭게(益腎) 한다. 대추는 맛이 달고 따뜻하며, 소화기를 보(補中)하고 기운을 이롭게(益氣) 하며, 혈액의 기능을 충족시켜주고 정신을 평안케(安神) 하는 것이 그 원리이다."고 분석했다. 진가경은 처방대로 복용 후에 말끔히 건강을 회복할 수 있었다.

❋ 주의사항

산약은 곰팡이에 취약해서 보관에 주의해야 하고, 일부 악덕상인들이 고구마 절편으로 위품을 만드는데 고구마는 뜨거운 물에 풀어지기 때문에 쉽게 구분할 수 있다.

민간요법

● 산약(山藥)은 이름에 '약(藥)'이라는 글자가 있지만 음식으로도 먹을 수 있는 훌륭한 보양식의 원료가 된다. 이는 산약이 포만감을 줄 수 있는 식물일 뿐만 아니라 영양도 풍부하면서 단 맛을 낼 수 있는 식원료이기 때문이다. 옛 사람들은 산약이 "몸이 허한 것으로 인해 나타나는 제반 증상(五勞七傷)을 치료한다."고 생각했다. 산약의 가장 뛰어난 장점은 바로 기를 보충하는 것인데 특히 비장과 폐 그리고 신장의 기를 보충하기에 많은 처방에서 산약이 애용되어 왔다.

산약은 소화효소를 함유하고 있을 뿐만 아니라 단백질과 전분의 분해를 촉진할 수 있으며 음식물을 쉽게 소화 흡수되도록 한다. 산약은 해외에서는 '호르몬의 어머니'라고 일컬어지고 있으며 동맥경화와 비만증을 예방할 수도 있다.

산약은 수삽(收澁) 작용이 있으므로 변비가 있는 사람은 주의해야 한다. 또한 산약에 있는 전분 효소는 고열에 약하기 때문에 고열로 장시간 달이는 것은 적당하지 않다. 산약과 감수는 함께 먹지 않도록 해야 하며 또한 염기성 약물과 함께 먹는 것도 지양해야 한다.

● 【죽기(粥記)】라는 책에는 다음과 같이 기재되어 있다.

"아침에 일어나서 죽 한 사발 먹으면 공복으로 허기진 배에 곡기가 돌게 된다. 죽은 기름지지 않아 위장에 부담이 없으니 음식의 묘책이 여기있다."

산약을 원료로 한 죽에는 주옥이보죽(珠玉二寶粥), 서여반하죽(薯蕷半夏粥), 서여계자황죽(薯蕷雞子黃粥), 삼보죽(三寶粥), 서어부이죽(薯蕷米咠粥) 등이 있다. 또한 산약을 원료로 한 유명한 요리는 밀조배산약(蜜棗扒山藥), 초삼니(炒三泥), 쌍미소하인(雙味素蝦仁), 유소계어(溜素桂魚), 밀즙산약(蜜汁山藥) 등이 있다.

山藥의 지혜

✔ 산약은 껍질을 벗기고 먹으면 알싸한 맛이 줄어든다.
✔ 산약을 자를 때 끈적 끈적한 점액이 있는데 먼저 찬물에 약간의 식초를 더하여 씻어 낼 수 있다. 절편한 뒤에는 즉시 물속에 담가 산화되는 것을 방지할 수 있다.

(16)

생강 生薑

; 생강의 뿌리

〰〰〰〰

신농본초경 맛은 맵고 성질은 따뜻하다. 가슴이 답답하고 기침을 하는 증세를 치료한다. 땀을 내는 작용이 있고 풍습 * 으로 인해 손발이 저린 증상과 구역질을 치료한다. 장복하면 냄새를 없앤다.

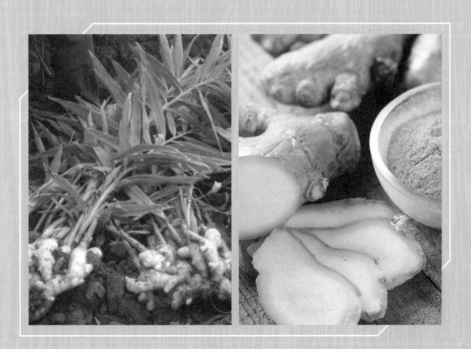

기원식물

HP Zingiberis Rhizoma Crudus / 생강 *Zingiber officinale* Rosc. (생강과 Zingiberaceae)의 신선한 뿌리줄기.

CP * Rhizoma Zingiberis Recens / 생강(生薑) *Zingiber officinale* Rosc. (생강과 薑科)의 신선한 뿌리줄기.

약명유래

생강은 동남아가 원산지인 채소로 뿌리줄기가 옆으로 자라는 다육질 덩어리 모양으로 매운맛과 향긋한 냄새가 난다. 한국에서는 꽃이 피지 않으나 열대지방에서는 8월에 20cm정도의 꽃줄기가 나오고 그 끝에 꽃이 핀다.

우리나라에서는 고려시대 이전부터 재배된 것으로 추정하고 있다. 구체적인 기록은 [고려사]에 고려 현종 9년(1018년)에 생강을 재배한 기록이 있고, 고려시대 문헌인 [향약구급방]에 약용식물의 하나로 등장한다. 오늘날에는 전라도, 충청도 지방에서 주로 재배되고 있다.

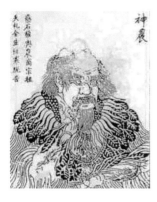

전설에 의하면 신농(神農. 사진)씨는 인간이 능히 먹고 마실 수 있는 음식물을 찾는 동시에 인류의 질병을 없애고자 수많은 약초를 찾아다녔다. 그는 많은 약초를 일일이 맛보고 기록했는데 어떤 때는 하루에 칠십 번 이상이나 중독되기도 했다. 어느 날 신농씨가 이름 모를 버섯을 맛보다 중독되어 배를 가르는 듯 심한 통증으로 땅 위에 쓰러져 고통받다 깨어났는데 주변에 온통 뾰족한 잎에 맑은 향기가 풍기는 식물이 가득했다.

그는 그 식물의 작은 잎사귀를 한 개 따서 입에 넣었더니 맵고 시원한 느낌과 함께 잠시 후 통증이 없어지는 것을 경험했다. 그는 그 근경식물을 생강(生薑)이라 이름 지었는데 신농씨의 성씨 강(姜)과 이 식물이 신농씨를 기사회생(起死回生)시켜 또 한 번 생(生)명을 얻게 하였기 때문이라고 한다.

【신농본초경】은 생강을 중품에 속한다고 기록하고 있다. 중국에서는 "생강 농사를 짓는 사람은 손해 볼 일이 없다."는 속담이 있다. 즉 생강은 모든 부분이 다 보배롭게 쓰일 수 있고 수확량 또한 일반작물에 비해 많아서 손해 볼 가능성이 낮다는

의미를 내포하고 있다.

약초이야기

동양의학에서 생강은 감기몸살 초기에 땀을 내서 치료하는 용도, 소화계를 따뜻하게 하면서 구토 구역질, 기침을 멎게하는 용도 뿐만 아니라 해독작용도 탁월해서 다양한 목적으로 사용되고 있다. 특히 당나라 시대의 명의 손사막은 "구가성약(嘔家聖藥)" 즉, 구토, 구역질 치료에 최고의 약제로 소개하고 있어서 동양의학적 방법으로는 차멀미 등 다양한 용도에 적용하고 있는데 최근에는 서양에서도 상당히 보편화 되어 있다.

당나라 때 회남절도사(淮南節度使) 최현(崔鉉)이 지역의 거상(巨商)이 소유하고 있는 호화로운 선상에 거주하던 중 한밤중에 갑자기 의식을 잃었다. 새벽이 되었을 때 맥은 미약하게나마 뛰고 있었지만 절체절명의 순간을 맞게 되었다. 이때 옆방에 머물고 있던 무릉(武陵)지역의 의사 양신(梁新)이 이 소식을 듣게 되었다. 그가 진단한 뒤에 사람들에게 말했다.

"이것은 필시 식중독입니다. 최근 이삼일 어간에 밖에서 독성이 있는 음식을 먹지 않았나요?"

그의 몸종이 답하길 "주인님은 배 밖으로 거의 출타하지 않습니다. 그리고 타인들의 음식도 함부로 먹지 않습니다."

양신(梁新)이 묻기를 "그럼 그가 평소 즐겨먹는 음식은 어떤 것인가요?"

몸종이 답하길 "주인님은 평소 죽계(竹鷄:꿩)를 즐겨 드시는데 아마 매년 수백마리는 드실겁니다. 최근에도 죽계를 사다 드셨는데요."

양신(梁新)은 "주인은 반하를 먹고 죽은 죽계로 인해 필시 반하에 중독된 증상이

오." 사람들이 "꿩을 먹은 것이 어떻게 그런 중독을 유발했다는 것인가?"하고 묻자 양의사는 다음과 같은 이치를 설명해줬다. "꿩은 대나무 숲을 좋아하는데, 반하(半夏)도 죽림에서 잘 자란다. 꿩이 반하를 먹고 온 몸에 퍼진 독이 결국 사람에게 중독을 유발시킨 것이다."

양신(梁新)은 급히 생강즙을 만들라 지시한 뒤 최현(崔鉉)의 입을 벌려 생강즙을 넣어 소생시켰다.

양신은 생강을 사용해서 반하로 인한 중독을 치료했는데 이 방법은 스승으로부터 배운 것이었다. 그의 스승도 과거에 비슷한 경험을 한 부부를 만난적이 있었다. 남편이 사냥해서 잡아 온 꿩 한 마리를 부부가 함께 먹었는데 남편만 죽고 아내는 죽지 않았다. 그의 스승은 아내에게 "꿩을 먹은 뒤 무엇을 먹었나요?"라고 묻자 그 아내가 "생강 달인 물을 먹었어요"라고 답하였다. 여기서 그 스승은 생강이 반하의 독을 풀어준다는 비밀을 알게 되었다는 것이다.

후에 최현(崔鉉)은 일련의 사정을 알고 양신(梁新)을 관청으로 불러 융숭한 대접을 한 뒤 조정에 알려 양신(梁新)이 큰 명성을 얻도록 함과 동시에 황실의 약방을 책임지는 상약봉어(尙藥奉御)의 관직을 역임할 수 있도록 했다.

장수를 하고 싶으면
밤에 잠자리에 들기 전에 무즙을 먹고
아침에 일어나 생강즙을 마신다.
고기와 생선을 먹지 말고
야채를 많이 먹어라.
또한 아침에 일찍 일어나고
저녁에 일찍 자며 될수록 많이 걸어라.

송나라 때 역시 위와 비슷한 일화가 전해진다. 광주(廣州)의 관리 양립지(楊立之)

는 어느 날 인후가 붉게 붓고 아픈 것은 물론 곪아서 피까지 흘리게 되었다. 사방으로 명의를 찾아 대책을 강구했으나 모두 속수무책이었다. 그런데 그가 어렵게 찾은 의사 중 한명이 같은 성을 쓰는 의사 양(楊)씨였다. 양 의사는 모든 상황에 대해 직접 보고, 듣고 그리고 자세히 물어 본 뒤에 "생강 한 근을 드세요."란 한마디를 남기고 떠나 버렸다.

양립지(楊立之)는 '하찮은 생강이 나의 병을 치료할 수 있을까?'하며 반신반의하였다. 의학적인 상식을 갖고 있던 양립지(楊立之)의 아들 역시 '인후가 붉게 붓고 아파서 물을 삼키는 것도 어려운데 더운 성질의 생강을 먹는 것은 불에 기름을 끼얹는 것과 같은 이치'라는 이유로 거듭 반대하였다.

하지만 점점 더 심해지는 통증을 참을 수 없었던 양립지(楊立之)는 '가능성이 없는 일인 줄 알면서도 끝까지 최선을 다해보자.'는 단순한 생각으로 하인들에게 생강 한 근을 구해오도록 해서 한 편씩 입에 넣었다.

그런데 놀랍게도 기적과 같은 일이 일어났다. 생강 몇 편을 먹자 매운 자극이 사라지는 것과 동시에 약간의 단맛을 느낄 수 있었다. 반근쯤을 먹었을 때는 약간의 향과 매운맛을 느낄 수 있을 뿐이었는데 원래 인후에 있었던 농혈이 확연히 줄어든 것을 확인할 수 있었다. 반신반의하던 양립지(楊立之)는 기쁜 마음으로 나머지 반근을 모두 먹고 쾌유되었다.

고통에서 해방된 후 양립지(楊立之)는 치료의 경위를 알고 싶어 양 의사를 찾아가 자초지종을 물었다.

양 의사는 그에게 "당신은 반하에 중독된 것이었습니다."라고 답할 뿐이었다. 양립지(楊立之)가 "저는 반하를 먹지 않았습니다!"라고 답하니 그가 말했다. "당신은 꿩고기 좋아했지요?"라고 묻자 양립지(楊立之)는 고개를 끄덕이며 "꿩과 반하가 어떤 관계가 있습니까?"라고 되물었다. 양 의사는 다음과 같은 해석을 들려주었다. "꿩이 반하를 먹어 그 몸과 내장에 반하의 독이 퍼진 것을 당신이 먹고 중독된 것입니다."

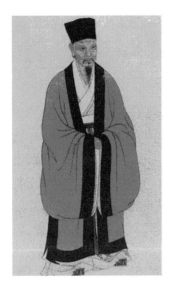

어느 날 소동파(蘇東坡. 蘇軾. 사진)와 절친인 강지지(姜至之)가 함께 술을 마시던 중 소동파가 말하기를 "오늘 약재 이름을 이용해서 시를 짓는 게임을 할까?" 강지지가 즉시 동의하며 말하기를 "노형(老兄), 그대의 이름이 곧 약초 이름이오." 소동파가 묻기를 "내 이름이 무슨 약과 관계있단 말이오?" 강지지가 답하기를 "소자(蘇子)" 소동파는 강지지의 지식에 놀라면서 곧바로 대꾸하기를 "그대의 이름 또한 약초이름과 같지 않소?" 강지지는 약간 이해하지 못한다는 의미로 "내 이름이 어떤 약초와 관련이 있단 말이오?" 소동파가 말하기를 "그대 이름이 반하(半夏), 후박(厚朴)이 아니고 뭐요?" 강지지가 이해를 하지 못하겠다는 표정으로 "왜요?"하고 물으니, 소동파가 해석하기를 "자네의 이름이 반하와 후박이 아니라면 그대는 왜 강(姜:생강)으로 제(製, 之와 동음:製는 포제 * 의 뜻)하나?" 강지지는 소동파의 약재 지식에 크게 놀랐다. 원래 반하와 후박은 생강으로 법제하기 때문에 보통 의사들이 처방에 반하나 후박을 사용할 때는 늘 생강을 함께 처방한다. 또한 반하 등의 약물 중독 환자의 경우 생강즙으로 응급조치를 하는 이유이기도 하다.

민간요법

● 일반적으로 차멀미가 심한 사람들은 차량탑승 30분전에 생강을 섭취하면 효과가 멀미약의 2배에 해당한다는 연구결과가 있다.

● 생선회를 먹을 때 또는 일식의 경우 생강을 함께 먹게되는데 이것은 생강이

생선의 비린내 제거와 함께 맵싸한 성분인 진저롤과 쇼가올 등 성분의 강한 살균, 해독작용을 이용한 방법이라 설명할 수 있다.

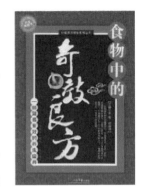

● 【기효양방(奇效良方)】에는 용안불노방(容顔不老方:얼굴의 노화를 방지하는 처방)이 기재되어 있다.

• 생강 1근, 대추반근, 소금 60g, 감초 90g, 정향, 침향 각 15g, 회향 120g

• 위의 처방을 빻거나 끓여 잘 보관한다. 매일 새벽한 잔씩 1년긴 마시면 늙지 않고 건강한 안색을 유지할 수 있다. 이 처방에서 핵심적인 약재는 생강인데 매회 10~15g 정도를 새벽에 끓여 먹거나 뜨거운 물에 타서 마시게 되면 노화를 예방하고 젊음을 유지할 수 있는 비결이 된다.

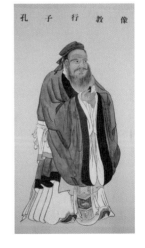

● 일찍이 춘추전국시대 말기의 성인 공자(孔子. 사진)는 생강이 노화를 방지한다는 사실을 알고 있었다. 그는 말년에 자주 말하곤 했다. "매식필강(每食必姜)불살강식(不撒姜食)" 즉, 1년 사계절 생강 먹기를 게을리 하지 않되 너무 많이 먹지는 말아야 한다는 뜻이다. 온갖 질병으로 인간의 평균 수명이 매우 짧던 그 시기에 공자가 73세의 장수를 누릴 수 있었던 것은 생강과 무관하지 않다.

민간에는 "생강은 만병을 막아준다."는 속담이 있는 것처럼 생강은 음식이나 약용으로 광범위하게 사용되고 있다. 옛날부터 찬바람으로 인해 감기 초기 증상이 있을 때 땀을 내거나, 위를 따뜻하게 해서 구토와 구역질을 멎게 하고 담을 제거하는데 유용하게 사용되어 왔다.

대문호 소동파(蘇東坡)의 기록에 의하면 그가 항주(杭州) 정자사(淨慈寺)의
주지를 만났을 때 주지스님이 말하기를 "저는 생강을 40년간 먹어왔습니다."
라고 말했는데 그가 80세가 넘은 나이라고는 믿기지 않을 만큼 얼굴이 홍황
색으로 은은하고 광택이 나며 양 눈은 형형한 빛을 발하는 것 같았다고 기록
하고 있다.

● 명나라 말기 청나라 초기의 유명한 사상가 왕부지(王
夫之. 사진)는 일생동안 생강을 즐겼는데 말년에 고향
에 은거하면서 그가 지은 초당(草堂)의 이름을 '강재
(姜齋)'라고 지었을 뿐만 아니라 그의 호는 '매강옹(賣
姜翁)'이었다.

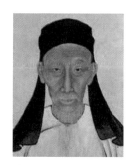

(17) 영지 靈芝

; 구멍장이버섯과의 자실체

전남본초(滇南本草) 맛은 달고 성질은 따뜻하다. 폐(肺), 간(肝), 신(腎)경에 귀경 * 한다. 정(精)을 보충하고 심신을 안정시킨다. 특히 청력감퇴, 관절통을 치료하고 근골을 견고하게 만들어 장복하면 몸이 가볍고 좋은 안색을 유지하면서 장수한다.

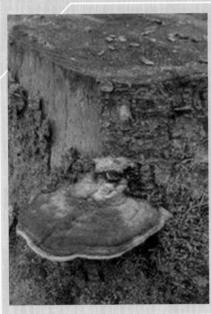 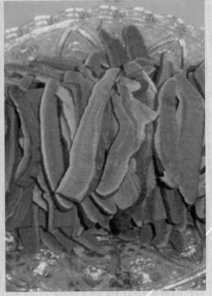

기원식물

HP Ganoderma / 영지 *Ganoderma lucidum* Karsten 또는 기타 근연종(구멍장이버섯과 Polyporaceae)의 자실체. 적지(赤芝), 흑지(黑芝), 청지(靑芝), 백지(白芝), 황지(黃芝), 자지(紫芝)

CP * Ganoderma / 영지(赤芝) *Ganoderma lucidum* (Leyss. ex. Fr) Karst. 또는 자지(紫芝) *Ganoderma sinense* Zhao, Xu et Zhang (구멍장이버섯과 多孔菌科)의 자실체를 말린 것.

약명유래

전 세계적으로 약 60여종이 있다는 영지는 십장생의 하나로 성인병 예방에 효과가 뛰어나 오랫동안 식약공용의 약재로 사용되어 왔을 뿐만 아니라 건축 장식품, 회화예술, 미술, 영양학, 종교 등 다양한 영역에 등장한다.

고대 중국의 【신농본초경(神農本草經)】·【본초강목(本草綱目)】 등에 산삼과 더불어 가장 좋은 약으로 소개되어 있다. 일반적으로 붉은색 계통의 영지는 다른 것보다 약효가 높은 것으로 전해져 오고 있다. 동양의학에서는 기혈을 보충하는 보약으로 뿐만아니라 심신안정 작용은 물론 기침이나 천식, 고혈압, 고지혈증, 병으로 인한 체력저하 등의 증상에도 애용한다. 특히 최근에는 영지가 속하는 구멍장이버섯류의 대다수가 항암효과가 있는 것으로 알려져있다.

전설에 의하면 옛날 만주족 주거지에 아버지(富山)와 영지(靈芝)라는 딸 둘이 살고 있었다. 그들은 약초가 많은 산에서 약초를 채취하며 생계를 유지하고 있었다. 아버지를 따라 산을 누볐던 영지는 몸이 날렵했고 약초에 대해서도 전문가 수준에 이를 즈음에 아버지가 세상을 떠났다. 영지는 계속 약초를 채취 했을 뿐 아니라 많은 사람들을 치료해주었다. 어느 날 이웃 마을에 갑자기 전염병이 돌아 많은 사람들이 두통과 토사곽란으로 고통받고 일부는 죽음에 이르게 되자 온 마을이 공포에 휩싸이게 되었다. 이때 영지 아가씨가 산에 올라가 약초를 채취해 사람들에게 달여주자 사람들의 증상이 거짓말처럼 사라지게 되었다. 당연히 사람들이 진심으로 영지 아가씨에게 고마움을 표하게 되었는데 이 사실이 질투심 많은 무당의 귀에 들어가게 되었다. 무당은 본인의 생계에 미칠 영향을 걱정한 나머지 계략을 꾸며냈다. 즉 이웃동네에 사는 욕심 많고 욕정 가득한 부잣집 노인이 첩을 수십명이나 거느린다는 사실에 착안해서 영지 아가씨를 그 부잣집에 팔아넘길 꾀를 품게 되었다.

어느 날 무당은 부자 노인을 찾아가 영지 아가씨의 미모에 대해 설명하고 자기의 생각을 전했다. 너무 좋아 밤을 지새운 부자 노인과 무당은 다음날 약산(藥山)으로 영지 아가씨를 찾아 갔다.

무당은 영지 아가씨에게 "너는 비록 가난한 사람들을 치료해주지만 부자도 치료할 수 있으니 너를 데리러 왔단다. 이 부잣집 어른의 소실이 되어 이 분과 함께 행복한 생활을 할 수 있는 길을 택해라. 만약 네가 원치 않더라도 우리는 그렇게 만들 수 있단다."고 했다. 영지 아가씨는 곧바로 "저를 괴롭히지 말고 빨리 내려가 주세요."라고 답했다. 이때 한눈에 반한 부잣집 영감은 '아, 이 깊은 산속에 저렇게 예쁜 처자가 있었다니!'라고 생각하면서 영지 아가씨의 팔을 붙잡으며 "내게 시집만 오면 네가 원하는 것을 모두 얻을 수 있단다. 같이 가자꾸나!"하며 아가씨의 손을 놓지 않자 옆에 있던 마을 사람들이 영지 아가씨의 다른 한 손을 잡으며 만류했다. 이때 영지 아가씨가 "나를 풀어주면 이 산에 있는 큰 산삼을 가지고 내려 가겠으니 손을 놓아주십시오."하며 간곡히 부탁했다. 이 말에 부자 영감이 영지의 손을 놓자 아가씨는 곧장 산속으로 도망을 쳤다. 그런데 아무도 영지 아가씨의 걸음걸이를 따라잡을 수 없었다. 영지 아가씨가 산 정상에 이르렀을 즈음에 부자 영감이 급한 마음에 하인들을 시켜 산 정상쪽을 향해 수많은 화살을 쏘게 했다. 이때 갑자기 붉은 빛이 번쩍 하면서 영지 아가씨가 봉황으로 변해 하늘로 솟구쳐 날았고, 천둥번개가 광풍과 함께 몰아쳐 무당과 부자영감 및 그 부하들이 모두 폭우에 휩쓸려 죽게 되었다.

얼마후 그 약산에서 부채모양의 버섯이 발견되었는데 사람들은 이것이 영지 아가씨의 화신이라 믿고 그것을 "영지(靈芝)"라고 이름 지었다.

약초이야기

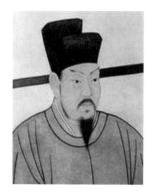

"최상의 약재, 처방중의 묘약"으로 불렸던 영지는 신비한 색채로 인해 상고시대부터 다양한 명칭으로 불려왔다.

요초(瑤草), 삼수(三秀), 서초(瑞草), 신지(神芝), 환양초(還陽草), 영초(靈草) 등의 명칭이 있었다. 영지(靈芝)라는 명칭은 삼국시대 조식(曹植)의【영지편(靈芝篇)】에서 처음 등장한다. 영지는 산지에 따라 가가 그 색채가 다른데 자지(紫芝), 적지(赤芝), 청지(靑芝), 황지(黃芝), 백지(白芝), 흑지(黑芝) 등 여섯 가지 종류가 있다. 중국에서 영지는 이미 약재의 범위를 넘어서 일상생활에서 문화적 요소로 많이 등장한다. 예를 들면, 건축 장식품, 회화예술, 미술, 영양학, 종교 등 다양한 영역에서 볼 수 있다.

송(宋)나라 때 승상(丞相) 왕안석(王安石)은 ≪지각부(芝閣賦)≫에서 영지가 당시의 백성들이 누구나 갖고 싶어한 중요한 약재 중 하나였던 관계로 지방관들이 그것을 위해 백성들을 얼마나 괴롭혔는지 실감나게 묘사하고 있다.

"大臣窮搜遠采　　관가에서도 영지를 찾아 나서고
山農野老攀援狙杙　농촌의 약초꾼도 영지를 찾아 험난한 길을 떠나네
以上至不測之所　위로는 아무도 생각하지 못하는 곳
下通溪澗堅谷　아래로는 아무도 닿지 않은 깊은 계곡
········
人迹之所不通　인적이 통하지 않는 곳
往往求焉"　그곳에서 영지를 구할 수 있다네

이 글을 통해 당시 전국적으로 위아래 할 것 없이 모두가 영지를 캐기 위해 산속을 헤맸음을 엿볼 수 있다.

≪題靈芝草(제영지초)≫_곽말약(郭沫若)

莖高四十九公分　줄기의 높이는 49센티미터

枝莖處處有斑紋　줄기 곳곳에 얼룩 무늬가 있네

根部如鬚光奪目　뿌리의 잔털은 광택이 빛나고

乳白青綠間紫金　유백색과 청록색 사이로 자금색이 보이네

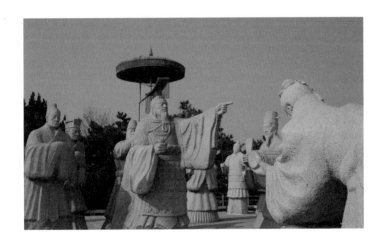

영지에 관한 전설적인 기록에 따르면 진시황제는 천하를 통일한 뒤 자신의 부귀영화가 영원하기를 바라는 마음에서 많은 사람들을 시켜 영생불멸의 방법을 연구하도록 했지만 소용이 없었다. 어느 날 진시황제는 어느 바다에 신선이 사는 산봉우리가 3개 있는데 그 이름이 봉래(蓬萊), 영주(瀛洲), 방장(方丈)이며 정상에는 장생불로초가 있다는 이야기를 듣게 되었다. 또한 전국시대 제위왕(齊威王), 선왕(宣王) 그리고 연소왕(燕昭王) 등이 이미 사람을 보내 3개의 산을 찾고자 했으나 실패했다는 이야기를 듣고 답답하다 생각했다. 바로 그 때 궁궐에 신비한 일이 발생했다. 궁궐 사냥터에서 무고한 사람들을 구금했고, 이 사람들의 대다수가 원한을 품고 죽었는데 제대로 매장도 하지 않아서 시체가 나뒹굴게 되었다. 그런데 이상하게도 새가 풀을 물고와 죽은 사람들의 얼굴을 덮어주면 얼마 지나지 않아 죽은 사람들이 천천히 되살아나는 현상이 발생했다. 진시황은 3~4척(1m80)이나 되는 이 풀의 이름을 알 방법이 없었다. 할 수 없이 사람을 귀곡(鬼谷)선생에게 보내 그 약초의 이름을 묻게 했다. 귀곡선생이 말하길 "이 약초는 동해상에서 자라는 불사초(不死草)입니다. 경전(瓊田)에서 자라기 때문에 영지(靈芝)라 하며 이것은 한 사람의 목숨을 살릴 수 있습니다." 진시황은 신하 서복(徐福)을 동해로 파견해서 영지를 찾도록 시켰다. 서복이 첫 번째로 다녀온 뒤 황제에게 고하기를 "이미 봉래도(蓬萊島)에서 그 신선초를 보았습니다. 하지만 산 위에 사는 큰 산신령이 제가 가져온 예물이 너무 적다며 하는 말이 "당신이 이 신선초를 구하려면 반드시 남녀 어린아이와 일꾼들을 보내야만 된다."고 말한것을 전했다. 이 말을 들은 진시황이 곧바로 삼천명의 남녀, 아동과 기술 좋은 일꾼들을 서복에게 주어 다시 신선초를 구하도록 보냈다. 하지만 두 번째 원정에서도 신선초를 구하지 못해 고민하던 서복은 일본으로 도망갔다. 결론적으로 진시황은 마지막까지도 꿈에 그리던 영지를 구하지 못했다.

⑱ 왕불유행자 王不留行子

; 왕불유행의 씨

신농본초경 맛은 쓰고 성질은 평하다. 지혈 등 외상을 치료하며 진통작용이 있다. 몸 속의 풍과 습을 없애며 장복하면 몸이 가벼워지고 장수한다.

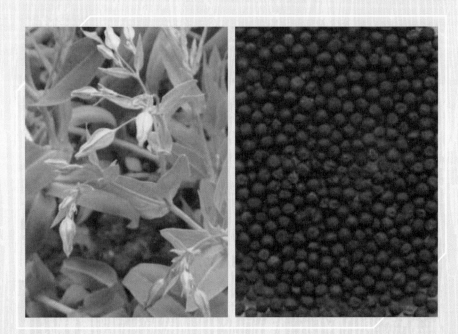

기원식물

HP Melandril Herba / 장구채 *Melandrium firmum* Rohrbach 또는 기타 동속근연식물(석죽과 Caryophyllaceae)의 열매가 익었을 때의 지상부. 불류행(不留行), 왕불류(王不留)

CP* Semen Vaccariae / 맥람채(麥藍菜) *Vaccaria segetalis*(Neck.) Garcke(석죽과 石竹科)의 익은 씨앗을 말린 것.

약명유래

왕불류행이라는 것은 한국에서는 장구채의 열매가 익었을 때의 지상부 전초를 사용해서 왕불류행이라 부르고, 중국에서는 종자를 사용해서 왕불류행자라고 칭한다. 주로 혈액순환 장애, 생리불순, 모유수유를 위한 유즙불통, 이뇨장애 등에 사용한다.

이시진은【본초강목(本草綱目)】에서 "이 약물의 성질은 달려가되 머물지 않는다(走而不住). 비록 왕의 명령이 있을 지라도 그 달려가고지 히는 행위를 미무르게 힐 수 없어 왕불유행(王不留行)이라 이름 지었다."고 명명의 유래를 밝히고 있다.

"왕불유행"이라는 이름이 이시진에게 전해 오기까지는 2,000년이 넘게 걸렸는데 약의 명칭과 관련해서 많은 이야기들이 전해진다.

진(晉)나라 때 강서(江西) 구강지구(九江地區)에 위전(衛展)이라고 하는 관찰사가 있었다. 그는 지역에서 유명한 구두쇠였을 뿐만 아니라 관찰사임에도 의로운 일과는 거리가 멀었다. 한번은 오랜만에 죽마고우가 특별히 시간을 내어 위전을 찾아왔다. 그는 특별한 부탁이나 접대를 바라고 온 것이 아니었는데도 위전은 접대하기를 꺼리는 마음으로 하인에게 왕불유행자 한 근을 사오도록 한 뒤 그것을 친구에게 주도록 시켰다.

옛 친구는 '왕불유행자'를 받자마자 위전의 마음을 알아차리고 곧바로 발길을 돌렸다고 한다.

이러한 위전의 행태는 외조카들까지도 삼촌이 '왕불유행'을 구실로 손님을 쫓아낸다는 것을 알게 되었는데 이때부터 민간에서는 왕불유행이 나쁜 평판을 갖게 되었다고 한다.

서한(西漢)시대 말기에 하북(河北) 지역에 왕망(王莽)이 군사를 일으켜 '약왕'으로 불리던 비동(邳彤, 사진)의 고향 안국(安國)까지 쳐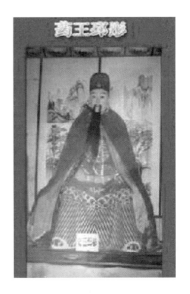
들어 왔다. 안국은 예로부터 중요한 약초의 집산
지로 '약의 도시(藥都)' 또는 '천하 제일의 약재 시
장(天下第一藥市)'이라는 명성을 누려오던 곳이었
다.

원래 비동은 동한(東漢)을 세운 황제 유수(劉
秀) 수하에서 28명뿐인 대장의 반열에 올랐을 만
큼 많은 공을 세워 재상급의 고위 관직에까지 이
르렀다. 하지만 비동은 뜻밖에도 의학과 약재에
유달리 관심이 많아 평시에도 환자 돌보기를 즐
겨했다. 그런데 유수(劉秀)를 물리치고 서한을 세운 새로운 왕조의 왕랑(王郞)이 안
국을 경유하면서 백성들을 핍박하자 백성들이 왕랑을 혐오해서 모두 그를 피해 옥
수수와 수수가 무성한 곳으로 숨어 버리고 오직 비동만 집을 지키게 되었다. 이때
비동의 집에는 먹을 것이 아무것도 없었고 단지 한 종류의 식물 종자만 있었는데
왕랑이 "이 씨앗은 먹을 수 있는 것이오?"라고 물었다. 비동이 "예, 먹을 수 있습니
다."라고 답하는 순간 왕랑이 손으로 씨앗을 집어 입에 넣었는데 쓴 맛이 너무 강해
다시는 먹을 수 없을 정도여서 몹시 화가난 나머지 말을 타고 떠나 버렸다.

이 후 비동은 그 쓴맛의 종자를 '왕불유행자'라 부르기 시작했다고 한다.

한편, 송나라 시대 어느 왕의 부친이 병이 났을 때에 비동이 꿈에 나타나 병을
치료해주었다고 한다. 병에서 회복된 왕의 아버지가 그 이름을 물었을 때 비동은
단지 "기주(祁州) 남문 바깥에 사는 사람입니다."라고 하였다. 기주는 곧 안국의 옛
명칭인데 이에 따라 왕이 '약왕 묘'를 지어주었으며 후대에도 계속 비동을 후작(侯
爵), 공(公) 그리고 왕(王)으로 추봉(죽은 사람에게 내리는 관직)하여 비동의 공로를 기
리게 되었다.

약초이야기

한의학 이론 중에 "통즉불통, 불통즉통(通則不痛, 不通則痛:통하면 아프지 않고, 통하지 않으면 곧 아프다.)"라는 말이 있다. 왕불유행의 최대의 효능은 통하게 하는 것으로 표현된다. "왕불유행자"가 산모의 유즙 분비를 촉진시키는 작용이 있는 것은 물론 혈액순환에도 특별한 효과가 있다. 따라서 출혈성 환자에게는 신중하게 사용해야 한다. 하지만 이시진의 【본초강목(本草綱目)】에 의하면 왕불유행자가 지혈의 효과도 겸비하고 있다고 한다.

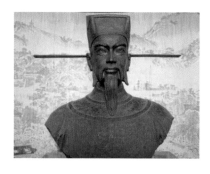

본초강목에서 소개하는 바에 의하면 송나라 시대에 한 여성이 비뇨기계의 질환으로 소변에서 피가 섞여 나오면서 심한 통증으로 고생했다. 다양한 방법으로 치료를 받았으나 효력이 없자 당시의 명의인 왕집중(王執中. 사진)에게 도움을 청했다. 왕집중은 환자에게 전금화(剪金花) 잎을 매번 십여장씩 복용토록 하였다. 환자가 겨우 하루를 복용했을 뿐인데 병의 상태가 호전되기 시작했고, 계속 복용해서 깨끗이 회복하였다. 그 사례에 대해 이시진은 다음과 같이 해석했다. "전금화(剪金花)의 또다른 이름이 금궁화(禁宮花), 금잔은대(金盞銀臺)인데 이는 곧 궁궐에서 후궁들이 즐겨 사용했던 것으로 그 열매가 바로 길가나 논밭에서 흔히 볼 수 있는 왕불유행자이다."라고 설명하고 있다.

서진(西晉)의 대문학가 좌사(左思. 사진)의 부인이 해산 후 유즙이 나오지 않아 아기가 하루 종일 울며 보채는게 안쓰러워 밖으로 나가 좋은 처방을 수소문하는데 갑자기 노래소리가 들려왔다. "천산갑(穿山甲), 왕불유행자(王不留行子)는 부인이 복용

하면 젖이 잘 나와요……." 그 소리를 들은 좌사는 급
히 노래 소리를 따라갔더니 노래를 부른 사람은 의학
에 조예가 깊은 일반인이었다. 그는 좌사에게 "이 두
가지 약은 우리집 대대로 내려오는 비방(祕方)인데 젖
이 나오지 않는 산모에게 주면 금방 특별한 효과를
확인할 수 있습니다."라고 말했다. 좌사는 급히 그에
게 약재의 분말을 구해 집으로 돌아와 부인에게 식혜
와 함께 먹도록 했다. 과연 약을 먹은 뒤 부인의 유즙
이 끊임없이 나오는 것을 확인한 좌사는 감사한 마음

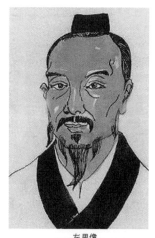

左思像

과 함께 이토록 영험한 약을 후세에 길이길이 남겨야 되겠다는 마음으로 시를 한
수 남겼다.

産後乳少聽我言　해산 후 모유가 적은 사람들아 내말 들어보소
山甲留行不用煎　천산갑, 왕불유행을 끓일 필요 없이
研細爲末甛酒服　분말로 만들어 식혜와 함께 복용하소
暢通乳道如井泉　유즙의 통로가 샘물처럼 열린다오

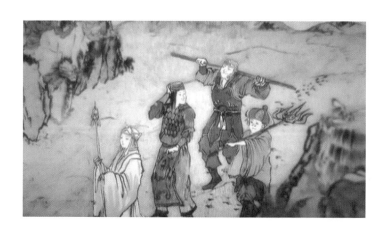

≪서유기≫ 제 38회에는 당나라의 승려 삼장법사가 한약재의 명칭을 활용해 심경을 표현한 시가 있는데 다음과 같다.

自從益智登山盟	지혜를 얻기 위해 산을 오르려 하였더니
王不留行送出城	왕이 머무르지 않고 성에서 밖으로 나와 배웅하더라.
路上想逢三棱子	길 위에서 매자기(삼릉초)를 만날 생각을 하고
途中催趲馬兜鈴	도중에 재촉하여 마두령(쥐방울)을 모았다.
尋坡轉洞求荊芥	비탈 속에서 찾고 동굴을 구르기도 하면서 형개를 구하고
邁嶺登山拜茯苓	머나 먼 고개를 지나고 산을 올라서 복령을 만나 절하였디.
防己一身如竹瀝	방기 하나 전체와 대나무로 탕을 끓여 먹고
茴香何日拜朝廷	어느 날 고향에 돌아가 조정에 절을 할까?

이 시에는 익지인(益智仁), 왕불유행(王不留行), 삼릉자(三棱子), 마두령(馬兜鈴), 형개(荊芥), 복령(茯苓), 방기(防己), 죽력(竹瀝), 회향(茴香) 등 9가지의 약재 이름이 등장한다. 비록 약의 효능과 시의 내용이 관계가 없는 듯 보일 수도 있지만 몇 가지 약의 이름은 ≪서유기≫의 줄거리와 관련이 깊다.

'익지(益智)'는 당나라 승려가 천축(인도) 대뢰음사(大雷音寺)에 가서 "대승경(大乘經)"을 반드시 가져오겠다는 굳은 의지와 신념을 가리킨다.

'왕불유행(王不留行)'은 당태종(唐太宗)이 삼장법사를 위해 송별연을 베푼 뒤 여러 환송객들과 함께 장안의 외곽 산해관(山海關) 동쪽 혹은 자위관(嘉峪關) 서쪽 일대에서 배웅하는 것을 가리킨다.

'삼릉자(三棱子)'는 손오공(孫悟空), 저팔계(豬八戒), 사화상(沙和尙 : 사오정) 세명의 애제자를 가리킨다.

'마두령(馬兜鈴)'은 바로 애제자 3명과 흰색의 용마(小白龍馬)가 한 무리를 이뤄 분주한 모습으로 길을 재촉해서 가는 형상과 소리이다.

'방기(防己)'와 "죽력(竹瀝)"은 당나라 승려의 인품이 고상하여 티끌만큼도 세상의 물욕에 물들지 않은 순결한 모습을 비유한 것이다.

'회향(茴香)'은 "귀향하다(回鄉)"와 음을 맞춘 것으로 불교도가 인도에 가서 불경을 구해 성공적으로 당나라로 돌아오는 것을 가리킨다.

(19)

원지 遠志

; 원지의 뿌리

~~~~~~~~~~

신농본초경 맛이 쓰고 성질은 따뜻하다. 기침을 치료하고 소화계의 기를 보충한다. 신체의 외부 창구 역할인 아홉 구멍을 원활하게 소통시키며 눈과 귀를 밝게 한다. 장복하면 몸이 가벼워지고 장수한다.

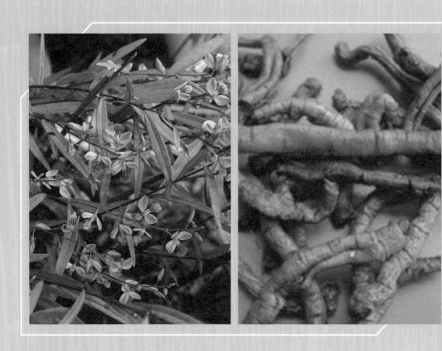

기원식물

KP * Polygalae Radix / 원지 *Polygala tenuifolia* Willd. (원지과 Polygalaceae)의 뿌리.

CP * Radix Polygalae / 원지(遠志) *Polygala tenuifolia* Willd. 또는 두메애기풀(卵葉遠志) *Polygala sibirica* L. (원지과 遠志科)의 뿌리를 말린 것.

약명유래

원지는 일명 소초라고도 불리는데 원지과에 속하는 다년생 초본식물의 뿌리와 그 껍질을 건조시킨 것으로 중국 북부와 북한 등이 주요 산지이다. 동양의학에서는 심신을 안정시키고, 담을 제거하면서 붓기를 제거시키는 등의 용도로 사용하고 있으며 사용할 때는 뿌리의 심을 제거한다.

원지(遠志)의 명칭은 "심신을 안정시키고 지혜를 더해서 품은 뜻을 굳건히 지킬 수 있도록 한다."는 의미를 담고 있다.

높은 벼슬에 대한 야망을 품고 있는 한 선비가 과거시험을 보러 떠나게 되었는데 친정아버지의 영향으로 한약에 해박한 지식을 가지고 있던 아내가 남편에게 나무뿌리 하나를 주었다. 남편이 그 용도를 물으니 아내는 "이것의 이름은 대담(大膽)이라고 해요. 당신이 집을 떠나 먼 길을 다녀오게 되시는데 여러모로 건강을 해칠까 걱정됩니다. 만일 잠이 오지 않거나 가슴이 두근거리면서 기억이 잘 나지 않는 상황이 오면 즉시 이 나무를 물에 넣고 끓여서 드세요. 또 만일 몸이 붓고 부스럼이 생겨 출혈이 생기고 곪으면 이것을 가루로 만들어 상처 위에 붙이세요.

당신이 이것을 지니고 있으면 시험을 보기 전에는 정신이 진정되어 편안해져 당신의 실력을 맘껏 발휘할 수 있을 겁니다."라고 말하였다.

아내의 말을 그대로 실천한 남편은 정말 마음이 편안해짐을 느꼈고 과거시험에서도 장원을 차지하게 되었다.

금의환향한 남편이 아내에게 고마움을 전하면서 이 나무뿌리의 이름이 마음에 들지 않으니 "대담(大膽)"이라는 이름 대신에 "원지(遠志)"라고 고치는 것이 어떻겠냐고 상의하자 아내와 장인이 모두 동의했다. 아울러 장인은 원지와 잘 어울릴만한 약재를 생각한 끝에 마음을 진정시켜 편안하게 해 줄 수 있는 산조인(酸棗仁)을 더해 일명 "조인원지탕(棗仁遠志湯)"이란 것을 새로 만들고 장원급제한 사위가 효험을 본 처방이라며 대대적으로 홍보해서 사업이 번창하게 되었다. 이때부터 "원지"의 이름이 널리 퍼지게 되었다.

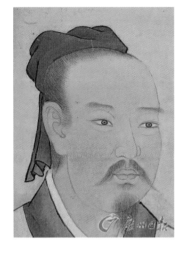

또한 '원지'의 또 다른 이름 중 유명한 것으로는 '소초(小草)'가 있다. 이 이름과 관련한 유명한 일화는 동진(東晉) 시대의 유명한 재상(宰相) '사안(謝安. 사진)'과 관련이 있다. 사안은 세상과 단절하고 절강성(浙江省) 소흥(紹興) 지역의 동산(東山) 꼭대기에 은거하고 있었다. 당시 황제가 여러 차례 산에서 내려와 나라의 재상 역할을 맡아달라고 간청했으나 모두 거절했다. 후에 나라의 형세가 위급한 상황에 봉착하자 그는 비로소 동산에서 내려와 비수대전(淝水大戰)을 승리로 이끌어 동진의 왕권을 견고하게 만들었다. 당시 많은 사신들이 동진의 황제에게 귀한 약재들을 진상했는데 그 중에 원지가 있었다. 황제는 사안에게 "원지의 또 다른 이름 소초의 뜻은 무엇인가?"라고 묻자 사안의 옆에 있던 대신 한 명이 다음과 같이 답했다. "은거생활을 할 때는 원지라고 하며, 산에서 세상 밖으로 나가게 되면 소초라 부릅니다."라며 당시 동진의 귀족들이 사안을 풍자하는 방법 그대로 답했다. 이는 지하에 감추어져 있는 부위를 원지라고 부르고 지상부를 소초라 부르는 것에 비유한 것이다. 즉, 원지와 소초는 같은 식물이지만 원지는 뿌리 부분을 지칭하고 소초는 줄기와 잎을 포함한 부위를 말한다. 따라서 동산에 은거한 사안이 마음속에 품었던 것은 원지이고, 산에서 나와 벼슬을 한 후 행동은 소초라는 의미이다. 이때부터 "소초(小草)"라는 이름도 널리 쓰이게 되었다.

약초이야기

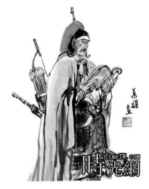

원지는 기억력 회복, 건망증 치료 등으로 유명한 총명탕에서도 중요한 약재로 활용되고 있다. 그밖에 당나라 시대의 명의 손사막은 불면증에 도움이 되는 공성침중단, 건망증에 좋은 불망산, 집중력에 좋은 독서환 등에 원지를 핵심 약재로 사용하고 있다.

산국시대 말기 촉국(蜀國)의 명장 강유(姜維)와 관련된 이야기로 중국인들에게 원지는 매우 유명하다.

강유의 부친은 일찍이 군(郡)에서 군사와 관련된 벼슬을 하고 있었는데 강족(羌族)과 융족(戎族)을 정벌하는 과정에서 군의 태수(太守)를 보호하다가 전사했다. 졸지에 어린 나이에 모친과 단 둘이 험난한 세상을 살아가게 된 강유는 모친에 대한 효심이 지극했다. 청년이 된 강유는 아버지의 뒤를 이어 군사업무를 보는 중랑(中郎)이라는 직책으로 일하게 되었다. 훗날 강유는 여러 원인으로 제갈량(諸葛亮)에게 투항해서 그의 부하가 되었는데 이 소식에 실망한 모친은 실신하기에 이르렀다. 강유가 제갈량에게 투항한지 얼마되지 않아 강유는 소수민족들의 반란을 평정하는 임무를 띠고 출정하게 되었는데 그 어떤 장수들보다 신속히 난을 평정하고 돌아왔다. 이때부터 강유는 각종 정벌과 반란군 진압을 위한 출정의 기회를 많이 부여받게 되었다. 어느 해 촉국의 대장군(大將軍) 직위를 놓고 궁 내부에서 암투가 벌어져 서로간에 모살하는 사건이 발생하자 촉국 전체가 뒤숭숭한 틈을 이용해서 위(魏)나라가 반격을 해왔다. 이처럼 혼란한 때 강유가 위나라 군대를 격퇴시킴으로써 그의 명성이 크게 올라갔고 드디어 촉국(蜀國)의 내외군사(內外軍事)의 책임자 자리에 올랐다.

제갈량이 죽은 뒤 위나라 대장 사마소(司馬昭)가 몇 차례 공격을 해왔으나 강유

장군으로 인해 모두 실패하게 되었다. 그때 사마소는 강유를 투항시킬 꾀를 냈는데 그것은 바로 강유가 어렸을 때부터 홀어머니에게 지극한 효심을 갖고 있었다는 사실에 착안해서 강유의 모친을 인질로 삼아 협상하고자 한 것이었다. 결국 사마소는 강유의 모친을 포박한 상태로 전장에 끌고와서 강유에게 투항할 것을 종용했다. 진퇴양난의 상황에 빠진 강유는 고민 끝에 부하 한명을 약방에 보내 두 종류의 약을 각각 별도로 포장해서 구해오도록 했다. 그 약을 사자(使者)를 시켜 사마소에게 보냈다. 사신이 사마소의 진영에 도착해서 강유의 선물을 전해주자 사마소가 즉시 열어보니 하나는 원지(遠志) 또 하나는 당귀(當歸)였다. 그것을 보며 사마소가 강유의 모친에게 말하기를 "불쌍한 노인네. 보아하니 당신의 아들은 당신을 구할 마음이 없는 것이 틀림없소. 나를 원망하지 마소." 그 말에 모친은 즉시 아들의 뜻을 알아차렸다. '원지는 천하의 백성들을 생각하는 마음이고, 당귀는 촉한(蜀漢)을 생각하는 마음'이라는 것을 알고 모친은 조금의 미련도 없이 벽에 머리를 부딪쳐 자살했다.

이때 강유가 어머니께   보낸 시는 다음과 같다 .

良田百頃   좋은 밭이 백경이 있으나
不在一畝   조금도 남은바 없으니
但有遠志   원지는 있으되
不在當歸   당귀는 없나이다

후세 사람들이 강유의 높은 뜻을 기리기 위해 사천성(四川省) 검각(劍閣)에 사당을 세웠는데 그 앞에는 다음과 같은 글귀를 새겨넣었다.

雄關高閣壯英風   웅관 고각의 영웅 풍모
捧出熱血   뜨거운 피를 움켜쥐네

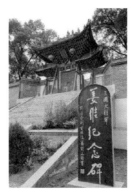 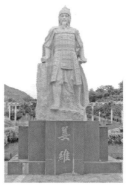

劈開大膽　　　　　대담한 담력으로

剩下殘陽餘落日　　남아있는 높은 뜻이 끝날 때

虛懷遠志　　　　　가슴에 품은 높은 뜻

空寄當歸　　　　　끝내는 돌아가리라

≪원지(遠志)≫_청(淸), 공자진(龔自珍. 1792~1841. 사진)

九邊爛熟等雕蟲　　국가에서의 큰 사업도 작은 조각과 같듯이

遠志眞看小草同　　원지는 자세히 보면 작은 풀과 같다

枉說健兒身在手　　사나이 손에 좋은 재능을 갖고 있으나

靑燈夜雪阻山東　　먼 곳에 있어 쓰여질 방법이 없네

이것은 ≪원지(遠志)≫라는 약명을 시의 제목으로
사용한 것이다. 청나라의 사상가이자 문학가인 공자
진(龔自珍. 1792~1841)이 쓴 것으로, "원지는 분명하게
보면 소초와 같다." 이 역시 자신의 운명을 비유한 것
이다. 그는 아편전쟁(1840~1842) 전후에 언젠가는 "중
국에 거대한 힘이 생길 것이라 믿었으나, 모든 이가 입을 굳게 다물고 말하지 않는

것이 결국 비통하다."며 세월을 보냈다. 나라를 사랑하고 나라를 지키려는 뜻을 품은 공자진은 비록 변방의 지리와 형세에 대해 잘 알고 있고, 외세침입에 대한 반격의 능력을 가졌으나 조정에서 중용되지 못했다. 그는 스스로 원지가 소초로 여겨지는 것과 같이 그저 포부만 있었을 뿐 중용되지 못한 것이 마치 소초와 같다고 본인의 삶을 비유했다. 즉 원지의 생김을 자세히 살펴보면 보통 풀과 비슷한데 본인도 포부는 있지만 솜씨나 기예가 출중하지 못해 출세의 길로 나아가지 못했음을 비유하고 있다.

원지는 또 요요(蓼繞), 자완(棘菀), 세초(細草), 소계퇴(小鷄腿), 소계안(小鷄眼), 소초근(小草根)이라고도 불린다.

❈ 주의사항

식품공전에서 원지는 제한적 식품으로 사용가능한 약재로 소개하고 있다. 동양의학에서 원지는 뿌리의 심을 제거하고 사용한다. 본초강목에 의하면 뿌리의 심을 제거하지 않을 경우 복용하는 사람으로 하여금 가슴을 답답하게 하는 부작용이 있기 때문이다. 만약 심까지 함께 사용할 경우에는 일반적으로 감초탕에 하루 담궈 뒀다가 건조시켜 사용한다.

⑳ 의이인 薏苡仁

; 율무의 씨앗

〰〰〰〰〰〰〰

신농본초경 맛은 달고 성질은 약간 차갑다. 근육이 수축되거나 경련이 일어나는 증상을 치료한다. 오래된 풍습 *으로 인해 팔다리가 저린 증상을 치료하고 장복하면 몸이 가볍고 기를 보충하게 된다. 뿌리는 세 가지 벌레를 퇴치해서 일명 '해여(解蠡)'라 한다.

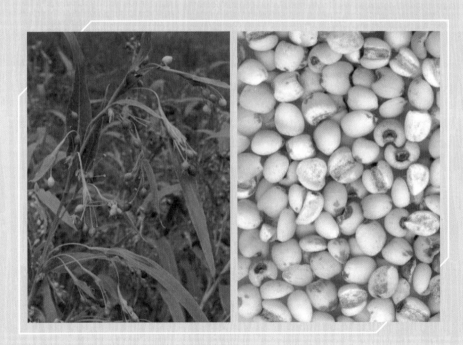

기원식물

KP* Coics Semen / 율무 *Coix lacryma-jobi* L. var.*ma-yuen* Stapf (벼과 Gramineae)의 잘 익은 씨로서 씨껍질을 제거한 것.

CP* Semen Coicis / 율무(薏苡) *Coix lacryma*-jobi L. var.*ma-yuen*(Roman.) Stapf(벼과 禾本科)의 성숙한 씨를 말린 것.

약명유래

율무 원산지는 동남아시아 열대지역에 사는 여러해살이풀로 높이는 1~1.5m 정도이다. 7월에 잎겨드랑이에서 꽃이 피며, 열매는 타원형 각과이다.

전설에 의하면, 전쟁과 전염병으로 양친을 잃은 고아 남자아이 이랑(以郞)과 여자아이 여의(如意)가 길거리에서 걸식하던 중에 만났다. 둘은 낮에는 걸식을 하고 밤에는 폐허가 된 절에 머물며 삶을 연명해갔다. 5년의 세월이 흘러 둘은 산지기가 되어 정착할 수 있게 되었다. 어느 겨울 이랑이 나무를 팔러 가는 길에 과거를 보러 가다 길을 잃고 얼어 죽어가는 서생을 집으로 데리고 와서 회복시켜 당분간 함께 생활하게 되었다. 그러던 중 이랑이 몸이 붓고 피를 토하는 병에 걸렸다. 의사는 폐가 위축되어 치료가 어렵다고 하였다.

이랑에게는 어머니가 모자에 실로 꿰어 준 약이 있었는데 그것은 아버지가 가슴이 아플 때 치료하고 남은 것을 잘 보관하라는 의미로 남겨준 것이었다.

이런 사실을 알고 있는 여의는 이랑을 위해 똑같이 생긴 약을 찾기 위해 길을 나선지 한 달 만에 어느 절에서 똑같이 생긴 약을 발견했지만, 주인은 은을 20량(兩) 지불하든지 아니면 49일간 절에서 일을 하라고 했다. 하는 수 없이 49일간 일을 해 준 뒤 집으로 돌아 왔는데 이랑은 이미 3일 전에 죽었다는 것이었다. 여의는 할 수 없이 가지고 온 약을 서생에게 건네주면서 이 약을 재배하여 폐종양이나 폐가 위축된 병을 앓는 많은 사람들을 구해달라 말하고 산에서 떠나갔다. 서생의 구애를 뿌리친 여의는 자신을 49일간이나 붙잡아 뒀던 절에 불을 지르고 자신도 그 불 속으로 뛰어 들었다. 여의가 죽었다는 소식을 들은 서생은 그 약을 가지고 고향으로 돌아가 재배해서 많은 사람들을 치료해 주게 되었는데 두 사람의 이름을 따서 의이(意以)라고 불렀다. 그런데 약은 그 종자를 사용하는 관계로 인(仁)을 첨가하게 되었는데 훗날 의사들이 이것이 식물임을 강조하기 위해 초두변(艸)을 얹어 의이인(薏苡仁)이라 부르게 되었다.

약초이야기

"마혁이시(馬革裹尸 : 말가죽으로 시체를 싸다. 즉, 군인이 전쟁터에서 죽다)라는 표현의 출처는 바로 중국 동한(東漢) 시대 초 광무제(光武帝) 유수(劉秀) 휘하의 마원(馬援. 사진) 이라는 장수의 일생과 밀접한 관련이 있다. 그는 전쟁에서 큰 공을 세워 광무제의 신임이 두터웠다. 기원 40년 마원은 광무제의 명에 따라 교지(交趾:지금의 베트남 지역)를 점령하기 위해 출정하였다. 정벌에 성공한 마원은 현지에서 말라리아 뿐만 아니라 각종 풍토병을 치료하는데 율무가

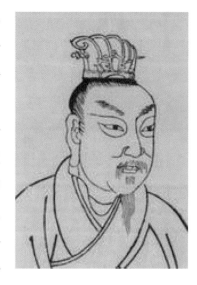

유용하게 쓰이는 것을 알게 되었다. 당시에는 남방을 정벌하고 돌아오는 길에 전리품으로 진주(珍珠)와 서각(犀角:코뿔소 뿔)을 가져오는 것이 유행이었지만 마원은 정벌 과정에서 말라리아와 풍토병으로 죽은 병사들과 백성들을 생각해서 현지의 율무를 수레에 가득 싣고 돌아왔다.

고향으로 돌아온 마원이 큰 병에 걸리자 황제의 사위인 황문랑(黃門郞) 양송(梁松)이 문병을 와서 예를 올리는데 마원은 누운채 답례만 했다. 양송이 돌아간 뒤 아들이 아버지에게 물었다.

"아버님, 양송은 황제의 사위입니다. 권세가 대단한데 어찌 일어나지 않고 누운채 답례만 하셨습니까?"

"그가 비록 황제의 사위일지라도 나는 그의 부친과는 오랜 친구란다. 그리고 내가 그보다 한참 연장자인데 어찌 일어나 답례를 해야 한단 말이냐."

이 일이 있은지 얼마 지나지 않아 마원은 또다시 왕명을 받고 오계만(五溪蠻)에 있는 오랑캐를 정벌하러 갔다가 그곳에서 말라리아에 걸려 죽고 말았다. 그의 신념

처럼 전장에서 전사한 그는 진정으로 마혁이시(馬革裹尸)를 실천했다. 그가 죽기 전에 양송은 군대를 감찰하는 임무를 맡고 흠차대신(欽差大臣)의 신분으로 마원 장군에게 갔으나 역시 앉아서 답례를 하였다. 이에 괘씸하게 생각한 양송과 그 일당들은 황제에게 다음과 같이 보고하였다. "마원은 지난번 남정 때 한 수레 가득 진주와 서각을 가져왔었는데도 대왕께 보고하지 않았습니다."이 보고를 들은 광무제는 크게 화를 내면서 마원 장군에게 부여했던 신식후(新息候)의 관직을 박탈했다. 결국 마원은 그 일로 인해 시신이 선영에 안장되지 못하고 낙양 서쪽 교외에 안장되어야 했다. 그 뿐만 아니라 마원의 부인과 아들 그리고 조카들까지 포승줄에 묶인 채 궁으로 들어가 광무제에게 속죄해야만 했다. 이 때 그 아들이 광무제에게 이뢰기를

"황제 전하! 황공하옵니다만 소인의 아버지가 무슨 죄를 지었는지 알려주십시오."

광무제가 답했다.

"내 듣기로 마원 장군이 교지에서 돌아 올 때 많은 진주와 서각을 가지고 왔다. 그런데 내게 보고도 하지 않았기에 가벼운 벌로 관직을 박탈한 것이니라."

마원의 아들은 울면서 말했다.

"아버지는 전하께 충성을 다하셨는데 어찌 그런 일이 있었겠습니까? 아버지는 교지에서 돌아올 때 분명 한 수레 가득 물건을 가져왔습니다. 하지만 그것은 병에 걸린 군사들과 백성들을 생각해서 가져온 율무라는 열매이옵니다. 그곳의 율무가 마치 진주처럼 알이 크고 흰 빛이 나서 진주로 오해될 수도 있지만 소인의 집에 아직 많은 율무가 남아 있으니 능히 증명할 수 있사옵니다."

광무제는 그제서야 마원 장군이 억울하게 관직을 박탈당했다는 사실을 알게 되어 그의 시신을 이장시키도록 명했다. 이 일로 훗날 의이명주(薏苡明珠)라는 말이 생겨났다. 즉, 청백한 사람이 모함을 당해 억울한 누명을 썼을 때 비유하는 말로 쓰이고 있다.

다음 시는 두보가 마원처럼 모함을 받아 유배를 떠나는 이태백을 안타깝게 생각하며 지은 시이다.

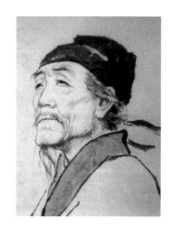

≪기이십이백이십운(寄李十二白二十韻)≫_두보(杜甫)

才高心不展　　좋은 재주는 있으되 펼치지 못하고

道屈善無隣　　길이 굽어 착해도 이웃이 없네

處士禰衡俊　　처사인 예형처럼 걸출한 재주가 있고

諸生原憲貧　　공자의 제자 원헌처럼 가난하였다네

稻粱求未足　　벼와 기장을 구해도 흡족하지 못한데

薏苡謗何頻　　의이인 비방이 어찌 그리 잦은가

五嶺炎蒸地　　오령은 찌는 듯 더운 땅인데

三危放逐臣　　삼위산으로 쫓겨난 신하라오

幾年遭鵬鳥　　몇 년이나 불길한 복조를 만났고

獨泣向麒麟　　홀로 기린각을 향해 흐느꼈던가

蘇武先還漢　　소무는 먼저 한나라로 돌아왔는데

黃公豈事秦　　황공이 어찌 진나라를 섬기는가

楚筵辭醴日　　초나라 주연에서 단술이 없다고 하직하던 날이요

梁獄上書辰	양나라 옥중에서 아침 글을 올릴때라오
已用當時法	모든게 당시의 법대로 했다하지만
誰將此義陳	장차 누가 이 바른 뜻을 말해주겠는가
老吟秋月下	늙은 몸 가을달 아래서 읊고
病起暮江濱	병든 몸 저문 강가에서 일으켜 세우네
莫怪恩波隔	성은이 파도에 가로막혔다 의심말고
乘槎與問津	뗏목 타고서 나루터에 물어보게나

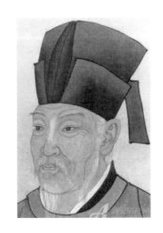

≪得微之到官後書備知通州之事悵然有感因成四章≫_백거이(白居易)

人稀地僻醫巫少	피폐한 오지 사람들과 의사는 적고
夏旱秋霖瘴瘧多	여름 가뭄과 가을 장마로 학질이 많은데
老去一身須愛惜	몸이 늙어 가는 것은 누구나 슬픈 일이지만
別來四體得如何	죽어버린 몸뚱이로 무엇을 얻을 수 있겠는가
侏儒飽笑東方朔	아첨 잘하는 사람들 동방삭을 비웃고
薏苡讒憂馬伏波	복파 장군 마원도 진주처럼 생긴 율무로 모함 받았으니
莫遣沈愁結成病	시름이 깊어져 병이되게 하지 말고
時時一唱濯纓歌	때때로 큰 소리로 탁영가를 불러보세

민간요법

● 식용으로 쌀과 함께 끓여 몸속의 습을 제거하고 소화계를 이롭게 한다.

● 율무, 산약, 맥문동을 함께 끓여서 병을 앓고 난 후의 체력회복 용으로 사용한다. 그 밖에 맹장염, 관절염, 각기병 및 각종 암 등에 다양하게 사용한다.

● 의이인의 뿌리는 열을 내리고 습을 제거하며 비장을 튼튼하게 하는 작용과 아울러 황달 및 회충과 충치의 치료 등에도 상용한다.

● 의이엽은 녹차 대용으로 사용하면 이뇨작용이 있다.

● 의이인은 미용에 다양하게 사용된다. 특히 젊은이들의 여드름에 좋은 효과가 있는데 성인의 경우 매일 50g의 의이인을 깨끗이 씻은 뒤 두컵 반의 물과 함께 삶아 물의 양이 절반으로 줄었을 때 복용한다. 일반적으로 한 달 정도 복용하면 여드름뿐만 아니라 거친 피부, 기미, 주근깨 등의 치료에도 효과를 볼 수 있다.

● 율무는 살결을 곱게 하고 사마귀를 떼어내는 데에도 좋은 약이다. 율무가루를 하루에 10g씩 한 두달 동안 먹거나 하루에 율무 30g을 물로 달여서 먹으면 사마귀가 없어진다. 일본의 명의 이리구로 주오더크가 지은 책 [외과설약(外科說約)]에는 다음과 같은 기록이 있다. "나는 예전에 율무가루를 즐겨 먹었으나 그 효과에 대해서는 잘 몰랐다. 오래전에 율무가 사마귀를 없애는 효능이 있다는 이야기를 에나기 모도나가 옹한테 들었으나 그 이치를 알 수 없어서 믿지 않았다. 그런데 근래에 온 몸에 사마귀가 많이 있는 사람 다섯을

만났다. 그들에게 모두 율무 가루를 먹였는데 그 중에서 두 사람을 3~4개월 뒤에 만났더니 사마귀가 완전히 없어졌다고 하였다. 온 몸에 헤아릴 수 없을 만큼 많았던 사마귀가 모두 없어진 것이다. 나머지 세사람은 어떻게 되었는 지를 물어 보았더니 그들도 모두 사마귀가 없어졌다고 했다." 또 타타구라 모토슈가 지은 [청낭쇄탐(靑囊瑣探)]에는 "사마귀를 떼는 신기한 처방으로 율무 2전, 감초1전, 물 한잔반을 함께 섞어 물이 한 잔이 될 때까지 끓여서 따뜻할 때 마신다. 4~5일간 복용하면 사마귀가 씻은 듯이 사라진다"고 하였다. 또 사마귀가 있는 환자 23명한테 율무 100g을 멥쌀을 섞어 밥을 짓거나 죽을 쑤어서 날마다 한끼씩 먹였더니 23명 중에서 11명이 7~16일민에 사마귀가 모두 사라졌다는 연구보고도 있다.

● 중국 명나라의 이천이 지은 [의학입문]에 "질투를 치료하는 처방으로 율무, 천문동, 붉은 차조를 각각 같은 양으로 가루 내어 꿀로 알약을 지어 먹으면 남자든 여자든 질투를 하지 않는다"고 소개하고 있다.

● 율무의 뿌리는 열을 내리고 습을 제거하며 비장을 튼튼하게 하는 작용과 아울러 황달 및 회충과 충치의 치료 등에도 사용했다.

● 율무의 잎은 녹차 대용으로 사용해서 이뇨제로 사용했다.

㉑
익모초 益母草
; 익모초의 지상부

~~~~~~~~~~~~~~~~

신농본초경 상품 * 에 소개되어 있으며 충위(茺蔚)로 기록되어 있다. 맛은 맵고 쓰며 성질은 약간 따뜻하다. 눈을 밝게하고 정을 보하며 수액대사를 원활하게 한다. 장복하면 몸이 가벼워지며 두드러기와 종기 등으로 가려운 증상에 탕제로 만들어 씻는 용도로 사용할 수도 있다.

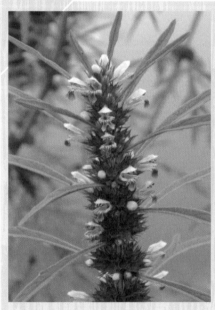 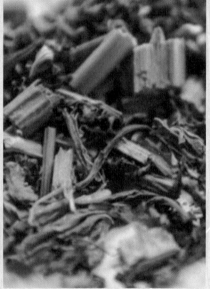

기원식물

KP * Leonuri Herba / 익모초 *Lenurus japonicus* Houtt.(꿀풀과 Labiatae)의 자상부로서 꽃이 피기 전 또는 꽃이 필 때 채취한 것.

CP * Herba Leonuri / 익모초(益母草) *Lenurus japonicus* Houtt.(꿀풀과 脣形科)의 신선한 지상부 또는 그것을 말린 것.

약명유래

익모초는 꿀풀과의 두해살이풀로 여름, 가을에 싹을 틔워 어느정도 자라다가 월동을 하고 이듬해 봄부터 왕성하게 성장하며 크기는 1m이상 자란다. 일반적으로 익모초는 꽃이 피기 전인 7월 이전에 수확한다.

익모초는 부인과의 질병에 특별히 유익한 약초라는 의미를 갖고 있다.

전설에 의하면 송나라 때 사냥을 생업으로 삼는 부부가 있었는데 남편은 류간(劉簡), 부인온 이란(阿蘭)이었디. 하루는 류간이 사냥을 하러 가는데 아내가 낯을 붉히며 자기의 임신 소식을 알렸다. 류간은 몹시 기쁜 마음에 '오늘은 더 많은 토끼를 잡아 아내를 기쁘게 해주리라.'고 생각하며 산속으로 들어갔다. 하지만 그날 따라 한 마리도 잡지 못해 한숨만 쉬고 있을 때 갑자기 산토끼 한 마리가 앞에 나타났다. 류간이 재빨리 활시위를 당기던 찰라 산토끼에서 붉은 피가 보였다. 자세히 보니 그 토끼는 한쪽 다리를 심하게 다친 토끼였다. 류간이 토끼 앞에 다다르자 토끼는 애처롭게 구원의 눈빛을 띠기만 하였다.

류간은 한편으로는 '괴이한 현상'이라고 생각하면서도 그 토끼를 불쌍히 여겨 속옷을 찢어 토끼의 다친 부위를 감싸주었다.

아란이 출산할 때에 산파가 많은 노력을 했지만 이틀이 지나도록 산통만 느낄 뿐 아이를 낳지 못하고 급기야 의식을 잃게 되는 상황에까지 다다랐다. 이때 토끼 한 마리가 먼 곳에서부터 류간을 향해 달려왔는데 토끼는 푸른색 풀을 입에 물고 류간 앞에서 깡충깡충 뛰며 류간을 빤히 응시했다. 류간은 '이 토끼는 어찌 죽음을 자처할까?' 생각하며 토끼를 잡았는데 토끼의 상처 흔적을 보게 된 류간은 순간적으로 이 토끼가 과거에 자신이 치료해서 구해주었던 그 토끼임을 알아차렸다.

순간 류간은 어릴 적부터 수없이 들어왔던 옛날 이야기가 떠올랐다. '목숨을 구해준 동물이 훗날 그 은혜에 보답한다...'는 고사처럼 '설마 이 토끼가 은혜를 갚으려고 찾아 온 건가?' 하고 생각했다. 그러나 본인도 알지 못하는 이 풀을 경솔하게 사용할 수는 없었다. 이때 토끼가 곧바로 화로가에 있는 솥 안의 물과 류간을 번갈아 쳐다보고 있었다. 류간은 '토끼가 나에게 저 풀을 솥에 넣어 끓여서 아란에게 마시도록 하라는 의도가 아닌가?' 망설이고 있는데 토끼가 고개를 끄덕이는 것을 본 류간은 '더 이상의 특별한 방법이 없는데 이것이라도 시험 삼아 해보자.'고 결심했다. 약을 다 끓인 후 걱정스러운 마음으로 산파와 함께 아란에게 약을 마시도록 했다. 아란이 약을 마신 뒤 얼마 지나지 않아 극심한 산통이 멈추면서 건강한 태아를 분만했다. 류간은 아란을 구해준 것은 토끼라는 생각으로 밖에 나와 토끼를 찾았으나 이미 종적을 감추어 찾을 수 없었다. 류간은 문지방에 남아 있는 약초를 아내에게 보여주었지만 아란도 처음 보는 약초였다. 그 약초는 잎이 대생(對生)이고 약간의 원형으로 생긴 것이 흡사 거위 발바닥과 비슷했다. 전체적으로는 참깨와 비슷했는데 마디가 있고, 마디 위가 벌어져 입술 벌린 모양의 담홍색 혹은 자홍색 작은 꽃이 있었다. 아란은 기억을 더듬어 여름에 강가에서 빨래 할 때 똑같은 풀을 본 것을 떠올렸을 뿐이었다. 출산한지 이틀이 지났지만 아란은 여전히 복통과 하혈을 하고 있었는데 오로(惡露:출산 후 자궁 속에 남아 있는 탁한 혈액)가 원활하게 배출되지 못하는 것이 원인이었다. 너무 외진 산속에 사는 관계로 의사를 찾아 갈 수 없는 여건 속에서 아란은 바로 그 약초를 떠 올렸다. 그녀는 남편에게 강가로 가서 그 약초를 찾아보라고 하였다. 여름철이라 꽃들이 만발한 강변에서 류간은 쉽게 같은 모양의 식물을 발견했다. 급하게 캐 온 약초를 씻어 달여 마신 뒤 이틀이 지나자 통증이 확연히 사라지고 안색은 홍조를 띠면서 편안한 상태로 회복되었다.

그렇게 한참의 세월이 흐른 뒤 류간의 가족은 산 속에서 작은 도시로 이사 해 푸줏간을 운영했는데 어느 날 시장에 다음과 같은 공고문이 붙는 것을 보았다. "황제가 총애하는 후궁이 산욕열(産褥熱:분만 시에 생긴 창상을 경유한 세균감염에 의한 열성질환의 총칭)이 발생하여 태의원 의관들의 온갖 지혜 속에서도 방법을 찾지 못해 천하의 명의를 찾고 있다."는 내용이었다.

류간은 문득 후궁의 증상이 아란과 비슷하다는 것을 알아차렸으나 '만약 치료되지 않으면 목숨을 잃을 수도 있다'는 두려운 생각을 갖고 집으로 돌아가 아내와 상의했다. 아란은 남편의 생각이 맞지만 사람의 생명이 가장 소중하니 원래 살던 집 근처에 가서 그 약초를 캐 오라고 하였다.

닷새가 지난 후 류간이 약초를 가지고 공고문이 있는 곳을 지나는데 아무도 응모한 사람이 없었다. 류간은 주저되는 바가 있었지만 아내의 "사람 구하는 것이 중요하다."는 말을 떠올리며 용기를 내어 그 방을 뜯었다. 호위병이 그가 방을 뜯는 것을 보고 즉시 류간을 가마에 태워 왕궁으로 데려갔다.

류간이 궁중에 이르자 황제는 그의 변변치 않는 행색을 보고 실망한 투로 "그대는 몇 년이나 의사로 일했는가? 이런 병은 치료한 경험이 있는가?"라고 물었다.

류간은 대답하게 "저는 의사가 아닙니다. 하지만 과거에 저의 처가 비슷한 병을 앓았었는데 치료한 경험이 있습니다."라고 솔직히 대답하면서 토끼와 관련된 사연을 낱낱이 고했다. 황제는 그의 이야기를 듣고는 "어차피 더 이상 머뭇거릴 겨를이 없으니 시험 삼아 해보자."고 답했다.

류간은 가져온 약재를 열 다발로 나누도록 하고 매 번 1회분씩 달여 마시도록 했다. 황제는 후궁의 치료가 끝날 때까지 류간을 궁중에 머물도록 했다. 한편 아란은 뜻밖의 재난이나 변고가 있을까봐 몹시 걱정하면서 남편이 온전히 살아 돌아오기만을 빌었다.

사흘째 되던 날 류간의 마음은 더 초조해졌으며 긴 탄식을 거듭하고 있을 때 환관이 다가와 황제께서 찾으신다고 전했다. 류간은 두려운 마음으로 의복을 갖춰 입고 황제를 찾아 갔는데 대전(大殿)에는 성대한 연회준비가 되어 있었다. 황제가 류간에게 앉을 것을 명하자 곧 후궁이 나와 "생명의 은인"이라며 류간에게 특별한 고마움을 표시했다. 그때서야 류간은 드디어 약초가 효과가 있었음을 확신하게 되었다.

황제는 "너의 도움으로 나의 사랑하는 여인이 목숨을 구하게 되었으니 나도 네게 보답을 하고 싶구나. 필요한 것이 무엇인지 말해 보거라."라고 물었다. 류간은 즉시 "황제와 후궁마마가 장수하시길 빌겠습니다. 또한 이번 치료과정에서 투옥된 의관들을 풀어 주시길 간청하옵니다."라고 했다.

황제는 류간이 사익을 탐하는 마음이 없는 것에 감동해서 그에게 금은과 주택 그리고 비옥한 논밭을 하사하면서 "너희 집안 사람들은 무엇을 하느냐?"고 물었다.

류간이 "저와 아내는 작은 가게를 열고 있고, 아들은 다섯 살로 이제 글자를 알고 책을 읽기 시작했습니다."라고 대답하였다.

황제가 다시 "그대의 아들과 내 아들의 나이가 비슷하니 그대가 궁에 들어와 살면 아이들이 서로 짝이 되어 함께 공부하도록 해 장성한 후에 조정에 큰 일을 할 수 있도록 하면 좋지 않겠는가?"라고 말했다.

류간은 상상할 수 없는 일이 발생한 것에 대해 어쩔 줄 몰라 연신 머리를 조아리며 "이는 결코 저의 공로가 아니라 단지 약초의 공로입니다."라고 중얼거렸다. 황제는 류간의 인간 됨됨이에 깊이 감동하며 "그런데 그 약초의 이름은 무엇인가? 어째서 태의원의 의사들은 알지 못했는가?"라고 물었다. 류간이 "소인도 그것의 이름을 모릅니다. 다만 여자의 산후복통에 기이한 효과가 있다는 것을 알 뿐입니다."라고 답하였다. 황제가 잠시 생각한 뒤 "이 약이 부녀자의 출산 후 증상에 특별한 효과가 있으니 익모초(益母草)라고 부르면 되겠구나."라고 말했다. 신하들이 일제히 "황제께서 내리신 이름에 감사할 뿐입니다."라고 외쳤다.

이 일이 있은 후 황제는 특별히 궁중의 정원에 익모초를 심도록 해서 위급한 일에 대비하였다. 이로부터 익모초는 더 많은 사람들이 애용하게 되었고 이 아름다운 이야기 또한 빠른 시간 내에 널리 퍼지게 되었다.

약초이야기

중국 역사상 유일한 여황제이자 중국 역대 황제들 중 67세에 최고령으로 황제에 오른 인물이 된 여황제 무측천(武则天. 625~705. 사진)은 익모초를 가장 잘 활용한 사람 중 한명으로 특히 미용 효과에 대해 많이 언급되어 있다.

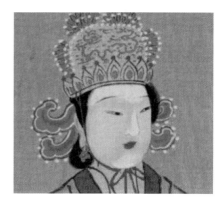

81세까지 장수한 여황제 무측천온 피부 관리를 매우 중요시해서 태의들로 하여금 피부 관리와 미용에 관한 비방을 연구하도록 했다. 그녀가 가장 많이 사용한 두 가지 방법 중 하나는 '익모초택면방(益母草澤面方)'인데 후세는 이를 '신선옥녀분(神仙玉女粉)'이라고 불렀으나 명나라때 이시진의【본초강목】에서 원래의 이름이 회복되었다.

【신당서(新唐書)】에는 측천무후가 미용 화장품을 자주 사용한 일화가 다음과 같이 기록되어 있다. "태후가 비록 춘추가 많으나 그는 화장을 잘 한다. 좌우의 모든 사람들이 그의 나이를 알아차리지 못한다."

당시에는 그녀가 사용했던 모든 처방이 궁중의 비방(秘方)으로 철저하게 비밀이 지켜졌으나 그녀가 죽은 뒤에 차츰 민간에 유출되기 시작해서【신수본초(新修本草)】에서 처음으로 그 비방들을 수록했다. 그가 죽은 뒤 40여년 후에 왕도(王燾)가【외대비요(外台秘要)】에 전문적으로 측천무후가 사용했던 미용 관련 외용 처방에 대해 '근효측천대성황후련익모초류안방(近效則天大聖皇后煉益母草留顏方)', '무후류안방(武候留顏方)' 등의 명칭으로 수록했는데 그녀가 사용한 미용관련 약물의 핵심 약재가 바로 익모초였다.

전해져오는 바에 의하면 그는 매일 아침, 저녁 익모초로 만든 약을 얼굴과 두 손에 문질러 발랐고, 그렇게 하면 각질이 제거되면서 검은 점과 주름살이 감소하였다고 한다. 또한 "이 약을 바른 후 세수를 하면 얼굴에 광택이 나는데 장시간 사용하면 그 효과가 더욱 뚜렷해져 사오십 대의 부녀자가 15살 처녀처럼 된다."고도 하였다.

이때 측천무후를 위해 미용 전용 처방을 연구개발한 사람은 어의(御醫) 장문중(張文仲. 사진)이었는데 그가 사용한 처방의 핵심 약재가 바로 익모초였다. 어의는 익모초의 법제를 매우 중요시 여겼다. 가장 먼저 음력 오월 오일(端午節)에 익모초 전체를 채취하는데 약간의 흙도 포함되지 않도록 조심하여야 한다. 햇볕에 말린 후 곱게 갈아 분말을 만든 뒤 약간의 물과 밀가루로 작은 형태의 동그란 덩어리를 만든다. 황토 진

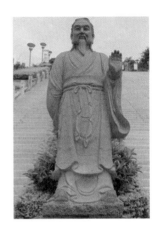

흙을 아궁이 안에 펴서 숯처럼 태운 뒤 그 위에 약을 놓고 먼저 화력이 강한 불로 뜨겁게 달군 뒤 약한 불로 낮춰 하루 동안 가열한다. 이때 하루 동안 불을 멈추지 않으며 이후 동그란 형태의 덩어리는 흰 색을 띠고 부드러워 진다. 약이 식은 후 옥이나 녹각 망치로 잘 빻아 고운 가루로 만든다. 고운 분말이 만들어지면 적당량의 옥가루와 녹각가루를 잘 섞어 도자기로 된 그릇에 밀봉하여 보관한다. 전하는 바에 의하면 측천무후는 매일 아침 이 약을 얼굴과 두 손에 발랐다고 한다. 따라서 측천무후는 팔십의 나이가 되었을 때에도 피부가 투명하고 윤기가 있었는데 이는 그녀가 위의 비방을 사용했기 때문이라고 한다.

※ 주의사항

일반적으로 임신중에는 복용을 금한다. 자궁을 수축시키는 효능이 있어 임신 유지에 좋지 않은 영향을 미칠 수 있기 때문이다.

㉒ 인삼 人蔘

; 인삼의 뿌리

신농본초경 오장을 보하며 정신과 혼백을 안정시킨다. 잘 놀라고 두근거리는 증상을
진정시키고 눈을 밝게 한다. 심신을 안정시키고 장복하면 몸이 가볍고 장수한다.

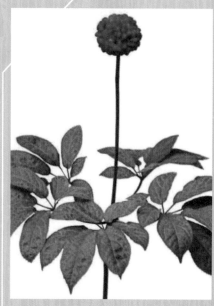 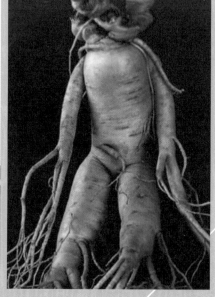

기원식물

- **KP *** Ginseng Radix / 인삼 *Panax ginseng* C.A.Mey. (두릅나무과 Araliaceae)의 뿌리로서 그대로 또는 가는 뿌리와 코르크층을 제거한 것.
- **CP *** Radix et Rhizoma Ginseng / 인삼(人參) *Panax ginseng* C.A.Mey. (두릅나무과 五加科)의 뿌리줄기를 말린 것.

인삼은 오갈피나무과 인삼속 식물로 (인삼산업법 제2조 제1호) 동의보감에서도 500회이상 등장하는 한약재이다. 인삼의 학명이 파낙스진생(Panax ginseng)인데 파낙스의 뜻이 만병통치약이다.

본초강목에서는 인삼이라는 한자표기와 곁들여서 설명하고 있다. 먼저, 담글침자(浸) 위에 초두변을 얹어 蓡(인삼 삼)으로 기록했었다. 인삼이 해가 지나면서 점차로 자라 뿌리가 사람의 모습같아 정신이 있는듯 하기에 그렇게 표기했다고 한다. 즉, 이것은 인삼이 일정한 시간이 지나면서 성장하는 특징을 내포한 것에 연유한 글자이다. 인삼의 명칭에 대해서는 【本草綱目(본초강목)】에서만 9개의 명칭이 소개되어 있는데, 예를들면, 인삼은 자라는데 단계가 있다는 의미에서 인함(人銜)이라 부르기도 했고, 인삼의 생장환경이 햇빛을 등지고 그늘을 향하므로 귀개(鬼蓋)라고 부르기도 했다. 후세에 글자가 복잡해서 오늘날의 인삼삼자에서 초두변을 제거한 삼(參 인삼삼)으로 사용해 오다가 오늘날에는 식물임을 강조하기 위해 위에 초두변을 얹어 인삼삼(蔘)자로 사용하고 있다.

약재의 형태가 사람을 닮았다는데서 그 이름이 유래했다는 것이 정설이다. 하지만 심마니들이 산삼을 캘 때는 대부분 긴 수염을 단 산신령이나 발가벗은 동자(童子) 꿈을 꾼 뒤 산삼을 채취했다는 설에 근거하기도 한다. 또한 인삼의 몸체에서 2개의 지근이 갈라져 나온 모양이 사람 인(人)자의 형태를 띠고 있는 것을 최상품으로 취급하는데서 그 이름이 유래되었다고도 한다.

인삼의 형태를 일경삼아오엽(一莖三椏五葉), 즉 뿌리 하나, 줄기 셋, 잎이 다섯이라는 의미이고, 야생은 산삼(山蔘), 재배지에서 채취한 것은 수삼(水蔘), 잔뿌리를 제거하고 건조한 것은 백삼(白蔘), 수삼을 쪄서 말린 것을 홍삼(紅蔘) 그리고 미세한 뿌리를 말린 것을 미삼(尾蔘)이라 한다.

약초이야기

【神農本草經(신농본초경)】에서 人蔘(인삼)은 미한(微寒: 약간 차가운 성질)으로 기록되어 있었으나 【本草綱目(본초강목)】에서 李時珍(이시진)은 역시 한의사였던 부친 李言聞(이언문)이 지은 【인삼전】 상하권의 내용을 【본초강목】에 인용하면서 인삼을 溫性(온성: 따뜻한 성질)으로 바꿨다. 인삼의 약성을 【神農木草經(신농본초경)】의 "약간 차가운"성질을 【本草綱目(본초강목)】에서 "약간 따뜻한" 성질로 바꿔 기록한 것에 대해 【醫學三字經】 등 다양한 서적을 집필한 陳修園(진수원 1752~1823)은 크게 화를 내고 "인삼을 온성으로 표기한 것은 송나라 이후 의학의 영향을 받은 것"이라며 "【本草綱目(본초강목)】을 불태워버려야 한다"고 이야기한 일화는 유명하다.

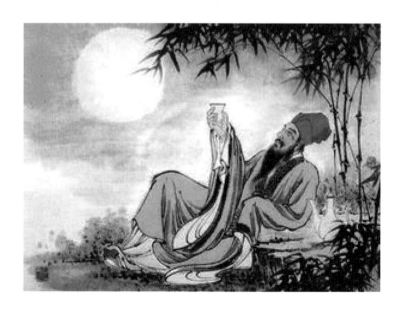

고구려 사람이 지은 인삼찬가에 이르기를

"가지가 셋에 다섯잎이오.

햇빛을 등지고 그늘을 향한다.

나(인삼)를 찾고자 할진대 개오동나무를 찾으라' 하니라.

즉, 산삼은 깊은 산 그늘진 곳 개오동나무와 옻나무 아래 습윤한 곳에 많이 난다고 묘사하고 있다. 이러한 생장환경에서 유추할 수 있는 것은 인삼 자체가 더운 성질을 갖고 있기 때문에 다른 식물들처럼 햇볕을 많이 받으면 타죽어 버린다는 것을 알 수 있다.

≪인삼(人蔘)≫_소동파(蘇東坡)

上黨天下脊　상당현 하늘 아래 등마루에 있고

遼東真井底　요동 지방 좋은 우물 밑에 있다

玄泉傾海腴　검은 샘물이 바다를 향해 기울어져 비옥하게 하고

白露灑天醴　새하얀 이슬이 하늘에 흩뿌려져 달콤하게 한다

靈苗此孕毓　영험한 새싹 모양으로 이를 품어 낳아 기르니

肩肢或具體　어깨와 팔다리 모양은 제법 구체적이더라

移根到羅浮　뿌리는 나부산(羅浮山)까지 다다르고

越水灌清泚　물을 건너 대어주니 깨끗하고 맑더라

地殊風雨隔　땅은 특별히 바람과 비 사이에 간격을 두었다

臭味終祖稱　향과 맛이 마침내 최고로 우러러 받들어지게 되었다

青椏綴紫萼　푸른 잔가지가 붉은 꽃받침을 장식하고

圓實墮紅米　둥근 열매가 붉은 모양으로 떨어졌다

窮年生意足　시간이 지날수록 거듭 생기가 충만해지니

黃土手自啟　황토를 손수 열어 펼쳤다

上藥無炮炙　통째로 구운 것이든 볶은 것이든 약으로 쓸 수 있는데

齕齧盡根柢	뿌리부터 깨물어 씹어 먹어라
開心定魂魄	가슴을 열고 혼백을 안정시키며
憂恚何足洗	근심걱정과 원망을 충분히 씻어내더라
糜身輔吾生	짓무른 몸은 내가 살도록 도와주니
旣食首重稽	먹을 뿐만 아니라 머리를 깊이 조아리게 되는구나

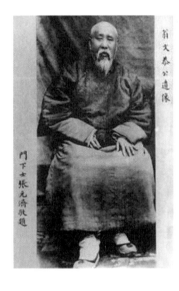

인삼의 효능과 관련해서 중국인들에게 잘 알려진 이야기 중에 '인삼장원(人蔘壯元)'이라는 말이 있다.

청나라 때 광서(光緖) 황제의 스승을 역임했던 옹동화(翁同龢. 사진)는 함풍(咸豊) 6년에 장원급제를 했다. 과거시험 당일의 일화는 인삼과 밀접한 관련이 있다. 그해 시험에서 가장 유력한 장원급제 후보자는 옹동화와 손육문(孫毓汶) 두 사람이었다. 당시 시험장은 상당히 먼 거리에 있어서 많은 응시생들이 시험장인 조문(朝門) 부근의 여인숙에 머물면서 시험에 응했다. 당시 옹동화와 손육문의 부친은 모두 벼슬을 하고 있었기에 일찍이 왕래가 잦았다. 손육문의 집은 시험장에서 멀지 않은 곳에 있던 반면, 옹동화의 집은 상당히 먼 거리였다. 시험 전날밤 손육문의 부모는 특별히 옹동화가 자신의 집에 머물며 시험을 치루도록 초청했다. 저녁을 먹은 뒤 손육문의 아버지 손서진(孫瑞珍)은 아들에게 내일 아침 좋은 컨디션을 유지하려면 일찍 자야 한다고 재촉했다. 하지만 옹동화에게는 밤 늦도록 이야기를 나눈 뒤 돌아가 쉬도록 했다. 옹동화가 막 침대에 누우려는 그때 손서진은 암암리에 사람을 보내 옹동화의 방 근처에서 날이 밝을 때까지 폭죽놀이를 하도록 시켰다. 밤을 꼬박 새운 옹동화는 휴식할 틈도 갖지 못한채 비몽사몽간에 시험장으로 들어갔다. 전신의 무기력함과 함께 끝없는 졸림을 느끼면서 '이번 시험은 틀렸구나.'라고 생각했다. 그런데 그때 갑자기 자기 몸에 지니고 있던 인삼 두 뿌리가 생각나 얼른 꺼내 입에 넣고 씹기 시작했다. 잠시 후, 옹동화는 정신이 현저하게 맑아지는 느낌과 함께 시험문제가 술술 풀리는 신기한 경험을 했고 결과적으로 그 시험에서 장원급제를 했던 것이다. 이 사실이 세상에 널리 퍼지면서 사람들은 이 이야기를 '인삼장원(人蔘壯元)'이라는 말로 부르기 시작했다.

양옥환(楊玉環. 사진)은 중국 역사상 가장 환상적인 이야기 속의 주인공이자 당대의 미인이었던 양귀비(楊貴妃)의 이름이다. 천보[天寶:당 현종(玄宗)의 연호(742~756)] 4년 당 현종은 그녀를 귀비(楊貴妃)로 책봉하였다. 그녀의 어떤 매력이 삼천 궁녀가 받을 몫의 사랑을 한 몸에 다 받게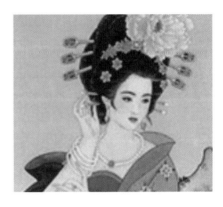
했는가? 당나라 때의 시선(詩仙)으로 추앙받는 이백(李白)은 【청평사(淸平詞)】라는 시에서 다음과 같이 읊고 있다.

雲想衣裳花想容　구름이 옷인 듯 꽃이 얼굴인 듯
春風拂檻露華濃　봄바람 나부끼니 이슬처럼 영롱해라
若非群玉山頭見　만약 군옥산 위에서 본 임이 아니라면
會向瑤臺月下逢　필시 달밝은 요대에서 본 임이 틀림없지

이처럼 탁월한 미모를 자랑하는 양귀비의 미모에는 인삼도 한 몫을 하였다.
당(唐)대의 미용 원료 대부분은 납과 수은이 함유된 것들이 많아 장기간 사용하면 만성 중독으로 인해 뺨 위에 갈색 반점을 남기기도 하였다. 양귀비는 용모를 생명처럼 소중히 여긴 만큼 일반 화장품의 부작용을 알고 있었다. 그녀는 늘 화장을 엷고 가볍게 했다. 또한 언제나 온천욕을 한 뒤 가볍게 온몸의 경혈을 자극해주는 것을 즐기면서 황실의 어의(御醫)들을 불러 모아서 자신만을 위한 미용 비방을 만들도록 하였다.

태의(太醫)는 인삼 약선과 홍옥고(紅玉膏)라고 하는 처방을 동시에 사용하도록 처방했다. 이때부터 양귀비는 인삼을 적극 애용했으며 인삼을 '百草之王(모든 약초 중의 왕)'으로 봉하기도 했다. 후세의 많은 사람들은 인삼이 양귀비의 근육과 피부의 탄력을 유지시키는 역할을 함으로써 황제의 사랑을 독차지하는데 이바지 했다고 믿고 있다.

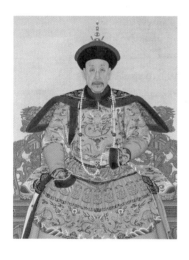

청나라 건륭황제는 중국 역사상 황제로서는 드물게 89세까지 장수하였다. 그때의 평균 수명을 생각하면 건륭황제는 굉장히 희귀한 사례에 속한다. 당시 한 외국사신이 건륭황제를 알현한 후 묘사한 그의 풍채는 "연령은 비록 여든 셋이지만, 겉보기에는 예순 정도와 같더라. 노년임에도 신체가 건강하고 원기가 충만하여 가히 소년을 압도할 수 있을 것 같았다. 황제의 식사가 규칙적이고 극도의 절제된 식사습관을 유지하는 것은 매우 경이로웠다."고 묘사하였다.

건륭황제(사진)는 인삼을 복용하는것을 즐겼는데 그 방법은 일단 균형잡힌 식사로 합리적인 영양섭취를 중시하면서 적당량의 인삼을 복용했다. 건륭황제 때 조정에서 분류 보관한 공문서 중【상용인삼저부(上用人參底簿)】라는 기록에 따르면 건륭 62년(음력) 12월 초하루부터 시작하여 건륭 64년(음력) 정월 초삼일까지 식사 중 인삼을 359번이나 복용한 기록이 있다.

건륭황제는 인삼을 "선단(仙丹, 신선이 먹는 약)"으로 칭하였으며 또한 【영인삼(詠人蔘, 인삼을 칭송함)】이라는 책에 손수 시를 짓기도 하였다.

性溫生處喜偏寒   성질은 따뜻하지만 생장 환경은 차가운 곳을 좋아하며
一穗垂如天竺丹   이삭 하나는 천축단처럼 길게 늘어져있다

여기서 건륭황제의 인삼에 대한 이해를 엿볼 수 있다.

조선시대 왕들의 평균수명은 47세 였고, 60세를 넘긴 경우가 6명뿐이었다. 하지만 영조대왕은 83세까지 장수했는데 그런 영조대왕이 인삼을 즐겨먹었고, 자신의 건강과 장수 비결을 '인삼정기'라고 생각했다고 한다. 72세 되던 해에는 1년에 20여 근의 인삼을 복용했다는 기록은 물론 59세부터 73세까지 먹은 인삼이 100근을 넘었을 정도로 자주 복용했다는 기록이 있다.

영조대왕이 즐겨 애용한 방법 중 하나는 인삼에 귤껍질을 넣은 '삼귤차(蔘橘茶)', 인삼에 복령이라는 한약재를 넣은 '삼령차(蔘茶茶)'를 즐겨 마셨다. 또 영조대왕이 인삼을 얼마나 좋아했는지는 또다른 기록으로도 설명이 가능하다. 영조대왕은 인삼이 들어간 한약을 자주 복용했는데, 내의원에서 영조에게 자주 올린 처방이 '건공탕(建功湯)'인데 이 처방의 원래 이름은 동양의학에서 유명한 '이중탕(理中湯)'이다. 하지만 영조대왕이 65세 때 이중탕을 자주 복용하고 건강을 회복하게 되자 나라를 위해 공을 세웠다는 의미로 '이중건공탕(理中建功湯)'이란 이름을 하사한 것이 오늘날 줄여서 건공탕이라고 불리게 된 것이다. 영조는 자신이 80세 넘도록 살 수 있었던 것은 '건공탕' 덕분이라고 얘기했을 정도로 거의 하루도 빠짐없이 건공탕을 복용했는데, 이 처방은 인삼을 비롯하여 백출, 건강, 감초로 구성된 것이다.

산삼(山蔘) 감별 비결

민간의 속담에 산삼을 감별하는 비결이 있다.

長長蘆頭密密碗　노두는 길고 길며 노완은 빈틈없이 단단하다
細密橫紋順自然　가로무늬는 세밀하여 자연스럽고 가지런하다
頭部最好能長節　목 부분이 긴 마디를 가질 수 있는 것이 가장 좋다
須根上生珍珠點　수염뿌리 위에 진주점이 생겼다.

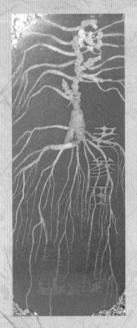

산삼을 감별하는 몇 가지 비결은 첫째, 노두를 본다. 노두는 삼의 몸통 꼭대기가 근경과 서로 맞닿은 부분이다. 산삼의 노두와 주근이 길어서 간혹 삼의 몸통 자체의 길이를 능가하는 경우도 있다. 둘째, 노완(蘆碗)을 본다. 가을에 인삼의 줄기와 잎이 마르고 나면 인삼의 목부분이 움푹 들어가서 내려앉은 원형의 흉터 같은 것을 남기는데 1년에 한 개씩 생긴다. 셋째, 가로무늬를 본다. 산삼의 가로무늬는 가늘면서도 촘촘하며 대개 한 방향으로 고리를 만들면서 밑으로 이어진다. 넷째, 긴 마디를 본다. 대부분의 산삼은 주근 외에 노두의 한 쪽이나 양 쪽에 많은 잔뿌리가 모여 있다. 이를 '마디(節)'라고 일컫는데 다시 말하면 '삼정(蔘芋)'이다, 이는 산삼의 특징 중 하나다. 다섯째, 진주점(珍珠点)을 본다. 산삼은 일반적으로 온전한 형태의 수염뿌리를 가지고 있는데 수염뿌리 위에는 대단히 많은 혹 모양의 것들이 돌출되어 있다. 이를 습관적으로 '진주점(珍珠點)'이라고 부른다.

산삼의 진짜와 가짜를 감별하는 방법에 대해 유명한 본초학자 소송(蘇頌)과 이시진(李時珍)이 언급한 것은 다음과 같다.

두 사람이 함께 달리기를 하는데 한 사람은 입에 산삼을 물고 다른 사람은 그냥 뛴다. 만약 3~5리(1~2km)를 달리게 되면 산삼을 머금지 않았던 사람은 숨을 헐떡거릴 가능성이 크지만 산삼을 물고 뛰었던 사람의 호흡이 자유롭고 편안하게 되는데 이는 진짜 산삼(眞蔘)을 머금었기 때문이다.

❈ 주의사항

【本草綱目(본초강목)】에 기록된 당시의 위품, 즉 명나라 당시에 가짜 인삼에 대해 다음과 같이 기록하고 있다.

"가짜 인삼은 모두 더덕, 잔대, 도라지로 뿌리를 캐서 조작하여 혼돈시킨 것이다."라고 설명하면서 각각의 차이를 묘사하고 있고, 인삼이 너무 유명하다 보니까 당시에는 다음과 같은 위품도 존재했다는 기록이 있습니다.

"근래에 또 심보 나쁜 사람이 인삼을 먼저 물에 담가 즙을 취해서 스스로 마시고 다시 햇빛에 말려 내다 팔되 탕삼(湯參)이라고 하니 전적으로 사용할 수가 없으니 기히 살피지 않을 수가 없다." 고 묘사하고 있다.

인삼을 섭취하고자 하는 사람들 중에 몸에 열이 많은 사람, 몸에 뾰루지가 자주 나는 사람, 얼굴이 붉게 달아오르고, 맥박 수가 빠르다든가, 잠을 못잔다든가 등의 증상이 있는 사람들은 전문가와 상담을 받은 뒤 섭취하는 것이 필요하다. 특히 어린이들에게 지나치게 많이 복용시키면 성조숙증이 우려된다는 기록도 있는만큼 필요할 경우는 전문의와 상담후에 복용해야 한다.

민간요법

● 인삼은 약간의 쓴 맛을 갖고 있는데 수육, 닭고기, 생선 등과 함께 같이 요리하면 쓴 맛이 제거되고 보약으로서의 역할을 하게 된다. 인삼을 복용할 때는 복용방법이나 복용량을 점차적으로 증가시킬 필요가 있다. 너무 조급하게 복용량을 초과하면 부작용을 초래할 수 있다.

(23)
인진 茵蔯
; 더위지기 전초

신농본초경 맛은 쓰고 성질은 평하다. 풍습 * 으로 생긴 한열 * , 사기 * (邪氣)와 열이 뭉친 것과 황달을 치료한다. 장복하면 몸이 가벼워지고 기를 보하면서 노화를 막는다

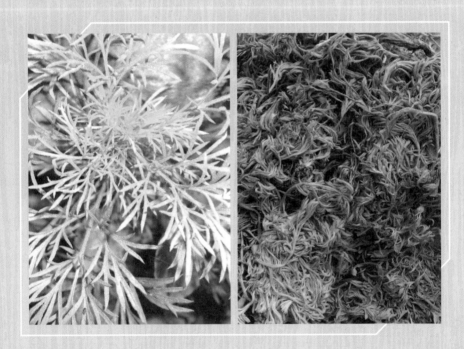

기원식물

- **HP** Artemisiae Capillaris Herba / 사철쑥 Artemisia capillaris Thunb. (국화과 Compositae)의 지상부. 봄에 채취한 것을 '면인진(綿茵蔯)'이라 하고, 가을에 채취한 것을 '인진호(茵蔯蒿)'라 함. 인진(茵蔯)
- **CP** * 인진(茵蔯) Herba Artemisiae Scopariae / 비쑥(濱蒿) Artemisia scoparia Waldst. et. Kit. 또는 사철쑥(茵蔯蒿) Artemisia capillaris Thunb. (국화과 菊科)의 지상부를 말린 것.
- **HP** 한인진(韓茵蔯) Artemisiae Iwayomogii Herba / 더위지기 Artemisia iwayomogi Kitamura(국화과 Compositae)의 지상부.

약명유래

쑥은 예부터 보릿고개를 넘는 구황작물로 널리 쓰여왔고, 공자님도 오래된 병은 3년 묵은 쑥으로 고치라고 했었다. 북송시대 재상 왕안석은 100가지 질병을 치료하는데 쑥만한 약이 없다고 했는데, 이런 쑥은 전 세계적으로는 약 400여종, 국내에는 약 수십종이 자생하고 있다. 쑥은 생명력이 아주 강한데 일례로 원자폭탄으로 인해 황폐화된 일본 히로시마에서 가장 먼저 싹을 틔운 것이 쑥이라는 사실에서도 그 생명력을 엿볼 수 있는데, 동양의학에서 쑥은 종류별로 다양하게 사용되고 있다. 식물명별로 분류해 보면 생약명 애엽으로 불리는 쑥, 황해쑥, 산쑥이 있고, 인진쑥으로 불리는 사철쑥(인진호), 한인진(더위지기 지상부)으로 불리는 더위지기가 있다. 또 청호로 불리는 개사철쑥, 개똥쑥(황화호) 등이 있다.

단군신화에도 등장하는 쑥은 우리와 특별히 친숙한데 그중에서 인진쑥은 국화과에 속하는 다년생초로 한국과 대만, 일본이 원산지이고, 냇가의 모래 땅에 잘 서식한다. 크기는 30cm~1m 정도이며 꽃은 늦여름에서 초가을 사이에 노란색으로 피고, 열매는 늦가을에서 초겨울 사이에 맺는다. 어린순을 나물로 먹을 수도 있다.

당나라 시대의 진장기(陳藏器)는 【본초습유(本草拾遺)】에서 다음과 같이 그 약명의 유래를 밝히고 있다.

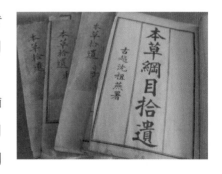

'인구묘이생, 고명인진(因舊苗而生, 故名茵陳)' 즉, 옛 뿌리를 쫓아 묵은 싹에서 새싹이 돋는 다년생 식물임을 밝히고 있다. 후세 사람들이 인진(茵陳)에 풀초(艸)를 첨가해서 "인진(茵蔯)"이라 표기한 것이다.

대한약전에서 "인진은 사철쑥의 지상부이다. 봄에 채취한 것을 '면인진(綿茵蔯)'이라 하고, 가을에 채취한 것을 '인진호(茵蔯蒿)'라 한다."고 기록하고 있다. '더위지기'란 말 역시 '더위를 지킨다.'는 우리말에서 유래한 이름으로 신체에 열이 날 때 열을 다스리는 약재로 쓰인다는 뜻이다.

더위지기나 사철쑥의 속명 Artemisiasms는 '달의 여인'이라는 뜻인데 이는 달의 여인 다이아나(Diana)에게 이 약초를 바쳤다는 그리스 신화에서 유래한 것이라고 한다.

약초이야기

동양의학에서 인진쑥은 몸속의 열과 습을 제거하고, 담즙을 원활하게 배출시켜 황달을 치료하는데 특효약으로 쓰이고 있다.

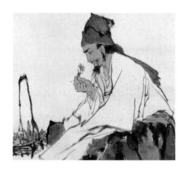

중국 동한(東漢) 시대, 한 여인이 피골이 상접하고 피부는 귤과 같은 황색을 띠며, 움푹 패인 두 눈도 황색이 선명하였다. 그녀는 명의 화타(華佗)를 찾아와 "저는 황달을 치료하기 위해 그동안 수없이 많은 의사를 찾아 갔습니다. 집에 있는 마지막 엽전까지 모두 치료에 쏟아 부었지만 조금도 차도가 없었는데 오늘 의원님께서 우리 마을을 지나가신다는 말을 듣고 마지막으로 찾아 왔습니다. 당신이 신의(神醫)라는 소문을 들었으니 제발 제 목숨을 구해주세요." 하지만 화타는 한 눈에 자신도 치료할 수 없는 병임을 알아차리고 솔직히 말했다. "저 역시 특별한 방법이 없습니다."

그녀는 "저는 의원님 같은 신의가 치료할 수 없다는 것을 믿을 수 없습니다. 이제까지 저는 많은 의사를 만나봤고 비록 효과를 보지는 못했지만 그들은 모두 제게 약을 주었었습니다. 의원님은 그 의사들보다 훨씬 유명한 분인데 어찌 이런 병은 시도조차 할 수 없다는 것입니까?" 화타는 고개를 가로저으며 "그런 약들은 당신에게 특별한 작용을 하지 못합니다. 즉, 약을 복용해도 특별한 변화를 기대할 수 없습니다." 환자는 화타의 대답에 절망하여 집으로 돌아와 조용히 죽음을 맞이하기로 결심했다.

반년 후, 화타가 다시 한번 그 마을을 지나는 길에 우연히 지난번 그 황달 환자를 만나게 되었는데 하마터면 알아보지 못할 뻔 했다. 왜냐하면 그녀의 얼굴은 만면에 홍황색이 은은하고 광채를 띠고 있었으며 몸도 이전보다 전체적으로 훨씬 건강을 회복한 것이 역력했기 때문이었다. 깜짝 놀란 화타가 그녀에게 "그대는 어느 명의로부터 약을 받았나요? 제게 소개 좀 해주시면 한 번 만나 뵙고 싶습니다." 그녀는 "의원님은 신의(神醫)로 소문이 자자한 분인데 어찌 다른 분을 만났겠습니까. 의원님이 손 쓸 수 없다고 한 그날 이후 어떤 의사도 만난 적이 없고 그저 저절로 회복되어 지금까지 살고 있을 뿐입니다." 화타는 도저히 믿기지 않는다는 표정으로 "당신은 분명 어떤 특별한 약을 복용했을 것입니다. 그게 어떤 약인지 알려줄 수 있습니까?"

"저는 아무런 약도 복용한 적이 없어요. 특히 올 상반기에는 먹을 것이 없어 대부분의 사람들이 죽도 한 그릇 맘껏 먹지 못했는데 어찌 약을 먹을 수 있겠어요. 저는 오래된 들풀의 싹을 많이 먹었어요." 그녀의 대답에 화타는 갑자기 흥분을 감추지 못하고 말했다. "바로 그것일겝니다. 풀이 곧 약입니다. 당신은 그 풀을 며칠간이나 먹었습니까?" 그녀는 있는 그대로 답했다. "한 달 이상 먹었습니다." 화타가 즉시 묻기를 "무슨 풀을 먹었는지 알려 주실 수 있습니까? 저를 데려가서 보여주실 수 있나요?" 그녀를 따라 산성에 다다랐을 때 그녀는 한 무더기 풀밭을 가리키며 "바로 이 풀입니다."

화타는 보자마자 "이것은 쑥이 아닌가? 이 풀이 황달을 치료할 수는 없는데....일단 좀 가져가서 실험해 보자." 화타는 그 쑥을 가져가 여러 환자에게 사용해봤지만 전혀 효과가 없어 다시 그 환자를 찾아가 재차 확인했다. "당신이 늘 먹었다는 풀이 이것 맞습니까?" "맞아요. 틀림없습니다."

화타는 잠시 생각에 잠기더니 재차 물었다. "당신이 이 풀을 먹은 시점은 언제입니까?" "3월이요." 화타는 그때서야 알았다는 듯 "만물이 소생하는 춘삼월은 이 쑥도 역시 그 때가 최고의 약효를 볼 수 있겠구나." 그렇게 다음해 3월이 되자 화타는 많은 쑥을 채취해서 황달환자에게 사용해 봤다. 그 결과 약을 복용한 환자 모두가 현저한 효과를 나타내는 것을 보고 드디어 춘삼월의 인진만이 특별한 효험이 있는 것을 알게 되었다. 화타는 이듬해 다시 그 쑥의 뿌리, 줄기, 잎을 각각 분리해서 실험을 진행해 본 뒤 춘삼월의 연한 잎과 줄기만이 황달에 특효가 있다는 것을 알게 되었고, 그 쑥의 이름을 "인진(茵陳)"이라고 명명하면서 다음과 같은 노래를 남겼다.

三月茵陳四月蒿　삼월의 쑥은 인진이요 사월의 것은 쑥이라
傳于後人切記牢　후세 사람들에게 전해서 꼭 기억하길 바란다
三月茵陳治黃癆　삼월 인진은 황달을 치료하지만
四月茵陳當柴燒　사월 쑥은 단지 불쏘시개감이다

채취시기를 기준으로 보면 당나라에서 송나라 때까지는 개화기 즉, 비교적 늦게 채취했었고, 명나라 때는 면인진(봄철 새싹 6~10cm)을 위주로 사용했다. 오늘날 황달에 대한 실험실 결과는 개화기가 최적이라는 보고가 있다.

한의학의 명저 장중경(張仲景. 사진)의 【상한론(傷寒論)】양명병편(陽明病編)에는 "급성열병의 환자가 1주일 정도 경과하면 양명병이 나타나는데 발열과 함께 땀이 나는 사람은 사기 * (邪氣)가 밖으로 빠져 나가기 때문에 몸이 황색으로 변하지 않는다. 그러나 머리에는 땀이 나지만 신체에는 땀이 없고, 소변이 원활하지 않으면서 갈증을 느끼는 사람은 열이 몸 안에 있기 때문에 대부분 신체에 황색이 나타난

다. 이때 인진호탕(茵蔯蒿湯)으로 치료한다." 또한 "급성 열병 환자로서 일주일 정도 지나서 몸이 귤처럼 황색이 되고 소변도 원활하지 않으면서 복부에 팽만감을 느끼는 사람은 인진호탕(茵蔯蒿湯)으로 치료한다."고 기록하고 있다. 여기서 몸이 황색이 된다고 하는 것은 황달을 말하는 것인데 이 처방에서 핵심적인 역할을 하는 것은 당연히 인진(茵蔯)이다.

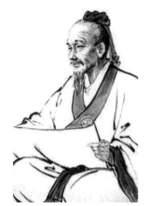

민간요법

● 간염환자의 경우 대부분 식욕이 없는 경우가 많은데 쌀에 인진쑥을 넣어 묽은 죽으로 만들어 복용하면 간염 치료효과와 함께 영양을 보충하는 효과를 얻을 수 있다. 인진의 양이 많아 쓴 맛이 강할 때는 적당량의 설탕을 넣어 복용한다. 단, 비위허한(脾胃虛寒)자의 경우는 사용에 주의해야 한다.

● 약초의 쓴 맛과 독특한 향은 유럽에서 각종 술을 만드는 원료로 이용되고 있고 즙을 짜서 잉크 대용이나 잉크와 혼합해서 글씨를 쓰면 자료를 오래 보관해도 좀이나 벌레가 해를 끼치지 않는다고 한다.

㉔

지황 地黃

; 지황의 뿌리

신농본초경 맛은 달고 성질은 차갑다. 넘어지고 삐어서 근육이 손상된 것을 치료한다. 혈액순환 장애를 풀어내고 골수를 채우며 기육을 기른다. 탕으로 복용하면 한열 * 을 일으키는 적체와 순환장애를 없앤다. 생것으로 복용하는 것이 더 좋으며 일명 '지수'라 한다.

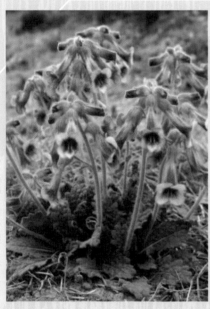
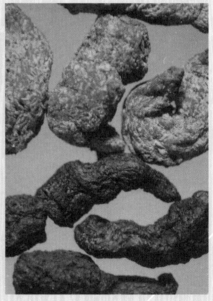

기원식물

KP * Rehmanniae Radix / 지황 *Rehmannia glutinosa* Libosch. ex Steudel (현삼과 Scrophulariaceae)의 뿌리.

CP * Radix Rehmanniae / 지황(地黃) *Rehmannia glutinosa* Libosch 현삼과(玄參科)의 신선한 덩이뿌리 또는 그것을 말린 것.

HP 생지황(生地黃) Rehmanniae Radix Crudus / 지황 *Rehmannia glutinosa* Libschitz var. *purpurea* Makino(현삼과 Scrophulariaceae)의 신선한 뿌리. 생지(生地), 선지황(鮮地黃)

약명유래

　지황은 현삼과에 속하는 여러해살이 다년생 식물로 잎은 긴 타원형이고 주름이 많으며, 뿌리 표면색은 담황색 또는 진황색이다. 5~6월에는 자홍색 또는 담자색의 꽃이 핀다. 지황은 추위에 비교적 강한 식물이어서 우리나라 중부지방에서도 충분히 월동할 수 있지만, 재배지로는 햇빛과 바람이 잘 통하며 따뜻하고 건조한 지역이 좋다. 토양환경은 토심이 깊고 물빠짐이 좋은 곳을 선택해야 하는데, 국내에서는 전북 정읍을 중심으로 충남 금산과 서천, 전북 김제, 경북 안동 등 중부 이남지역에서 주로 재배되고 있다.

　당나라 시대 황하강 유역 중하부 지역에서 온역(溫疫:강력한 전염병)이 창궐해 수많은 백성들이 목숨을 잃었다. 이에 한 고을의 현령이 신농산약왕묘(神農山藥王廟 : 신농씨를 모신 사당)에서 신령님께 간절한 기도를 올린 뒤 한 뿌리의 약초를 얻었다. 그 약초의 이름은 지황(地皇)으로, 황제로부터 하사받은 약이란 뜻이다. 동시에 신농산의 북쪽 사면에서 지황(地皇)을 많이 채취할 수 있다는 사실도 알게 되었다. 그는 즉시 사람들을 보내 많은 약을 채취했고 그것으로 수많은 백성들의 목숨을 구제할 수 있었다. 온역의 유행이 사라진 뒤 백성들이 그 약재를 집에 심기 시작했는데 그 뿌리의 색이 황색이라 사람들이 지황(地皇)을 지황(地黃)으로 고쳐 부르기 시작했다. 특히 회경부(懷慶府) 지역에서 생산된 것을 최고의 지황으로 삼는다. 이시진도 【본초강목】에서 "오늘날 사람들은 오직 회경부의 지황을 최상으로 삼는다."라고 기록하고 있는데 오늘날도 그 명성이 이어져 내려오고 있다.

　지황은 그 가공 방법에 따라 선지황(鮮地黃), 생지황(生(乾)地黃), 숙지황(熟地黃) 등 세가지 명칭으로 불린다.

　신선한 지황은 맛이 달고 쓰며 성질은 아주 차갑다. 몸속의 음액을 보충(滋陰)하는 효능은 약하지만 몸이 지나치게 뜨거워 조급해지고 답답해하는 증상을 치료하는 효능은 뛰어나다.

생지황은 지황을 말린 것으로 지황의 달고 차가운 성질을 약간 순하게 완화 시키면서 자음 * (滋陰)의 기능은 좀 더 증강시킨 것이다.

숙지황은 아홉 번을 찌고 말리는 과정을 반복해서 맛은 달고 성질은 따뜻해져서 혈액을 포함한 인체의 각종 체액과 골수를 충만시키는 효능이 강화된 것이다.

약초이야기

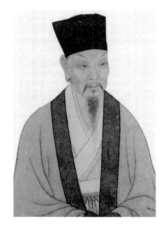

지황과 관련된 이야기 중 유의(儒醫)였던 소동파 (蘇東坡, 사진)의 이야기가 가장 유명하다. 소동파는 송대(宋代)의 시인으로 서화(書畵)에 능통하였다. 항주(杭州)에서 관직에 있을 때 강력한 전염병인 온역이 유행했는데 이때 죽어가는 백성들을 치료하기 위해 사비를 희사해서 의원을 만들어 3년간 천명이 넘는 환자를 치료한 기록이 있다.

소동파는 의사들과 왕래가 많았고 우정도 깊었다. 어느 날 고승 한 분이 소동파에게 비방을 전하며 일반사람들에게 함부로 공개하지 말 것을 당부했다. 이후 소동파가 황주(黃州)에서 관직에 있을 때 역시 강력한 전염병이 발생하여 많은 백성들이 희생되는 참상을 목격한 뒤 스님으로부터 받은 비방을 송대의 명의 방안시(龐安時)에게 전해서 많은 생명을 구하도록 했다.

노년에 이르러 체력이 쇠약해졌을 때 의학의 이치에 정통했던 그는 지황의 효능을 잘 알고 있었기에 집에 지황을 심어 키웠다. 그는 시에서도 아래와 같이 밝히고 있다.

我衰正伏櫪　내가 정기가 쇠하여 마구간에 누워 있고

垂耳氣不振　축 처진 귀는 기가 부족함을 말한다네

移栽附沃壤　비옥한 땅에 옮겨 심어

蕃花爭新春　초봄에 번식시키네

소동파는 지황을 재배하였을 뿐만 아니라 포제 * (炮製)에도 정통하였다. 그는 자기의 약초 경험을 다음과 같이 시에 읊었다.

投以東阿淸　아교로 포제 * 하고

和以北海醇　술로도 포제 * 하고

崖蜜助甘冷　꿀로 포제하면 지황의 차가운 성질의 부작용을 줄여주고

山薑發芳辛　생강을 넣으면 매운 맛이 물씬 난다네

소동파는 또 노화를 방지하기 위해 지황전(地黃煎 : 숙지황, 아교, 황주, 봉밀, 백출)이라는 처방을 만들어 복용했으며 자신이 복용한 뒤의 느낌을 다음과 같이 시로 표현했다.

融爲寒食餳　차가운 것은 녹여 따뜻하게 하고

咽作瑞露珍　건조한 인후는 좋은 진액이 돌게하네

丹田自宿火　단전에 화를 스스로 머무르게 하고

渴肺還生津　건조한 폐에 진액이 돌게 한다네

愿餉內熱子　내열을 정성껏 살펴주고

一洗胸中塵　흉중의 먼지를 한 번에 깨끗이 쓸어낸다네

또한 당대(唐代)의 대시인 백거이(白居易)는 시종일관 농민들에 대해 깊은 정을

갖고있었는데 그는 농민의 힘든 삶에 대해 지황 캐는 사람들이란 시에서 다음과 같이 표현했다.

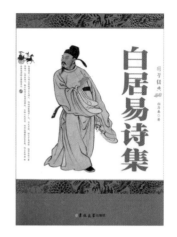

【采地黃者(채지황자)】

麥死春不雨　봄비가 오지 않아 보리가 죽고

禾損秋早霜　가을 이른 서리에 벼농사 망쳤단다

歲晏無口食　새 해에 먹을 것이 없어

田中采地黃　밭에 있는 지황을 캔다네

采之將何用　그것을 캐어서 어디에 쓰느냐 하니

持之易餱糧　그것을 가져다 양식과 바꾼단다

凌晨荷鋤去　새벽에 호미를 메고 가

薄暮不盈筐　저녁 늦도록 캐어도 광주리가 가득 차지 않네

攜來朱門家　지황들고 부잣집에 가서

賣與白面郎　낯빛 허연 도령에게 판다

與君唉肥馬　그대의 살찐 말에게 먹이면

可使照地光　땅바닥을 비출만큼 윤기가 흐른다네

願易馬殘粟　원컨대 말이 남긴 곡식과 바꾸어

救此苦飢光　이 주린 창자나 채웠으면 합니다

백거이(白居易)는 시에서 농민들이 먹을 것이 없어 단지 땅을 파서 지황으로 연명했음을 묘사하고 있다.

또한 송나라 때의 저서 【신효방(信效方)】의 기록에 의하면 저자는 어느 날 여주(汝州)라는 지역의 조(趙)씨 성을 가진 시체를 검시하기 위해 갔는데 현장에 주인인 조보(趙保)가 나타나지 않은 것을 이상하게 생각하고 마을 사람들에게 물었다. "조보(趙保)는 왜 오지 않았나?" 마을 사람들이 대답하기를 "조보는 코피를 심하게 쏟아 생명이 위독한 지경에 이르렀습니다." 그는 곧장 조보의 집으로 달려갔는데 코에서는 쉴 새 없이 코피가 흘러내리고 있었다. 그는 즉시 지혈제를 처방해 주었으나 그의 코피가 너무 심하게 흘러내려 복용한 약 마저도 코피와 함께 배출될 지경에 이르고 있었다. 그는 잠시 생각한 뒤 '그래, 혈병(血病)을 치료하는데 지황만한 것이 없지. 즉시 지황을 사용하자.' 그는 사람들을 보내 최대한 빠른 시간내로 많은 지황을 구해 오도록 했고 사람들이 구해온 지황이 10근 정도 되었다. 그는 지금의 상황이 즙을 만들 시간조차 없다고 생각하고 조보로 하여금 생것으로 씹어 먹도록 했다. 그가 4근 정도 씹어 먹었을 무렵 지황을 찧어 코 속을 마자 코피가 멎기 시작했다.

당나라 시대의 명의 손사막이 저술한 【천금방】이라는 책에는 피를 토하는 환자에게 특효가 있는 비방에 대해 기록했다. 손사막이 생지황을 이용한 이 처방을 알게 된 후에 얼마나 좋아했는지 처방명을 무려 15자로 기록했다. 그 처방명은 토혈백치불차료십십차신험부전방(吐血百治不差療十十差神驗不傳方 : 온갖 방법으로 토혈을 치료해 봤지만 효과가 없던 것이 이 처방으로는 백발백중의 신기한 효과를 보게되는 비방)이다.

❋ 주의사항

동양의학에서 애용하는 숙지황은 너무 기름진 나머지 비위가 약한 사람에게 소화 장애를 일으킬 수도 있다. 그래서 숙지황 복용시에는 전문가와 상의가 필요하다. 속설에 '숙지황과 무를 같이 먹으면 머리가 하얘진다'는 얘기가 있는데, 이는 숙지황·인삼·하수오 등의 약재는 무와 상극이라는 것을 강조하는 표현이다. 재배지에서는 지황(地黃)이 자라는 밭에 무가 한 포기라도 자라게 되면 지황 농사는 망친 것이라 할 만큼 무는 지황의 기운을 빼앗는 속성이 강하다고 한다. 따라서 숙지황과 무를 함께 먹게 되면 머리가 하얘지는 것이 아니라 약효가 떨어지게 된다는 점을 강조한 것이다.

민간요법

지황 즐기는 법

1. 생지황 달인물로 생지황오이냉국이나 생지황백김치를 담근다.

2. 지황을 넣고 지황복탕이나 지황오골계탕을 끓인다.

3. 지황을 1~2개월 정도 술에 담가 담금주를 만든다.

4. 생지황을 설탕과 버무려 생지황청을 만든다.

25

진피 陳皮

; 귤 껍질

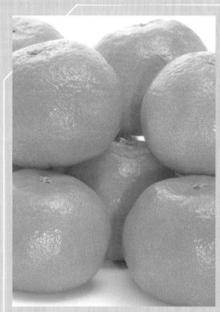

신농본초경 가슴에 기가 정체되어 발생한 열을 치료하며 기가 위로 치우친 것을 치료한다. 수곡 * 을 소화시키며 장복하면 냄새를 없애고 정신을 맑게 한다.

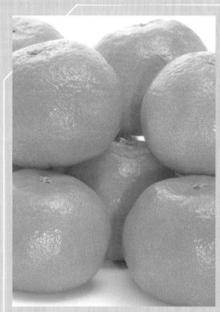
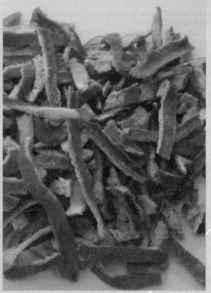

기원식물

- **KP *** Citri Unshius Pericarpium / 귤나무 *Citrus unshiu* Markovich 또는 *Citrus reticulata* Blanco (운향과 Rutaceae)의 잘 익은 열매껍질

- **CP *** Pericarpium Citri Reticulatae / *Citrus reticulata* Blanco 및 그 재배변종 (운향과 蕓香科)의 잘 익은 열매의 껍질을 말린 것. 귤홍(橘紅) Exocarpium Citri Rubrum / 귤(橘) *Citrus reticulata* Blanco 및 그 재배변종 (운향과 蕓香科)의 열매껍질 외층을 말린 것. 화귤홍(化橘紅) Exocarpium Citri Grandis / 화주유(化州柚) *Citrus grandis* 'Tomentosa' 또는 당유자나무(柚) *Citrus grandis*(L.) Osbeck(운향과 蕓香科)의 미성숙하거나 잘 익은 열매의 껍질의 외층을 말린 것.

약명유래

동양의학에서는 운향과에 속하는 상록소교목인 귤과 귤의 동속 근연식물의 다양한 부위가 다양한 명칭의 약재로 사용되고 있다. 먼저, 귤의 유과 즉, 미성숙과실의 과피를 건조한 것을 청피라 하며, 귤피 즉, 묵은 귤껍질은 진피라는 이름으로 가장 많이 쓰인다. 또한 귤의 부위별 약재 명칭이 다른데, 귤의 백색 내층 과피는 귤백(橘白), 귤피의 내층에있는 백색을 제거한 외층 과피를 귤홍(橘紅)이라 한다. 또 귤피의 중과피와 내과피 사이의 섬유관속은 귤락(橘絡)이라고 말하고, 귤의 종자는 귤핵(橘核)이라 한다. 이밖에 귤의 잎사귀인 귤엽(橘葉)과 뿌리인 귤근(橘根)도 있으니 일반적으로 동양의학에서는 청피와 진피 위주로 사용한다.

【신농본초경】의 상품 * 에 귤유(橘柚)로 기록되어 있으며 일명 귤피(橘皮)라고도 한다. 일반적으로 오래된 것일수록 덜 자극적이고 효과도 좋다는 의미로 진귤피(陳橘皮)라고도 하며 줄여서 진피(陳皮)라고 한다. 중국에는 진피, 귤피, 황귤피, 귤홍 등이 있으며 그 기원식물은 10여종이 있다. 이시진은 【본초강목】에서 진피는 보약(補藥), 사약(瀉藥), 승약 * (昇藥), 강약(降藥) 등과 함께 사용하면 그 약들의 약성을 더 강화시켜주는 작용이 있다는 점을 강조하였다.

약명 유래에 대해 살펴보면 옛날 중국의 동남부 지역이 전쟁으로 온 마을이 폐허가 되었는데 10년 뒤 사람들이 되돌아와 마을을 재건하고 있었다.

약방을 경영하던 사람이 자신의 약방을 재건하던 중 청피(靑皮)가 들어 있던 항아리를 정리하면서 항아리 안의 청피에 곰팡이가 생겨 있는 것을 발견했다. 주인은 항아리를 한쪽에 놓아두고 일을 계속 독려하던 중 어느 날 밤 목공 한 명이 갑자기 소화불량과 가슴이 답답하고 심하게 설사하는 증세를 호소했다. 주인은 청피를 사용하면 좋을 것 같다는 생각을 했지만 밤늦은 시간이라 할 수 없이 곰팡이가 생긴 청피라도 사용해보기로 하고 끓여서 찻잔으로 두 잔 마시게 했다. 약을 복용한 후 깊은 잠에 빠진 목공이 땀을 흘린 뒤 병이 깨끗이 해소되어 다음날 바로 일을 할 수 있게 되었다. 이런 사실을 자세히 전해들은 의사가 말하기를 "약과 음식은 차이가 있습니다. 음식은 방치하면 곰팡이가 생겨 냄새가 나고 몸에 해롭게 되지만, 곡물 및 나무의 열매는 오래되면 될수록 이롭게 되는 것도 있습니다. 창고 속에 수년간 방치된 묵은 쌀이 배 속이 더부룩하게 부어오를 때 좋은 것처럼 청피도 같은 이치일 것입니다."라고 해석해 주는 것이었다. 약방 주인은 오래된 진피(陳皮) 항아리를 소중히 보관하면서 이때부터 진피도 약으로 팔기 시작했다. 진피(陳皮)라는 이름은 청피(靑皮 : 미숙한 밀감 열매 껍질)와 구별하기 위함인데 진(陳)이라는 글자의 뜻은 오래되어 썩었다는 의미를 내포하고 있다.

약초이야기

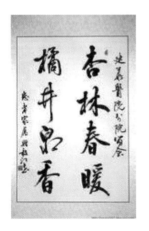

중국에서는 높은 의술과 인격으로 많은 사람들에게 덕을 베풀어 준다는 의미로 사용되는 유명한 표어로 "행림춘난(杏林春暖)", "귤정천향(橘井泉香)", "소탐귤정(蘇耽橘井)" 등이 있다.

전설에 의하면, 옛날 서한(西漢)시대 때 혜제(惠帝) 4년, 반(潘)씨 성을 가진 아가씨가 물가에서 빨래를 하고 있었다. 허리를 펴고 고개를 뒤로 젖히는데 저 멀리 홍색 비단 끈이 자기쪽으로 흘러오는 것이 보였다. 자기 앞에 다다른 비단 끈을 건져 올리자 갑자기 날개가 달린 것처럼 날아오르더니 자신의 배 속으로 들어가는 느낌이 들었다. 무슨 기괴한 일이 발생했다고 생각한 소녀는 빨래를 서둘러 마치고 집으로 돌아갔다. 그런데 얼마 지나지 않아서 그녀는 본인이 임신이 되었다는 것을 알게 되었다. 당시의 풍속에 미혼녀가 임신을 하면 동네에서 온갖 모멸을 당하고 정상적으로 살아갈 수가 없었기에 소녀는 깊은 산 속으로 들어가 숨어 생활하기로 결심했다. 얼마 후 그녀는 산 속에서 혼자 아들을 낳았는데 그의 이름을 소탐(蘇耽)이라고 지었다. 하지만 변변치 못한 생활조건 때문에 산모는 젖이 제대로 나오지 않아 고생하고 있었는데 어느 날 흰 사슴 한 마리가 동굴 안으로 들어오더니 사슴의 젖을 아기에게 먹였다. 또 겨울이 되어 엄동설한에 아기에게 마땅한 솜옷이 없어 고민할 때는 어디서 백학이 날아와 아기를 따뜻하게 할 수 있도록 털을 주었다. 이처럼 처음부터 기이한 인연으로 세상에 태어난 소탐은 어느덧 건강하게 자라 어머니의 일을 도와줄 수 있는 정도가 되었다. 어머니는 아들이 늘 홀로 지내는 것도 안쓰러운데 곧 학교에 들어가야 할 나이가 된 아들에게 제대로 된 친구라도 만들어 주려면 마을로 내려갈 수밖에 없다고 생각하여 호남성(湖南省) 침주(郴州)의 어느 농촌마을로 들어갔다. 소탐은 어느 사설학교에 입학했는데 그를 지도하는 선생님은 엄마에게 소탐이 의술에 특별히 천부적인 재능이 있는 것이 틀림없으니 그에게 의학을 가르치는 것이 좋겠다는 이야기를 했다. 엄마는 소탐을 데리고 지역에서 유명한 의사를 찾아가 문하생으로 받아줄 것을 부탁한 끝에 승낙을 받고 의학의 길에 접어 들게 되었다. 몇 년 후 소탐은 웬만한 병은 혼자 진료할 수 있는 수준이 되어 진료를 시작했는데 대부분의 환자에게는 진료비를 받지 않았다. 이렇게 긴 시간이 흘렀고 소탐과 엄마의 생활은 늘 큰 변화없이 평온하게 지나가고 있던 어느 날 소탐이 산에서 땔 나무를 하던 중에 흰수염을 길게 늘어뜨린 노인을 만났는데 노인이 말하기를 "너는 특별히 총명하고 효행심이 깊으니 내가 네게 신선이 되는 비법을 전수해줄게다. 이 방법은 네가 투명인간이 될 수도 있고, 하루에 만리를 갈 수도 있으며 변화무쌍한 변화를 만들어낼 수도 있단다." 그날 집에 돌아왔을 때 어머니가 상담(湘潭)의 특산품인 취두부(臭豆腐)를 사오라는 심부름을 시켜 시장에 나가보니 이미 너무 늦은 시간이라 어디에서도 구할 수가 없게 되자 그는 그날 배운 신선술을 이용해 순식간에 특산품을 구입해 어머니께 드렸다. 이렇게 세월이 몇 년 흘러 소탐의 도술이 이미 깊은 경지에 이르러 하늘로 올라가 신선이 될 수도 있는 상태에 이르렀다. 그는 하늘로 올라가기 전에 모친께 "오운육기(五運六氣)에 근거해서 예측컨대 내년에 온역(溫疫:강력한 전염병)이 천하에 대유행할 것입니다. 집 뒤뜰에 있는 느티나무와 우물물이 사람들의 선염병을 치료할 것입니다. 만약 환자가 오한과 발열, 가슴이 답답하고 결리는 증세 등을 호소하면 귤잎한개와 우물물 한 되를 끓여 복용시키십시오. 그렇게해서 치료가 되면 이전과 똑같이 돈을 받지 마십시오."라고 말했다.

이듬해 정말 온역이 전국에 극성을 부렸다. 어머니는 아들이 시킨대로 환자들을 돌봐줘서 모든 사람들을 구제할 수 있었다. 원래 귤의 잎은 간(肝)의 기운을 원활하게 하고 몸의 기를 순환시킴과 동시에 담을 제거하는 효능이 있는 약제이다. 귤피(橘皮)는 바로 진피(陳皮)를 말하는 것으로 익지 않은 것은 청피(靑皮)라 하며 그것은 간의 기운이 기의 순환을 훨씬 더 강력하게 하도록하며 음식을 먹고 체했을 때 사용하면 좋은 효과가 있다. 그토록 유명한 "소탐귤정(蘇耽橘井)"은 이렇게 탄생한 것으로 그 뜻은 의술과 덕성이 특별히 뛰어난 의사를 전문적으로 지칭하는 대명사처럼 쓰이고 있다.

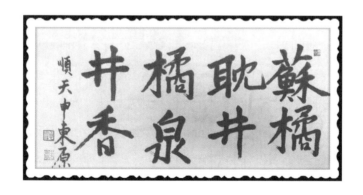

幾樹玲瓏夕陽　　몇 그루의 나무에 석양이 스며들 때
微風拂拭燦生光　　미풍이 귤나무에 스며들어 빛을 발하네

珠崖翡翠今無用　보석은 평소에 사용할 곳이 없지만

驛使爭傳橘柚香　역마꾼이 옮기는 귤은 향기를 더하네

북송 때 광동(廣東)의 화주(化州)라는 곳에 삼대에 걸친 명의 유홍유(劉鴻儒)라는 의사가 있었다. 당시 의사의 지위가 높지 않았던 관계로 유홍유는 아들이 의사가 아닌 벼슬의 길로 진출하기를 원했다. 하지만 아들 유옥지(劉玉池)는 유달리 한의약에 대해 공부하기를 좋아하여 아버지 어깨 너머로 계속 관심을 가졌다. 하루는 마을의 대장장이가 병이 나서 급히 사람을 보내왔다. 몰래 아버지의 뒤를 따라간 아들은 손으로 문풍지에 구멍을 뚫고 아버지가 진맥하는 것을 보았다. 아버지가 환자에게 말하기를 "당신은 대장간에서 밤낮없이 쉬지 않고 일을 해서 열독에 감염된 거요. 황기와 감초 분말을 물에 타서 복용하면 열을 내리고 해독시켜 서서히 낫게 될 것입니다." 라고 하자 대장장이는 "우리 집은 제가 빨리 병이 나아서 돈을 벌어야만 살아갈 수 있습니다. 더 빨리 치료할 수 있는 약은 없습니까?"라고 묻자 유홍유는 "그런 약이 있기는 하지만 그런 약들은 대부분 너무 쓰거나 찬 약들입니다. 당신 몸이 너무 허해 비위(脾胃)를 더욱 손상시킬까 두렵소."라고 말했다. 이 때 관청에서 사람이 찾아와 현령의 부인이 위독한 병에 걸려서 급히 유 의사를 찾는다는 전갈이 왔다. 유 의사는 먼저 현령의 부인을 치료하기 위해 급히 그곳으로 갔다. 문밖에서 이 광경을 지켜보던 유옥지는 마음 속으로 '어떤 약이 몸을 상하지 않고 빠른 시간 내에 폐옹 * 을 치료할 수 있을까?' 하는 생각을 하면서 걸어가다 마을의 우물 옆을 지나게 되었다. 유옥지가 물을 한 사발을 얻어 마시자 갑자기 가슴과 기의 흐름이 평안해지는 것을 느꼈다. 또한 갈증도 해소되고 폐의 기운도 원활해지는 것을 느꼈다. 그가 주위를 둘러보니 우물가에 귤나무가 꽃이 아름답게 핀 자태로 서 있었다. '귤나무 때문인가?' 그는 자연스레 【열선전(列仙傳)】이라는 책의 '귤정(橘井)'에 대한 전설을 떠올렸다.

유옥지는 자기가 목이 말라 마셨던 그 물의 느낌이 평상시와는 달랐던 것은 【열선전(列仙傳)】에 나오는 '귤정(橘井)'의 이야기가 진짜임을 입증하는 것이라고 생각하게 되었다. 그는 녹색의 귤잎을 따서 그 잎을 짓이겨 물속에 넣자 갑자기 온 집안에 아름다운 향기가 퍼져나갔다. 그는 어머니에게 한 사발 드리면서 그 느낌을 물었다. 어머니는 "이 물이 뱃속에 들어가니 온 몸이 기분이 좋고 호흡도 편안해지는구나."라고 하였다. 자신이 몇 사발을 마셔도 부작용이 없음을 확인한 유옥지는 녹색 잎을 대장장이에게 마시게 했다. 물을 마신 대장장이는 갑자기 많은 양의 피를 토한 뒤 가슴이 편안함을 느꼈다. 바로 이때 아버지 유홍유가 현령의 부인을 치료하고 돌아와 이 모습을 보고 화를 내며 자초지정을 물었는데 결론적으론 아들의 처방이 효과가 있었음을 인정하지 않을 수 없었다. 병에서 완쾌된 대장장이는 이때부터 귤잎이 병을 치료한다고 널리 소문을 냈다.

민간요법

제주한의학연구원과 제주보건소가 제주도민을 대상으로 진피를 이용한 항비만 사업을 진행한 결과 의미있는 결과를 얻었다는 보고가 있다. 이밖에도 항알러지, 항염증, 급성역류성식도염 등의 증상에 사용하고자 하는 연구가 활발히 진행되고 있으며 피부노화방지 등의 효과가 알려지면서 화장품 등 다양한 분야에서 연구가 진행되고 있다. 조선왕조실록에 의하면 명종임금(명종실록 12년 1월12일)의 귀밑 혹과 선조임금(선조실록20년10월13일)의 기침과 담에 사용했던 이진탕이라는 처방도 진피와 반하라는 약재는 적당히 묵은 것이 좋은 약재라는 의미에서 그 명칭이 유래한다.

㉖ 차전자 車前子

; 질경이씨

신농본초경 배뇨 곤란 및 잔뇨감을 해소하고 진통효과가 있다. 원활한 배뇨를 통해 습(濕)으로 인한 제반 증상을 해소시킨다.

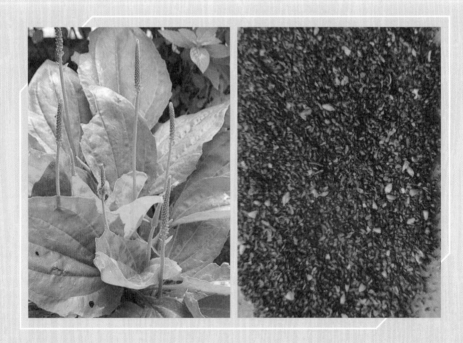

기원식물

HP Plantaginis Semen / 질경이 *Plantago asiatica* L. 또는 털질경이 *Plantago depressa* Willd. (질경이과 Plantaginaceae)의 잘 익은 씨.

CP * Semen Plantaginis / 질경이(車前) *Plantago asiatica* L. 또는 털질경(平車前)이 *Plantago depressa* Willd. (질경이과 車前科)의 잘 익은 씨를 말린 것.

약명유래

질경이는 사람과 짐승의 발에 밟혀서도 다시 살아나서 질긴 목숨이라는 뜻의 이름을 가졌다. 질경이는 잘 끊어지지도 않는데, 마을길이 시멘트로 포장되기 전에는 길가 어디에서나 흔한 다년생 잡초라는 의미에서 당도(當道)라고 불리기도 했었다.

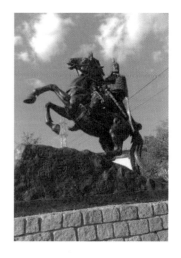

서한(西漢 기원전 202년~8년))의 마무(馬武. 사진) 장군이 한 여름에 강족(羌族)을 정벌하기 위한 원정길에 깊은 산속에서 포위 된 적이 있다. 식량과 물이 모두 소진된 상태에서 급기야 군사와 말이 모두 혈뇨, 배뇨곤란 등의 증세와 함께 복수가 차오르는 등 심각한 공통 증상들이 나타났다. 어느 날 마부 한명이 우연히 정상적으로 소변을 배출하는 말을 발견하고 자세히 관찰해보니 그 말은 늘 돼지의 귀를 닮은 들풀을 씹고 있었다. 그는 본능적으로 그 풀과 위의 증상들 간에 상관관계가 있을 것으로 추측하고 본인이 몇 뿌리를 캐어 복용해 본 결과 과연 소변이 정상적으로 가능해짐을 알게 되었다.

마부는 이와 같은 사실을 즉시 마무(馬武) 장군께 보고했다. 이때 마무(馬武) 장군이 마부에게 "이런 들풀은 어디에 있는가?"하고 물으니 마부가 손으로 가리키며 "바로 마차 앞에 있습니다." 라고 답했다. 마무(馬武) 장군은 즉시 모든 인마(人馬)에게 이 풀을 복용토록 지시했고 과연 며칠 뒤 모든 인마(人馬)에게서 위의 증상들이 소멸되었다. 마무(馬武) 장군은 위와 같은 약효에 대해 경탄하면서 이 약초를 마차 앞에 있는 풀이라는 뜻의 차전초(車前草)로 명명하였다.

두 번째 전설은 요·순·우 임금 시대에 강서(江西) 지역에 매년 홍수가 끊이지 않아 백성들의 삶이 피폐해져 돌아갈 집도 없는 경우가 허다했다. 순제(舜帝)는 우(禹)를 파견하면서 백익(伯益) 장군으로 하여금 보좌역으로 삼아 강서지역의 치수(治水)를 담당하도록 했다. 그는 소도법(疏導法)으로 물길을 소통시켜 1년이 넘지 않는 빠른 시간에 지역의 안정을 도모했다. 그런데 그해 여름은 특별히 긴 가뭄과 폭염의 날씨로 공사에 참가한 인부들 중 상당수가 어지러움증과 함께 소변이 제대로 배출되지 않는 증상으로 쓰러져 공사에 영향을 초래하게 되었다. 순제(舜帝)는 이 소식을 듣고 의사를 보내 특별한 방법을 강구하도록 지시했지만 별다른 방법을 찾지 못해 모두 좌불안석의 상태에 놓였다. 어느 날 한 노인이 풀 한 꾸러미를 메고 우(禹) 임금과 백익(伯益) 장군이 머물고 있는 곳으로 찾아왔다. 우(禹) 임금이 찾아온 언유를 물으니 노인이 답하기를 "저는 말을 기르는 마부입니다. 제가 기르는 말들 중에 일부는 이곳 병사들이 고통받는 것과 동일한 증상으로 소변을 배출하지 못했습니다. 그런데 일부의 말은 그런 증상을 전혀 보이지 않았습니다. 그래서 정상적으로 생활을 하는 말들이 주로 먹는 풀을 관찰해 봤더니 바로 이 풀을 즐겨 먹고 있었습니다. 그래서 소변을 배출하지 못해 고통받는 말들에게 이 풀을 먹여본 결과 이틀만에 모두 회복되었습니다. 제 생각으로는 이 풀을 끓인 물을 고통받는 병사들에게 주면 그들도 회복될 수 있지 않을까 하는 마음으로 가져왔습니다." 우(禹)와 백익(伯益) 장군은 기쁜 마음으로 병사들을 보내 그 풀을 채취해서 복용시킨 결과 과연 이틀만에 모두 회복되었다. 특별한 이름이 없던 그 풀은 말들이 마차 앞에 있는 풀을 뜯어 먹은 것에서 착안하여 "차전초(車前草)"로 명명했다.

약초이야기

길가에 잘 자란다는 것은 햇볕을 좋아하는 양지식물임을 의미한다. 한의학적으로 한약의 약성은 대체적으로 음지식물은 따뜻한 성질이 있고, 양지식물은 찬 성질을 지니는 경우가 많다. 이는 식물이 서식 환경을 이기려는 자연적 성질에 착안한 해석이다. 질경이가 양지식물인 만큼 차전자도 기본적으로 열을 끄는 찬 성질이 있으며, 질경이의 씨앗인 차전자는 배뇨 곤란 및 잔뇨감을 해소시키면서 진통효과가 있다.

명나라 시대의 책【명의류안(名醫類案)】과 【본초강목(本草綱目)】의 기록에 의하면 북송의 구양수(歐陽修)가 한때 심각한 설사로 황실 담당 이의(御醫)를 포함히어 다수의 명의들을 찾아 다니면서 치료를 하고자 했으나 속수무책이었다. 어느 날 구양수 부인이 남편에게 "시장의 어떤 상인이 설사에 특효인 약을 싼값에 판매한다는데 구입해서 복용해 보시는 게 어떨까요?"라고 묻자 구양수는 별로 탐탁지 않게 생각하면서 곧바로 대답하기를 "나의 체질은 일

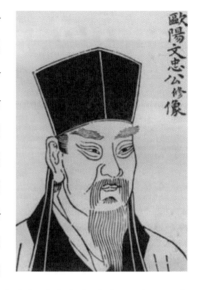

반인들과는 다르기 때문에 근거 없이 아무런 약이나 복용하면 안돼요."라고 응답했다. 부인은 할 수 없이 몰래 사람을 보내 그 약을 구입한 뒤 남편에게 당대의 명의가 처방한 약으로 속여 미음과 함께 복용하도록 권했다. 놀랍게도 약을 한차례 복용한 뒤 오랜 기간 구양수를 괴롭혔던 설사가 씻은 듯이 사라졌다. 구양수는 즉시 시장통의 약장수를 진심어린 마음으로 집으로 초대해서 크게 후사하면서 본인을 치료한 처방에 대해 상세한 설명을 요청했다. 그 약장수는 당대의 재상이 초대해서 크게 후사하며 본인을 치료한 처방에 대해 자세히 묻자 거짓 없이 이실직고하며 대답하기를 "그 처방은 단지 차전자(車前子 6g) 한 가지를 분말로 만든 약재였을 뿐이었고, 그것을 매회 미음과 함께 복용하는 방법입니다."라고 답했다. 구양수 역시 재차 질문하기를 "나도 의서에 대해 기본적인 지식은 있는데 차전자는 소변을

원활하게 하는 약재가 아닌가? 그런데 어떤 원리로 설사를 치료한다는 말인가?"라고 묻자 그 약장수가 답하기를 "세상의 어떤 약장수도 차전자가 좋은 이뇨제라는 것은 다 압니다. 하지만 차전자가 설사에 좋은 효과가 있다는 것은 소수의 사람들만 알고 있습니다. 라고 답했다. 구양수도 그것이 궁금해서 거듭 질문하기를 "내게 그 자세한 이치를 설명해줄 수 있는가?"라고 묻자 약장수가 답하기를 "그 원리는 소변으로 충분한 양의 수분이 배출되면 대변의 수액 중 일부가 소변으로 배출되면서 자연스럽게 설사가 멈춰지는 원리를 이용한 것입니다. 이것은 마치 비가 온 뒤에 도로는 온갖 사람들의 발자욱과 마차의 바퀴자국에 물이 고여 질펀해지는데 이때 옆으로 물길을 내주면 자연스레 질펀한 도로가 원래의 상태로 빨리 회복되는 것과 같은 이치입니다."라고 설명했다. 구양수는 고개를 끄떠이며 "아~ 의학책에서 본 "이소변실대변(利小便来实大便)"이란 말의 뜻이 그런것이었구나"라고 감탄하면서" 특히 산길의 양편에 수로가 잘 정리되어 있지 못한 상태에서 어느날 큰 비가 한차례 내리면 길이 엉망진창이 되는것과 같은 이치구나. 질병의 치료도 자연의 이치를 깊이 연구해야 한다는 것이 이런것이구나"고 감탄했다고 한다.

이 이야기는 송나라 시대의 진원정(陳元靚)이 쓴 【세시광기(歲時廣記)】의 기록을 옮겨온 것으로 【본초강목·초부(本草綱目·草部)】에도 그 내용이 기록되어 있다.

실제로 차전자는 이뇨작용과 더불어 물을 흡수하는 작용도 뛰어난데, 차전자가 물을 얼마나 잘 흡수하는지를 직접 유관으로 확인할 수도 있다. 차전자를 분말로 만들어서 물을 넣어보면 차전자 분말이 금방 물을 흡수해서 순식간에 떡처럼 변하는 모습을 볼 수 있다.

당나라 시대의 선비 장적(張籍. 사진)의 시에도 차전자(車前子)와 관련된 이야기가 있다. 장적은 가난한 가정 형편 탓에 온갖 고생을하며 공부하다가 눈병에 걸렸다. 훗날 과거에 합격하여 진사에 올라 태축(太祝)이라는 벼슬을 맡게 되었는데 이 보직은 제사 때 축문을 읽어야 하는 임무가 있었다. 그런데 글자가 잘 보이지 않아 많이 힘들어 하는 그를 보고 동료들은 "가난한 장님 장태축"이라는 호를 지어 주었다.

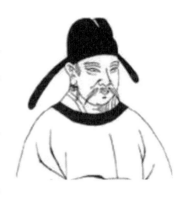

장적이 이처럼 곤란에 빠져있을 때 대문호 한유(韓愈)는 천리 밖에서 그 소식을 듣고 약을 보내왔는데 그 약이 차전자였다. 장적은 이 약을 복용하고 난 뒤에 시력이 많이 좋아졌고 이에 감동하여 다음과 같은 시를 남겼다. 그 제목은 "기주에 계신 온사님께서 보내온 차전자에 대해 답하다"이다.

≪답개주상사군기차전자(答開州常使君寄車前子)≫

開州五月車前子　개주의 오월 차전자

作藥人皆道有神　약을 지으면 모두 신기한 효험이 있네

慚愧使君怜病服　부끄럽게도 나의 눈병을 생각하여

三千餘里寄閑人　삼천리 밖에서 약을 부쳐왔네

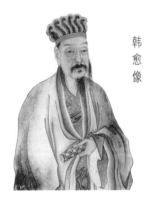

韩愈像

한유는 【사설(師說)】로 세상에 이름을 알렸는데, 교육을 중요시하는 사상가로 유명하였다. 그의 교육관은 지인(知人)과 육인(育人)을 중요하게 생각했는데 이때 한유는 약초의 이름을 이용해서 설명하곤 했다. 예를 들면 그는 【진학해(進學解)】에서 두 가지 한약을 예로 들었다. "牛溲馬勃, 敗鼓之皮, 俱收幷蓄, 待用無遺者, 醫師之良也" 이 글의 의미는 "우수(牛溲), 마발(馬勃)은 비록 흔한 것들이라 비싸지 않은 약초이지만 의사가 이 약초의 효용을 안다면 방치하지는 않았을 것이다."라고 했으며 여기서 우수는 차전초를 말한다.

❋ 주의사항

일반적으로 약재로 사용할 때는 그냥 볶거나 소금물에 담갔다가 한번 볶아서 사용한다. 차전자는 찬 성질의 약재로 몸이 차거나 소화기능이 약한 사람은 과하게 복용할 경우 부작용이 발생할 수 있다. 또한 끓일 때는 부직포 등에 넣어 달여야 한다. 그렇지 않으면 약이 끓는 동안 차전자가 뚜껑이나 솥바닥에 달라 붙어 버린다.

민간요법

● 질경이 잎을 아우르는 전초인 차전초(車前草)도 약전에 등재되어 있는데, 약성이 다소 약하겠지만 차전자와 효능이 비슷하다. 여러책에서 어린 잎을 따서 국을 끓이거나 나물을 무쳐 먹어도 좋다고 소개하고 있다. 질경이는 전초를 채취해서 깨끗이 씻어 소쿠리에 담아 물기를 완전히 빼준다. 끓는 물에 1분 정도 찜기에 쪄서 김을 식히거나, 가마솥에 덮어내어 바람이 잘 통하는 곳에 수분기 없이 바짝 말려 보관한다.

(27)

치자 梔子

; 치자나무의 열매

〰〰〰〰〰〰

신농본초경 맛은 쓰고 성질은 차갑다. 다섯 가지 내부의 사기 * 와 위(胃)의 열을 치료한다. 얼굴이 붉어지는 현상과 과음으로 생기는 딸기코 등과 함께 각종 상처로 인한 가려움증을 치료한다. 일명 '목단'이라 한다.

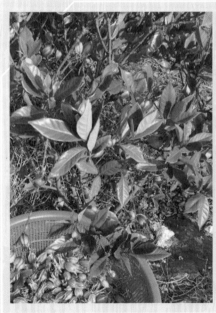
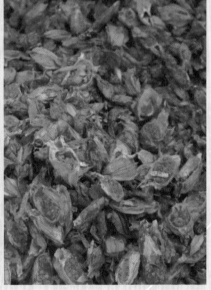

기원식물

KP * Gardeniae Fructus / 치자나무 *Gardenia jasminoides* Ellis (꼭두선이과 Rubiaceae)의 잘 익은 열매로서 그대로 또는 끓는 물에 데치거나 찐 것.

CP * Fructus Gardeniae / 치자나무(梔子) *Gardenia jasminoides* Ellis (꼭두서니과 茜草科)의 잘 익은 열매를 말린 것. 초치자(焦梔子) Fructus Gardeniae Praeparatus 치자(梔子)를 포제 * 가공한 것.

약명유래

치자나무는 꼭두서니과에 속하는 상록관목으로 원산지는 중국이고 중국은 물론 한국, 일본, 대만, 인도 등에 분포하고 있다. 우리나라에서는 주로 전라도와 제주도 등 남부지방에서 자라고 키는 2~3m 정도이며 6~7월 쯤 하얀색 꽃이 피고 달콤한 향기가 특징이다. 북부 지역에서는 관상용으로 주로 온실에서 재배하는데, 따뜻한 곳을 좋아하지만, 직사광선이 너무 강한 곳에서는 잘 자라지 못한다. 한국에는 고려시대 이전에 들어온 것으로 추정되고 있는데 여기서 먼저 치자의 별명 중에 하나가 담복(舊蔔치자나무단, 치자꽃복)이라는 것을 설명할 필요가 있다. 【삼국유사】 '만불산' 이야기에 담복을 심었다는 기록이 있는데, 여기서 담복을 치자로 본다면 적어도 삼국시대에 벌써 우리 곁에 자리를 잡은 것으로 볼 수 있다, 하지만 이시진은 본초강목에서 "담복은 금색으로 치자가 아니라는 견해도 있다"는 점을 지적하고 있기 때문에 좀더 검증이 필요하다.

치자나무 학명(Gardenia jasminoides)의 종소명 jasminoides는 자스민처럼 향이 좋다는 의미이다. 치자나무의 영어이름이 케이프 자스민(Cape jasmine)인데 역시 자스민과 비교될 만큼 향이 진하기 때문에 붙여진 이름이다.

초기에는 꽃이 술잔과 같이 생겼다고 해서 치(巵 : 잔치)자를 사용했고, 자(子)는 한약명에서 열매를 뜻하기에 치자(巵子)로 사용했었다. 후에 치자가 식물이라는 의미로 치(巵)에 나무목(木)변을 더해 치(梔)로 바꿔 사용해서 오늘에 이르고 있다.

약초이야기

조선 세조 때의 문신인 강희안의 【양화소록】이라는 책은 예로부터 사람들이 잘 가꿔 온 꽃과 나무의 재배법과 이용법을 설명한 책인데 여기에 치자나무에 대한 기록이 있다.

【양화소록】에는 다음과 같은 표현이 있다. "치자는 꽃 가운데 가장 귀한 꽃이며, 네 가지 이점이 있다" 그 네가지는 "꽃 색깔이 희고 기름진 것이 첫째이고, 꽃향기가 맑고 풍부한 것이 둘째다. 겨울에도 잎이 변하지 않는 것이 셋째이고, 열매로 황색 물을 들이는 것이 넷째다" 라며 치자에 대한 예찬을 아끼지 않았다. 이토록 좋은 향을 가진 치자는 사실 고대로부터 거의 모든 부위를 유용하게 사용해왔었다. 치자꽃은 향을 만드는 재료 또는 훈차의 재료로 쓰였고, 과육은 술을 빚는데 사용했으며, 과피는 염료로 사용해왔다. 또한 치자나무의 목재는 비교적 단단하기 때문에 조각작품의 재료로 많이 사용되어왔으며, 특히 치자잎은 공기중의 납 성분을 정화시키는 좋은 효과가 있음이 보고되고 있다. 과거 이시진도 치자꽃을 한약재로 사용했던 기록을 남겼으나, 일반적으로 동양의학에서는 말린 열매인 치자를 약재로 유용하게 사용해왔다.

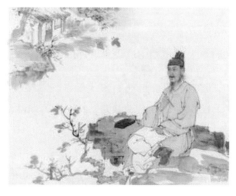

栀子_두보(杜甫)

栀子比衆木　치자나무는 다른 나무들에 비해
人間誠未多　세상에 그렇게 많은 것은 아니라네
於身色有用　그 색깔은 유용하게 쓰이고 있고
與道氣傷和　그 기운은 따뜻함을 상하게 하네

紅取風霜實　풍상을 겪은 붉은 열매는 수확하고

靑看雨露柯　우로에 젖은 푸른 가지는 볼만 하네

無情移得汝　별 뜻없이 너를 옮겨 심었으나

貴在映江波　고귀함이 강 물결에 비친 네 그림자에 있구나.

중국에서는 치자의 꽃, 잎, 뿌리 그리고 열매까지 모든 부위를 약용 및 식용으로 사용하는 전통이 있다. 따라서 치자를 찬미하는 유명한 노래도 있다.

神州有玉花　중국에 아름다운 꽃이 있네

美名牡丹栀　아름다운 이름 치자라네

綠波繞冰馨　푸른 잎 속에 좋은 향기 간직하고

暑夏最消魂　더운 여름 사용하면 가장 좋다네

　중국의 전설에 의하면 옛날에 중국 남방에 못된 요괴가 살고 있었는데 이유없이 백성들을 괴롭혀 그 피해가 형언할 수 없는 지경에 이르렀다. 게다가 그 요괴는 백성들이 몸에서 화기(火氣)를 느끼게 하는 화증(火症)과 염증(炎症)을 유발시켜 많은 백성들이 그 열기를 식히기 위해 물 속에서 생활하다시피 했다. 훗날 옥황상제가 이 사실을 알고 인간세계를 잘 돌보지 못한 것에 대해 자책하면서 이랑신(二郞神)에게 명령했다. "너는 당장 인간세계로 내려가서 그 요괴를 잡아오거라." 옥황상제에게 잡혀온 요괴는 곧 죽음을 당했는데, 문제는 요괴에 의해 유발된 인간세계의 화증(火症)과 염증(炎症)은 여전히 백성들의 생명을 괴롭히고 있었다. 옥황상제는 그 해결방법을 찾기 위해 여러 대신들을 모아 숙고를 거듭했다. 이때 한 대신(大臣)이 아뢰기를 "제 소견으로는 현재 인간세계 백성들의 화증(火症)과 염증(炎症)은 그 요괴가 천년을 간직해온 요술로 만들어진 것이기에 일반적인 방법으로는 그것을 제거할 수 없습니다. 따라서 우리가 신선 한 명을 화증(火症)과 염증(炎症)을 없앨 수 있는 식물로 변화시켜 인간세계에 상주시켜야만 그 근본 원인을 제거시킬 수 있다고 생각합니다." 모든 대신들이 그의 의견에 동조를 하고 누구를 파견할지에 대해 토의를 하고 있을 때 옆에 있던 옥황상제의 딸 치자(梔子) 아가씨가 조용히 회의장 안으로 들어오며 말했다. "아버지, 너무 슬퍼하지 마세요. 제가 인간세계로 내려가 백성들의 고통을 함께 나누고 치유 시킬께요." 옥황상제는 가슴을 도려내는 듯한 아픔이 느껴졌지만 딸의 간곡한 요청을 거절할 수 없었다. 치자 아가씨는 눈물로 옥황상제와 이별을 하고 인간세계로 내려와 곳곳에 수많은 치자나무로 변해 멋진 꽃을 피웠다. 순백의 아름다운 꽃에서 퍼지는 향기는 즉각 많은 사람들의 주목을 받게 되었고 동시에 사람들의 우울증과 번뇌를 없애주었다. 곧이어 꽃잎이 떨어지고 열매를 맺어 백성들의 화증(火症)과 염증(炎症)을 소멸시키는 약으로 사용되고 있는 것이다.

오늘날 치자꽃은 훈차(薰茶) 또는 향료로 사용되며 뿌리, 잎, 열매와 함께 화증(火症)과 염증(炎症)을 치료하는 중요한 한약재로 사용되고 있다.

치자를 이용한 실제 치료 사례는 야손량의 【동양의학 이야기(爺孫俩的中医故事】에 소개하고 있는 전기용접공의 치료사례를 들 수 있겠다.

어떤 용접공이 하루는 용접할 곳의 사다리에 다 올라가서 강력한 불빛의 자극으로부터 얼굴을 보호하는 용접용마스크를 지참하지 않은 것을 뒤늦게 알고 잠시 망설였다. 하지만 '설마 30분 남짓인데' 하는 마음으로 보호용 마스크 없이 용접을 마쳤는데 용접을 마친 뒤 뭔가 잘못되었다는 느낌을 받았다. 그는 제대로 눈을 뜰 수도 없고, 안구가 건조하고 뻑뻑한 느낌이 있을 뿐만아니라 얼굴은 화상을 입은 듯 따끔거리는 증상을 느꼈다. 그는 곧바로 집으로 돌아가 평소 용접을 마친 뒤 안면 보호를 위해 사용했던 방법 그대로 신선한 뽕잎을 끓인 물로 세안을 했다. 하지만 안면부에 점점 심해지는 통증은 참기 힘들었다. 이튿날, 일어났을 때 두 눈은 마치 토끼의 눈처럼 벌겋게 되었고, 다시한번 뽕잎 달인 물로 세안을 했지만 효과가 크지 않았다. 이튿날 밤이 되었을때는 가슴이 답답하고 열이 나면서 잠조차 잘 수 없는 상황이 되었다. 밤이 되자 물을 마셔도 침이 마르고, 입안이 건조한 증상이 없어지지 않았음은 물론 소변마저 시원치 않으면서 소변의 색깔이 붉은색에 가까운 노란색을 보였다. 3일째 되던 날 크게 심각성을 느끼고 의사를 찾아갔는데, 용접공을 진찰한 의사가 "당신의 증상 중 눈이 빨갛게 변하고, 물을 마시고 입가심을 해도 입냄새가 심하면서 입에서 쓴맛이 느껴지는 것과 소변이 붉은 색에 가까운 황색 등의 증상이 보여주는 특징으로 미루어 이것은 필시 전신에 화독이 극심하다는 증거입니다"라고 설명하면서, 환자의 대변 상황이 정상인지를 물었다. 환자가 "대변은 매일 1회씩 정상적으로 봅니다"라고 답변하니까 의사가 환자에게 설명하기를 "만약 당신의 배변활동이 이전과 달라졌다면 먼저 배변활동이 정상적으로 이루어지도록 조치하는 것이 우선이오. 다행이 배변활동이 정상이라면 직접 당신의 몸에 퍼진 화독을 치료하는 순서로 들어가도 될 것 같습니다."고 설명했다. 이어서 당신의 전신 화독을 치료하는데 치자가 유용하다고 하면서 다음과 같이 설명했다. "본디 흉격부에 쌓여있는 열로인해 가슴이 답답하면서 잠을 못이룰 때는 치자시탕을 사용하고, 또한 간,담,비,위 등 중초에 쌓인 습열로 인한 황달에는 인진호탕을 사용합니다. 그리고 당신처럼 소변이 시원치 않으면서 황적색의 소변을 보는 사람들을 치료할 때 팔정산을 사용하는데 지금까지 당신에게 소개한 이런 명처방에 모두 치자가 포함되어 있습니다."라고 설명했다. 마지막으로 설명하기를 "몸속의 열독을 제거해야 되는데 그 열독은 소변으로 배출시킬 것입니다. 처방은 황련해독탕이라는 처방을 사용할 것입니다. 황금, 황련, 황백이라는 약재들을 통해 당신 전신의 열독을 해독시킬 것이며, 그 처방에는 치자가 포함되어 있는데 치자를 통해서 그 열독이 소변으로 배출될 것입니다. 이 약들은 아주 쓰고 차가운 약들이지만 다행히 당신의 소화기능이 괜찮아 당신에게 두 첩의 약을 사용할 예정입니다." 라고 설명했다. 의사의 자세한 설명을 들은 용접공이 약을 복용한지 하루만에 곧바로 토끼눈 같던 붉은 눈과 통증이 사라졌고, 이튿날이 되자 황적색이던 소변이 정상적인 청백색의 소변으로 변하면서 더 이상의 갈증이나 가슴답답함 그리고 불면증까지 모두 사라졌다.

조선시대 화증의 대표적인 사례는 정조 임금의 예를 들 수 있다. 10세의 어린 나이에 아버지 사도세자(1735~1762)의 죽음을 지켜본 정조(1752~1800)는 평생 화증(火症)을 앓았다고 한다. 그의 끓어오르는 분노는 몸에 불을 붙였다고 볼 수 있는데, 실제로 정조는 죽기 13일 전인 1800년 6월 15일 심환지에게 보낸 편지에서 아래와 같은 병세를 호소했다. "나는 뱃속의 화기(火氣)가 올라가기만 하고 내려가지는 않는다. 여름 들어서 더욱 심해져 차가운 약제를 몇 첩이나 먹었는지 모르겠다. 항상 얼음물을 마시고 차가운 온돌에 등을 붙인 채 잠을 이루지 못한다."고 썼는데, 정조가 말한 위로 오르는 열감과 불면증, 불안 등은 전형적인 화증으로 볼 수 있다.

정조의 주치의 수의(首醫) 강명길은 '가미소요산'이란 처방으로 정조의 절대적 신임을 얻게 되는데, 이것은 소요산이란 처방에 단피와 치자를 더한 처방이다. 여기서 소요의 뜻은 중국 고전 '장자 소요유편'에서 비롯된 말인데, 소요산을 복용하면 '큰 물고기가 대붕이 돼 우주에서 자유롭게 날개짓을 하듯 상쾌하고 기분이 좋아진다'는 의미이고 목단피와 치자는 화기를 제거하기 위한 작용으로 사용했다고 볼 수 있다.

✳ 주의사항

먼저 열매의 형태가 비슷한 산지인이라는 열매를 치자로 오인하는 경우가 많은데 이것은 치자가 아니다. 진위 여부는 물에 풀어봐서 황색이 나오는지 여부를 통해 바로 확인할 수 있다. 또한 진짜 치자는 착색력이 강해 한 번 묻으면 잘 빠지지 않아 경우에 따라 조심해야 한다. 그리고 전문가들의 영역이긴 하지만 포제를 거치지 않은 생치자를 사용할 경우 구역질과 구토를 유발할 수도 있다.

민간요법

● 이시진의 【빈호집간방】에서는 발목을 접질렸을 때 치자를 밀가루와 함께 빻아 붙인다고 설명하고 있고, 또다른 책 【집험방】에서는 화상을 당했을 때 치자 분말과 계란 흰자위를 활용해서 치료한다고 기록하고 있다.

● 타박상의 어혈을 제거하는데 치자 분말에 계란과 밀가루를 혼합해서 환부에 부착한다. 상처가 깊지 않아 살에만 이상이 있고 근골(筋骨)에는 이상이 없을 때 주로 사용하는 방법이다. 이것은 치자 자체가 상처를 치료하는 것이 아니라 기의 흐름이 막혀 화기(火氣)가 생겨서 피부가 보라색이나 붉은 색으로 변하거나 또는 혈의 흐름이 막혀 화농이 발생했을 때 그 갇혀있는 화기를 풀어내는 용도로 사용하는 것이다. 이러한 약물이 더이상 화기(火氣)가 발생하지 못하도록 하면서 기의 흐름을 돕게 되면 자연스레 피부가 검붉은 색으로 변하는 증상들이 없어지게 되는 것이다.

● 코피가 자주 나는 사람은 치자를 검게 구워서 코를 막아 지혈시킨다.

● 인후통이 있는 사람은 치자 달인 물로 입가심을 한다.

㉘ 행인 杏仁
; 살구의 씨

~~~~~~~~

신농본초경 맛은 달고 성질은 따뜻하다. 기침과 구역질을 치료한다. 인후가 막혀 답답한 증상, 출산 후 유방 종기, 배 밑에서 심장쪽으로 치받는 느낌이 심해서 답답한 것을 치료한다.

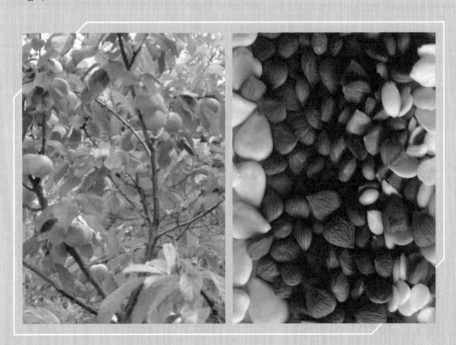

기원식물

KP * Armeniacae Semen / 살구나무 *Prunus armeniaca* L.var. *ansu* Maxim, 개살구나무 *Prunus mandshurica* Koehne var. *glabra* Nakai, 시베리아살구 *Prunus sibirica* L. 또는 아르메니아살구 *Prunus armeniaca* L.(장미과 Rosaceae)의 잘 익은 씨.

CP * 고행인(苦杏仁) Semen Armeniacae Amarum / 살구나무(山杏) *Prunus armeniaca* L. var. *ansu* Maxim, 시베리아살구(西伯利亞杏) *Prunus sibirica* L., 동북행(東北杏) *Prunus mandshurca*(Maxim.) Koehne 또는 아르메니아살구(杏) *Prunus armeniaca* L.(장미과 薔薇科)의 잘 익은 씨를 말린 것.

살구나무는 쌍떡잎식물 장미목 장미과 낙엽소교목이다. 살구나무의 학명은 Prunus arminiaca인데, 나무는 높이 5m에 달하고, 나무 껍질은 붉은빛이 돌며 어린 가지는 갈색을 띤 자주색이다. 중국이 원산지이고 과일 나무로 널리 심고, 기원전에 아르메니아 지방에 전파되었고 현재는 미국이 세계 최대 생산국이다.

살구의 이명으로는 甛梅(첨매)가 있다. 李時珍(이시진)은 "杏(행)이라는 글자는 篆文(전문)에서는 나뭇가지에 열매가 매달려 있는 모습을 하고 있다. 어떤 사람은 口(구)字(자)와 可(가)字(자)에서부터 글자가 나왔다고 하는데 틀린 말이다.【江南錄(강남록)】에서는 梅(매)를 달콤하게 개량한 것이 杏(행)이니 甛梅(첨매)라고도 한다"고 하였다.

【신농본초경】에서는 하품(下品)에 '행핵인(杏核仁)'으로 기재되어 있으며 쓴맛의 고행인(苦杏仁)과 단맛의 첨행인(甛杏仁)으로 구분한다.

일반적으로 고행인은 약용, 첨행인은 식용으로 사용된다. 행인의 명명은 그 사용부위를 기준으로 명명했는데 과실의 종자를 사용해서 행인(杏仁)이라 부른다.

한의학의 이론으로 해석해 보면 살구는 심(心)에 속하며 심은 혈맥을 주관한다. 그래서 살구에는 맥락(脈絡)이 있다. 반면 복숭아는 폐(肺)에 속하는 과일이며 폐는 털(毛)을 주관한다. 그래서 복숭아 껍질에는 털이 있다. 또한 과일의 육질과 씨앗(仁)은 다른 데【내경(內經)·오상정(五常政)】편에 운기 * (運氣)의 지나침과 부족함을 논하고 몇가지 곡식들을 요약했는데 그 이치에 근거해서 설명하면 다음과 같다.

기(氣)는 지나치게 왕성하거나 쇠약한 경우가 있듯이 과일도 잘 영글거나 메마른 경우가 있다.【내경(內經)·장기법시론(臟氣法時論)】에서는 "오곡(五穀)은 기르고, 오과(五果)는 도와준다."라는 표현이 있는데 이것은 정상인의 장기에서 지나친 것은 덜어내고, 부족한 것은 보충해주는 역할을 해서 평형을 이뤄 건강한 생명력을 유지시켜 준다는 뜻이다.

그런데 과육은 그 물질 특징이 드러난 것이지만, 씨앗은 그 물질에 모여 있는 생기를 함축한 것이다. 대개의 사물은 편벽되지 않고 서로 견제하는 가운데 도와주며 평형을 이뤄 생명력을 유지한다. 만약 살구에 맥락이 있는데 그 씨앗도 맥락을 갖고 있거나, 복숭아에 털이 있는데 그 씨앗에도 털이 있다면 너무 편벽되게 치우치므로 서로 견제하면서 평형을 유지시키는 오묘한 이치가 없으니 생명력도 유지시킬 수 없는 것이다. 일반적인 한의학 이론에서 혈(血)은 기(氣)가 있어야 흐르고 기는 혈이 있어야 윤택해진다. 혈이 흐르지 않으면 혈맥이 막혀 기가 먼저 거꾸로 솟아오르고, 기가 윤택하지 않으면 주리(腠理)가 통하지 않아 결국 혈도 마히고 탁해진다. 따라서 살구는 혈맥을 돕고 그 씨앗은 혈맥의 기를 소통시키며, 복숭아는 피부와 털을 돕지만 그 씨앗은 피부와 털의 혈을 치료한다.

약초이야기

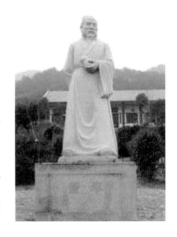

중국 진(晉)나라 갈홍(葛洪)의 【신선전(神仙傳)】에는 삼국시대의 명의 동봉(董奉 : 자 군이(君異). 사진)에 관한 다음과 같은 이야기가 전해진다.

동봉은 강서성(江西省) 여산(廬山) 밑에 거주하면서 환자를 치료했는데 그는 당시 화타, 장중경과 함께 명의로 유명세를 떨치고 있었다. 그는 높은 인격과 뛰어난 의술로 환자들을 치료하면서 특히 가난한 환자들에게는 치료비를 받지 않고 대신 뒷산에 살구나무를 심도록 했다.

【신선전(神仙傳)】에 기록된 바에 의하면 "중병(重病)이 치료된 자는 살구나무 다

섯 그루, 가벼운 병이 치료된 자는 한 그루를 치료비 대신 심도록 함으로써 환자들의 부담을 경감시켜줬다. 이렇게 몇 년이 흐르자 산은 십만여 그루의 살구나무로 뒤덮여 숲을 이루었다. 또한 그 숲에는 수많은 산 짐승들의 놀이터로 변했다." 이 때부터 그 산을 '동선행림(董仙杏林)'이라 묘사하기 시작했다. 게다가 동봉은 살구가 익으면 그것을 쌀로 바꿔 가난한 백성들에게 나눠줘 후세의 의사들은 동봉의 뛰어난 의술과 높은 인격을 기리는 의미에서 '예만행림(譽滿杏林)', '행림춘난(杏林春暖)' 등의 표어로 그를 찬양하기 시작했다. 이 때부터 행림(杏林)은 뛰어난 의술과 높은 인격을 갖춘 의사에 대한 대명사로 쓰이고 있다.

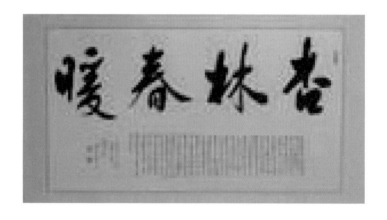

동봉과 관련된 또 다른 전설은 어느 날 큰 호랑이 한 마리가 입을 벌린 채 간절한 도움을 청하는 모습으로 동봉의 집에 찾아 왔다. 동봉이 자세히 관찰해 보니 목에 동물의 가시가 걸려 있었다. 그는 생명의 위험을 무릅쓰고 호랑이의 목구멍에 있는 가시를 제거해주었는데 이 때부터 그 호랑이는 동봉에게 보답하는 의미로 동봉의 살구나무 밭[행림(杏林)]을 떠나지 않고 지켜줬다. 따라서 오늘날 많은 병원에 액자형태로 있는 '호수행림'(虎守杏林):호랑이가 훌륭한 의사의 행림을 지켜준다.)의 표어 역시 뛰어난 의술과 높은 인격에 대한 대명사처럼 사용되고 있는 것이다.

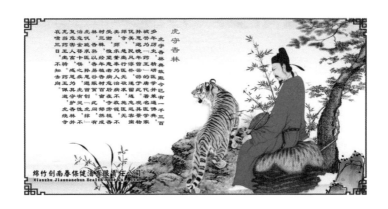

※ 주의사항

　행인의 모습을 보면 한쪽은 둥근 모양인 반면 다른 한쪽은 뾰족하다. 뾰족한 끝을 첨(뾰족할첨尖)이라고 하는데 과거에는 이를 제거 하고 쓰기를 권장했다. 그 이유는 종자 끝의 뾰족한 부위에 독성이 많다고 알려져 있었기도 하고, 또다른 하나는 약을 끓일 때 뾰족한 끝부분이나 껍질이 삼배를 뚫고 나와 그 전탕액을 복용할 때 목에 걸리는 경우 때문에 제거하라고 강조했다. 독성을 제거하는 방법은 행인을 끓는 물에 5분정도 살짝 데쳐 속껍질을 쉽게 벗겨내는 방법으로 포제를 한다. 하지만 지방성분이 많아 벌레가 잘 생기고, 산패하기 쉬우므로 사용할 때마다 속껍질을 벗기거나 냉장 보관하는 것이 좋다.

민간요법

● 첨행인은 식품에 광범위하게 사용되고 있는데 떡, 차, 케익, 조미료, 유제품, 초콜릿 등 다양한 분야에 응용되고 있다. 중국의 강소성(江蘇省) 음식 중에 유명한 菠蘿杏仁豆腐(파인애플행인두부)와 산동성(山東省) 음식인 행인두부(杏仁豆腐) 등은 모두 중국에서 여름철에 즐겨 먹는 대중적인 음식이다.

◉ 이시진은【본초강목】에서 식생활 중 행인 사용에 대해 다음과 같이 기록했다. "행인을 먹으면 총명해질 뿐만 아니라 늙어서도 건강을 유지할 수 있고 특히 심장이 피로를 느끼지 않는다. 그 씨앗의 껍질을 벗겨 매일 입에 넣고 씹으면 1년 안에 피를 맑게 해서 사람을 건강하게 만들어 몸이 가벼워짐을 느끼게 된다. 하지만 건강한 사람이 장복할 경우 기를 지나치게 밑으로 내려 부작용이 생길 수 있다."

◉ 보도에 의하면 남태평양의 섬나라 피지에는 암환자가 없는 건강한 국가로 유명하다고 한다. 그 원인 중 하나가 피지에는 전국 어디에서나 살구나무를 볼 수 있고, 살구를 음식으로 먹는 습관과 관련이 있다.

(29)
황금 黃芩
; 속썩은풀의 뿌리

신농본초경 맛은 쓰고 성질은 평하다. 다양한 열병과 황달을 치료한다. 위장의 부조화로 인한 설사와 이질을 치료한다. 정체된 진액과 혈액을 내려 보낸다. 악창 등을 치료하며 일명 '썩은 창자'라고도 한다.

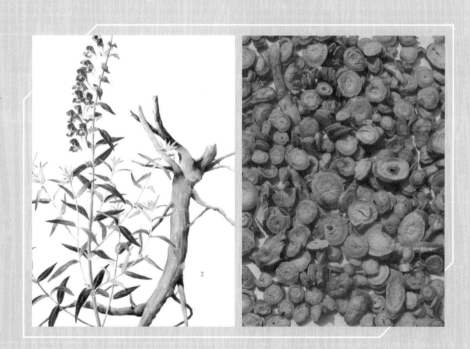

기원식물

- **KP *** Scutellariae Radix / 속썩은풀 *Scutellaria baicalensis* Georgi (꿀풀과 Labiatae)의 뿌리로서 그대로 또는 주피를 제거한 것.
- **CP *** Radix Scutellariae / 속썩은풀(黃芩) *Scutellaria baicalensis* Georgi(꿀풀과 脣形科)의 뿌리를 말린 것.

약명유래

꿀풀과(脣形科, Labiatae)에 속한 다년생 초본인 속썩은풀(Scutellaria baicalensis Georgi)의 뿌리(根)이다. 가을에 채취하여 잔뿌리와 주피를 제거하고 건조시켜 사용한다. 연한 뿌리 내외가 모두 실(實)하며 황색(黃色)으로 약간의 녹색을 띤 것을 자금(子芩) 또는 조금(條芩)이라 하고, 노근(老根)으로 중심이 비어 있고 겉면은 황색이고 내부는 흑색을 띤 것을 고금(枯芩), 숙금(宿芩) 또는 편금(片芩)이라 한다. 중국과 한반도에 야생에서 많이 분포하며 밭에서 재배하기도 한다. 어린 순은 나물 삼아 먹고 약으로는 뿌리를 먹는데 맛은 굉장히 쓰다.

초목은 가을이 되면 오행의 금기(金氣)에 감화되어 노랗게 시들어 떨어지는데 꽃이나 열매 중에서 황색으로 오래 견디는 것은 모두 금기를 많이 간직한 것이다. 황금(黃芩)이라는 명칭은 황색을 강조한 것이다.

예로부터 황금(黃芩)은 고금(枯芩 : 성장시간이 오래되어 중심부위가 썩어 없어진 것)과 자금(子芩:성장시간이 짧아 속이 견실한 것)으로 나뉘어 불렸다.

전설에 의하면 옛날 중국 사천성(四川省)의 깊은 산속에 홀어머니 밑에서 가난하게 살아가던 자매가 있었다. 그 자매의 이름은 언니는 황금(黃芩), 동생은 황련(黃連)이었는데 어느 날 어머니가 운명하면서 다음과 같은 유언을 남겼다. "내 비록 아무것도 남겨주지 못하고 떠나지만 너희 둘은 서로 돌보면서 행복하게 살아다오."

어머니의 유언에 따라 자매는 그날부터 구걸로 연명하면서도 서로를 의지하며 살아갔는데 추위와 배고픔에 지친 언니 황금(黃芩)은 어느 날부턴가 동생이 귀찮게 느껴지기 시작했다. 결국 언니는 동생 황련(黃連)을 사천성의 깊은 산 속에 남겨놓고 혼자만의 삶을 위해 떠났다. 그리하여 황련은 산 속에서 굶어 죽었는데, 훗날 마을 사람들이 보니 그가 죽은 자리에 마치 황련의 살아생전 모습처럼 삐쩍마른 모습의 풀이 무성했다. 황련(黃連)의 삶이 힘들었던 것처럼 그 풀 역시 극도의 쓴 맛과 차가운 기운을 간직하고 있기에 사람들은 그 풀의 이름을 황련(黃連)이라고 불렀다.

한편 동생을 포기한 죄책감에 시달리며 살아가던 언니 황금(黃芩)은 꿈 속에서 마저도 그 죄책감에 시달리다가 가슴이 공허해지는 증상이 심해져서 죽게 되었다. 황금(黃芩)이 죽은 자리에서도 역시 풀이 무성하게 자랐는데 그 뿌리는 황색이었고, 작은 것은 속이 견실하고, 큰 것들은 속이 검고 비어 있는 것을 발견하게 되었다. 사람들은 이것이 필시 죄책감에 시달리던 황금(黃芩)의 화신이 틀림없다고 보고 그 이름을 황금(黃芩)이라 명명했다.

약초이야기

인체의 장부 가운데 속이 빈 것은 폐(肺)와 장위(腸胃)뿐이다. 황금(黃芩) 역시 가운데가 비어 있으며 색 또한 노랗기 때문에 오행의 금(金)과 토(土)에 합치되며 양기(陽氣)가 충만한 시기에 싹이나고 잎이 무성해진 뒤 꽃과 열매를 맺으므로 본성은 음기(陰氣)가 충만하다. 게다가 그 기(氣)가 박(薄)하고 맛이 후(厚)하므로 이것은 음중음(陰中陰)에 속한다. 기(氣)가 박(薄)하면 발설(發泄)하게 되고 그 맛이 후(厚)하면 배설한다. 따라서 황금(黃芩)은 몸을 보하는 약재가 아니라 배설시키는 약재다.

폐는 우리 몸의 기(氣)를 주관하는데 황금(黃芩)이 폐를 배설한다는 말은 곧 폐의 열을 배설시킨다는 뜻이다. 장위(腸胃)는 우리가 섭취한 음식물을 소화시키고 각자 제 역할을 하도록 운반, 소통시키는 역할을 하는데 장위(腸胃)를 배설시킨다는 뜻은 각종 음식물로 인한 습열(濕熱)을 배설 시킨다는 뜻이다. 인체의 혈액순환은 기(氣)가 조절하는데 기(氣)가 막히게 되면 혈액의 순환도 장애를 초래하게 된다. 그래서 열 때문에 기가 정체되면 혈도 따라서 막히게 되므로 이때 기를 조절시키면 혈액의 순환도 자연스럽게 이루어지는데 이러한 역할을 하는 것이 황금(黃芩)의 주된 작용이다.

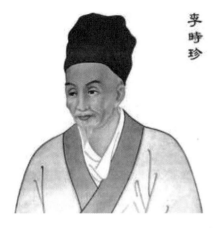
李時珍

황금(黃芩)은 명나라 시대【본초강목(本草綱目)】의 저자 이시진(李時珍)과 각별한 관계가 있다.

이시진은 어렸을 때 똑똑하고 학업도 게을리 하지 않았기 때문에 많은 사람들의 사랑을 받고 자랐다. 이시진이 16세되던 해 갑자기 급성병을 앓게 되었는데 어떤 약을 써도 장시간 기침이 멎지를 않았다. 심지어는 병이 더 위중해지면서 매일 한 사발 이상의 가래를 토해냈고, 갈증과 속이 답답한 증상을 호소하며 엄청난 물을 마시면서도 뼈속까지 열기가 욱신거리는 증상으로 절명의 위기에 봉착하게 되었다. 사방 백리(百里)안의 많은 명의들이 시호(柴胡), 맥문동(麥門冬), 형개(荊芥), 죽력(竹瀝) 등의 약재를 사용해 봤지만 속수무책일 뿐 절명의 순간이 눈앞으로 다가왔다.

그때 먼 길을 가던 도사 한분이 하룻밤 머물기 위해 그 마을을 찾았다. 마치 신선의 풍모를 풍기는 도사가 각종 질병 치료도 잘 한다는 소문이 돌았고, 이 소문을 들은 이시진의 부모가 급히 도사를 모셔왔다. 잠시 진찰을 마친 도사는 "걱정할 것 없소. 이 병은 단지 황금(黃芩) 30g을 두 대접의 물과 함께 끓여 물이 반으로 줄었을 때 보름만 복용시키면 깨끗이 회복될 것이오." 이시진의 부모는 더 이상의 방법이 없음을 직감하고 반신반의하는 마음으로 그대로 실행에 옮겼다. 보름 뒤 이시진의 모든 증상은 정말 깨끗이 없어지고 다시 건강을 되찾았다. 이러한 본인의 경험을 마음 속 깊이 새긴 이시진은 더욱더 학업에 열중함과 동시에 산천초목을 일일이 대조하고 확인하면서 공부한 끝에 결국【본초강목】이라는 불후의 명저를 남기게 되었다. 이시진은 본인의 생명을 구한 황금에 대한 각별한 애정을 책 속에 남겼는데 그 구절은 다음과 같다.

藥中肯綮	한약 중의 명약
如鼓應桴	북을 치는 북채처럼
醫中之妙	의사들이 사용하는 약의 묘미가
有如此裁	이와 같다네

또한 이시진(李時珍)은 다음과 같은 경험담도 기록하고 있다. "평소 주색(酒色)에 빠져 지내던 한 남자가 하루는 아랫배가 뒤틀리며 도저히 참을 수 없이 아프고 소변도 시원하게 해결할 수 없는 지경에 이르러 많은 약을 사용해봤지만 어떤 약도 효험이 없었다며 찾아왔다. 그에게 황금(黃芩), 목통(木通), 감초(甘草) 세 가지를 함께 달여 복용시켰더니 깨끗이 회복되었다."

❊ 주의사항

과용량을 사용할 경우 신장독성의 위험이 있기 때문에 전문의와 상의후에 사용해야 한다. 또한 혈압이 낮고 몸이 찬 사람과 설사에는 복용을 피한다.

민간요법

● 민간에서는 상처부위에 황금을 달여 세척시킴으로써 항균 및 방부작용에 이용한다.

황기 黃芪

; 황기의 뿌리

~~~~~~~~~

신농본초경 맛은 달고 성질은 온하다. 큰 종기와 오래 묵어 썩은 상처를 치료하며 농을 배출시키면서 진통작용을 한다. 나병과 치질 등을 치료하고 허한 것을 보한다. 소아의 다양한 질병을 치료하며 일명 '대삼'이라고도 한다.

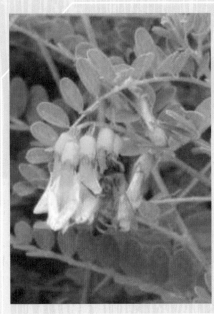 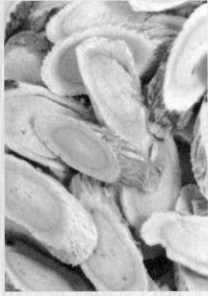

기원식물

KP * Astragli Radix / 황기 *Astragalus membranaceus* Bunge. 또는 몽골황기(蒙古黃芪) *Astragalus membranaceus* Bunge. var. *mongholicus* Hsiao(콩과 Leguminosae)의 뿌리로서 그대로 또는 주피를 제거한 것.

CP * Radix Astragali / 몽골황기(蒙古黃芪) *Astragalus membranaceus*(Fisch.) Bunge. var. *mongholicus* (Bunge.) Hsiao 또는 황기(膜莢黃芪) *Astragalus membranaceus*(Fisch.) Bunge.(콩과 豆科)의 뿌리를 말린 것.

약명유래

황기는 분류법에 따르면 콩과(Leguminosae) 황기속(Astragalus)에 속하는 황기
(A. membranaceus)와 몽골황기(A. membranaceus var. mongholicus)의 뿌리를 의미한
다. 자생지는 중국의 북동, 북, 북서 지역 및 몽골과 한국이다. 또한 약용으로 사용
된 역사는 2000년 이상으로 매우 길다. 황기가 면역강화에 도움이 된다는 사실이
알려지면서 자연산은 희소해졌고 대부분 상업적 재배를 통해 공급되고 있다.

고려 때의 이두향명으로는 수판마(數板麻)라 하였고 조선 초기에는 감판마(甘板
麻)라 하였으나, 1600년대에 들이외서는 '너삼불휘' 등으로 변하여 1700년대에는
'단너삼'이 되었다. 이것은 너삼 [고삼(苦蔘)] 과 비슷하면서 맛이 달아 붙여진 이
름이다.

이시진(李時珍)은 【본초강목】에서 황기의 명명 유래에 대해 "기(耆)는 연장자 또
는 최상의 의미를 내포하고 있다. 따라서 뿌리가 황색이면서 기(氣)를 보(補)하는 약
중 최고라는 뜻으로 황기(黃芪)라고 부른다."고 밝히고 있다.

또한 황기의 뿌리는 길고 지근이 분포되어 있으나 육질근이 비대하여 삼(蔘)과
유사하기 때문에 단너삼이라고도 하는데 표피는 희고 속은 엷은 황색을 띠기에 황
기(黃芪)라고 한다.

중국의 남방 사람들은 황기가 주로 북방에서 생산되기 때문에 북기(北芪)라 했
다. 한의학 처방에서 가장 오래된 문헌인 52병방(五十二病方)에서도 당시에 황기 위
주의 처방이 사용되고 있었음을 알 수 있다. 또한 황기는 전신의 기를 보하기에 "보
약 중의 최고의 보약"이라 했다.

전설에 의하면, 옛날에 의술과 인격이 남다른 경험 많은 의사가 있었는데 그의

이름은 대삼(戴糝)이었다.

　대삼은 특히 침술에 특출난 재주를 가지고 있어 침통 하나로 많은 사람들의 고통을 해소시켜 주었다. 일생 동안 쉽게 타인을 도울 수 있다는 것을 큰 기쁨으로 여기며 살아가고 있었는데 어느 날 낭떠러지에서 추락하는 어린이를 구출하다가 고귀한 생명을 잃게 되었다. 그의 체형은 말랐었고, 평소의 얼굴색은 엷은 황색을 띠고 있었기에 사람들은 그를 존중하는 의미로 "황기(黃耆)"라 불렀다. 그 뜻은 얼굴색이 노랗고 마른 체형의 노인이란 뜻이었다. 노인이 갑자기 죽은 뒤 그의 무덤 옆에 자라난 풀이 많은 사람들의 질병 치료에 사용되면서 백성들 사이에 널리 퍼져 사람들은 그를 기리고자 자연스레 항기(黃耆)라 명명하게 되었다.

약초이야기

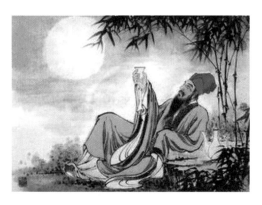

　소동파의 사인(死因)에 대해 한의계 인사들 사이에 여러 가지 추측이 난무한데 일설에 의하면 "황기의 오남용과 관련이 있다."고 한다. 무슨 연유일까?

　관직에 있던 소동파(蘇東坡 : 그림)는 영남(嶺南) 땅에서 7년간 유배생활을 한 적이 있다. 비록 그의 몸은 영남땅에 유배되어 있었지만 마음속으로는 항시 벼슬길로 되돌아 가는것을 꿈꾸며, 천자가 그를 부르면 언제라도 달려갈 준비를 했다.

　유배생활 중 그는 서화가인 미불(米芾)을 만나 함께 산천을 유람하며 술과 고기를 즐기는 생활을 하게 되었다. 호사다마(好事多魔)라던가 소동파는 차가운 음식을 많이 섭취한 결과 설사로 고생하게 되었다.

한의약에 대한 지식이 충분치 않던 소동파는 본인의 짧은 한의약 지식을 토대로 황기 죽을 끓여서 복용했다. 복용 초기에는 설사가 약간 줄어드는 듯했지만 근본적인 치료가 되지는 않았다.

하루는 미불(米芾)과 연회장에서 만났지만 소동파는 설사가 재발해 부득불 중간에 집으로 돌아갈 수밖에 없었다. 집으로 돌아간 소동파는 불안한 마음에 또다시 스스로 인삼, 복령, 맥문동 등을 처방해 차 대신 마셨다.

이러한 병증을 소동파는 친구에게 아래와 같이 설명하였다. "어느 날 밤 발열이 너무 심해 말도 못할 정도였고, 치아 사이에 출혈이 마치 지렁이처럼 나왔지만 속수무책이었다. 자세히 병의 정황을 살펴보니 열독은 심하지 않았다. 이때 당연히 청량약(淸凉藥:서늘한 성질의 약)을 사용해야 했는데 난 이미 인삼, 복령, 맥문동 등의 약을 진하게 달여서 다 먹었다."

이 편지를 쓴 뒤 한 달만에 소동파는 영면했다.

청나라의 명의 육경안(陸敬安)은 위의 편지에 대해 다음과 같이 해석했다. "편지에서 설명한 것처럼 소동파는 이미 고열과 잇몸 출혈 증상을 설명하면서 동시에 보약을 오용한 것이 사인 중의 하나다. 처음 설사를 시작했을 때 황기를 사용해서는 안 되는 것이었다. 왜냐하면 황기는 비와 폐의 기가 허하고(脾肺氣虛) 소화계의 기가 지나치게 밑으로 쳐져서 나타나는(中氣下陷) 설사에 사용하는 약이기 때문이다. 소동파는 외부의 지나치게 덥고 습한 기후(外感暑濕之邪) 탓에 차가운 음료를 너무 많이 마셔서 비위를 손상시켰기 때문이다. 이것은 실증(實證)이지 허증(虛證)이 아니기 때문에 허증에 사용하는 황기를 사용한 것은 증세를 더욱 더 가중시켰다. 특히 여기서 인삼, 맥문동 등을 사용한 것은 불에 기름을 부은 것과 같다."

이후에도 많은 의학자들이 소동파의 죽음에 대한 분석을 시도했는데 대체적으로 공통된 의견은 "소동파는 자신의 의약지식을 과신해서 죽음에 이르게 되었다.

총명함이 엉뚱한 곳에 사용되어 실제로는 자살과 다름없는 결과를 초래하게 되었다."고 하였다.

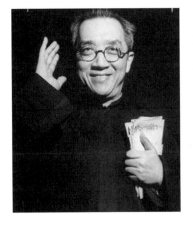

소동파와 비슷한 이야기는 근대의 저명한 학자로 "국학대사(國學大師)"라는 칭호를 받고 있는 호적(胡適. 사진)의 사례에서도 볼 수 있다. 과거에 호적은 한의약이 비과학적인 영역이라고 치부하며 늘 비판적인 자세를 취했었다. 따라서 후에 한의학을 비판하는 사람들이 호적의 견해를 근거로하여 한의학을 비판하곤 했다.

그러던 중 1920년 가을 호적은 당뇨병 진단을 받고 다방면으로 치료방법을 찾아 다녔지만 효과가 없었다. 더 이상의 방법이 없음을 확인한 뒤 할 수 없이 친구가 소개한 한의원에 시험 삼아 들러보았다. 한의사는 호적을 자세히 진단한 후 황기 위주로 당삼, 산약, 황정, 석곡 등이 배합된 처방으로 약을 주었고, 복용후 호적은 증상이 현저히 호전되는 것을 느꼈다. 또한 호적이 당뇨 치료를 받을 때 그의 친구가 심한 부종으로 배가 북처럼 불룩해지고, 두 눈이 떠지지 않을 정도였는데 역시 같은 한의사에게 치료를 받아 급격하게 모든 부종이 완쾌되었다.

이때부터 호적의 한의약에 대한 인식이 변하기 시작해서 평소에 황기를 차로 마시는 습관을 갖게 되었고 심지어는 매번 강의하기 전에 황기차를 마셨으며 이러한 본인의 경험을 친구들에게 적극 추천하기 시작했다.

호적을 치료한 한의사가 육중안(陸仲安)이었는데 특별히 황기를 잘 사용한다는 의미로 세상 사람들이 그를 '육황기(陸黃芪)'라고 불렀다.

당나라 때 【구당서·방기전(舊唐書·方技傳)】의 기록에 의하면 허윤종(許胤宗. 사진)

이 남진(南陳(557~589))의 신채왕(新蔡王)의 부하 관리로 근무하고 있을 때 유태후(柳太后)가 어느 날 갑자기 반신불수로 말조차 할 수 없는 중풍환자가 되어 여러 어의들의 치료를 받았지만 전혀 차도를 보이지 않았다. 게다가 태후는 이를 꽉 깨문 상태로 몸이 경직되어 있어 근본적으로 약물을 복용할 수조차 없는 상황이었다. 많은 어의들의 치료에도 불구하고 태후의 증상이 하루 하루 더 심하게 변해가는 것을 보고만 있을 수 없자 신채왕은 마음

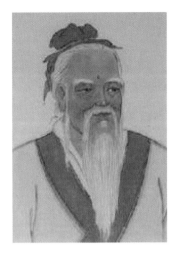

이 더욱 조급해지기 시작했다. 결국 마지막으로 허윤종이 치료를 맡게 되었는데 허윤종은 태후의 맥에서 양기가 허한 것과 기혈이 소통되지 않는 것을 알 수 있었다. 하지만 태후 스스로 약을 복용할 수 없는 상태라 신채왕의 윤허하에 부득불 황기와 방풍 등을 달여 약을 태후의 병상 밑에 두어 훈증요법으로 탕약의 증기가 코와 입 그리고 피부를 통해 체내에 흡수되도록 했다. 하루 간의 훈증요법으로 태후의 증상은 수 시간만에 거짓말처럼 회복되고 말을 할 수 있게 되었다. 그 후에 단계별로 태후의 상태에 따른 몸조리 과정을 거쳐 완쾌되었다.

이는 황기가 따뜻한 성질과 함께 기를 보충하는 능력이 탁월한 약재였고, 방풍 역시 따뜻한 성질과 함께 체내의 풍(風)과 습(濕)의 기운을 발산시켜 통증을 멎게 하는 뛰어난 효능을 배합한 것으로, 이는 훈증의 방법으로 경락의 소통을 촉진시켜 기혈의 운행을 원활하게 한 것이다. 또한 찬 바람으로 인해 막힌 피부의 숨구멍을 열어주어 약물성분이 비교적 빠른 시간 내에 쉽게 체내에 흡수되도록 함으로써 빠른 약효를 볼 수 있었다.

㉛

황련 黃連

; 깽깽이풀의 뿌리

신농본초경 맛은 쓰고 성질은 차갑다. 지나친 열로 눈이 아프고 눈물이 흐르는 증상을 치료해서 눈을 밝게 한다. 이질, 설사, 복통, 여성의 음부종통 등을 치료하며 장복하면 건 망증이 없어진다. 일명 '왕련'이라고도 한다.

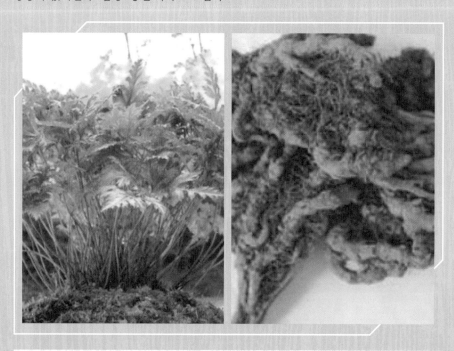

기원식물

KP * Coptidis Rhizoma / 황련 *Coptis japonica* Makino, 중국황련(中國黃連) *Coptis chinensis* Franch., 삼각엽 황련(三角葉黃連) *Coptis deltoidea* C.Y.Cheng et Hsiao 또는 운련(雲連) *Coptis teeta* Wall. (미나리아재비 과 Ranunculaceae)의 뿌리줄기로서 뿌리를 제거한 것.

CP * Rhizoma Coptidis / 중국황련(中國黃連) *Coptis chinensis* Franch., 삼각엽황련(三角葉黃連) *Coptis deltoidea* C.Y.Cheng et Hsiao 또는 운련(雲連) *Coptis teeta* Wall. (미나리아재비과 毛茛科)의 뿌리줄기를 말린 것.

약명유래

한약재 황련(黃連)은 황련(Coptis japonica Makino), 중국황련(Coptis chinensis Franchet), 삼각엽황련(三角葉黃連, Coptis deltoidea C. Y. Cheng et Hsiao) 또는 운련(雲連, Coptisteeta Wallich)의 뿌리줄기로서, 4.2% 이상의 베르베린(berberine)을 함유하고 있다.

이것은 뿌리가 황색이면서 구슬을 꿴 것 같이 생겼기 때문에 황련이라 했다. 또한 "천련(川連), 아련(雅連), 게조련(鷄爪連)" 등의 명칭을 갖고 있다.

황련(黃連)이란 이름의 유래에 대한 전설은 두 가지가 있다.

첫 번째 전설은, 옛날 토가족(土家族)들의 집단거주지인 황수산(黃水山)에 도(陶)씨 성의 명의가 살고 있었다. 의술과 인품이 매우 뛰어난 그의 취미는 틈틈이 정원에 약초를 가꾸는 것이었고 가꾼 약초를 이용해서 사람들의 질병을 치료해줬다.

취미로 시작한 정원 약초밭의 규모가 커지자 그는 약초밭을 전담할 사람으로 황(黃)씨 성의 인부를 고용했다. 도(陶)에게는 예쁜 딸 매왜(妹娃)가 있었는데 그는 총명할 뿐만 아니라 성격도 활발해서 부모의 자랑거리였다. 매왜의 취미는 다름아닌 꽃을 가꾸는 것이었기에 매일 정원의 약초들을 돌보는 것으로 하루의 첫 일과를 시작할 정도였다.

어느 해 정월 초하루 아침, 서리가 아직 녹지 않아 냉기가 전신을 휘감는 이른 아침에 매왜는 꽃을 보기 위해 정원으로 나왔는데 꽃은 커녕 새싹 조차도 볼 수 없었다. 그녀는 곧장 뒷문을 열고 작은 길을 따라 산으로 올라갔는데 갑자기 길 옆에 핀 녹색의 작은 꽃을 발견했다. 매왜는 볼수록 그 꽃이 신기해 뿌리까지 조심스레 캐서 아버지의 약초밭에 심었다. 약초밭의 일을 도맡아 하던 일꾼도 한 겨울에 핀 꽃이 신기해서 매일 특별한 관심을 갖고 돌본 결과 약초는 하루가 다르게 튼실하게 자라 어느덧 열매를 맺고 씨를 수확하게 되었다. 일꾼은 그 씨를 약초밭에 골고루 심고 정성껏 보살핀 결과 이듬해 약초밭 곳곳에 작은 녹색의 꽃들이 만발했다. 그런데 그해에 매왜가 특이한 병에 걸렸는데 전신이 건조함을 느끼면서 열과 함께 토하고 설사하는 증상이 반복된 끝에 3일만에 피골이 상접한 상태로 변했다. 때마침 아버지는 먼 곳으로 왕진을 나간 탓에 언제 돌아올지 모르는 상태였기에 어머니는 할 수 없이 이웃 마을의 의사들을 모셔와 딸의 치료를 부탁했다. 의사들의 정성어린 치료에도 불구하고 상태는 더욱 악화되어 심지어는 혈변을 쏟아내기에 이르렀고, 어머니는 그저 눈물로 온종일을 지새우는 것 말고는 할 수 있는 일이 없었다. 일꾼 역시 마음이 조급한 것은 마찬가지였지만 특별한 방법이 없어 발을 동동구르던차에 문득 몇 달전 자신의 경험이 떠올랐다. 즉, 어느 날 인후통이 심해 우연히 매왜가 심어놓은 풀잎을 하나 씹어 삼켜보았는데 쓴맛은 강했지만 얼마 후 인후통이 현저히 가라앉는게 느껴지자 곧바로 두 개를 더 씹어 삼켰더니 그날로 인후통이 사라졌던 기억이 있었다. 속수무책으로 악화되어가는 매왜의 질병에 그 약을 사용해 보기로 결심하고 뿌리채 뽑아 끓인 약물을 매왜의 어머니 몰래 아침에 마시게 했는데 오후가 되자 매왜의 증상이 현저히 호전되기 시작했다. 다시 두 차례 더 복용한 뒤에는 거의 원래 상태로 회복하기에 이르렀다. 이때 마침 도(陶) 의사가 왕진에서 돌아와 일련의 상황을 듣더니 일꾼에게 "고맙소."라는 인사를 거듭하며 정황을 설명하기를 "매왜의 증상은 위장에 열이 지나친 것이 주요 원인인데 이때는 반드시 열을 내리면서 해독시킬 수 있는 약을 사용해야만 상태를 호전시킬 수 있는데 보아하니 이 황록색 꽃이 피는 약초가 청열해독(淸熱解毒) 작용에 특효가 있음이 틀림없다." 고 설명해줬다. 그 일꾼의 성명이 황련(黃連)이었는데 그 약의 효능을 알게 해준 그의 공을 기념하기 위해 약초의 이름을 황련(黃連)으로 부르기 시작했다.

두 번째 전설은, 옛날 중국 서남부의 깊은 산속에 황(黃)이라는 사람이 살았는데 부부에게는 두 명의 아들과 두 딸이 있었다. 심한 자연재해로 기근에 시달리던 중

부인과 두 아들이 죽게 되었고 큰 딸을 할 수 없이 다른 집의 양녀로 보내게 되었다. 늙은 아비는 심한 마음의 상처로 고통받는 작은 딸의 이름을 황련이라 지었다.

황씨 부녀가 사는 마을에 어느 해에 심각한 전염병이 유행했다. 사람들은 고열이 나면서 가슴과 입이 답답함을 호소했고 일부는 구토와 설사를 하면서 죽어갔다. 더 불행한 것은 아버지도 이 병에 걸려 부녀가 입에 풀칠도 할 수 없을 만큼 어려운 생활을 하게 되었다. 다행인 것이 딸 황련이는 이 병에 걸리지 않았기에 집안일을 도맡아 하는 것은 물론 매일 산나물을 캐서 연명할 수 있었다.

어느 날 황련이 산나물을 캐던 중에 잎이 톱니 모양인 산나물을 보았는데, 이 풀은 황록색의 아름다운 꽃을 피우고 있었다. 황련이 이것을 뽑아 보니 뿌리가 울퉁불퉁한 것이 닭발을 닮은 것 같기도 하고 구슬을 꿴 염주 같기도 했다. 날이 어두워지자 그녀는 그것을 캐서 집으로 돌아와 깨끗이 씻어 솥에 넣고 끓였는데 솥뚜껑을 열자 솥안에는 온통 황색 국물이었다. 황련은 병상에 누워 있는 아버지에게 한 사발을 드렸고 아버지는 하루 종일 아무 것도 먹지 못했기 때문에 황련이 준 국물을 모두 다 마셨다. 그리고 황련 또한 자신도 한 사발을 마시고는 "너무 쓰다!"고 하면서 두 번째 사발은 도저히 마실 수 없을 것 같아 그대로 방에 누워 휴식을 취했다.

다음날 먼동이 틀 때 황련은 문이 열리는 소리를 들었다. 황련은 '아버지가 오래 전부터 병상에 누워계신데 누가 문을 열지? 다른 소리인가?' 하고 밖을 보니 아버지가 문을 열고 나오시는게 보였다.

황련은 너무 놀라 아버지에게 달려가 부축했다. 아버지는 "어제 네가 준 탕을 먹고 나니 몸이 매우 편안해졌다. 그 풀이름이 뭐냐?"라고 물었다. 그녀는 "저도 모르겠어요. 아마 산나물이겠지요. 그런데 너무 써서 저는 다시는 먹지 않을 거예요."라고 했다.

아버지는 "내 생각에는 뭔가 좋은 약초인 것 같다."라고 말하며 "황련이라고 부르자."고 했다. 얼마 후 아버지처럼 병상에 누워있던 마을 사람들이 모두 이 약초로 병이 치료되어 황련의 아버지에게 감사의 인사를 왔다. 이때 아버지가 여러 사람들에게 "우리의 생명을 구해준 이 약초 이름을 황련(黃連)이라 합시다."라는 제의에 모두 기쁜 마음으로 동의했다.

약초이야기

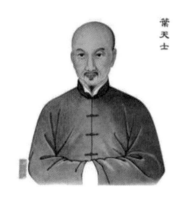

葉
天
士

쓴 약의 대명사 같은 황련에 대해서는 "벙어리는 쓴 황련을 먹고도 말을 못한다"란 속담이 잘 설명하고 있다. 이런 이유 때문에 청나리 때의 명의 섭천사(葉天士. 사진)가 모친의 질병을 치료할 때 황련의 사용여부로 고민했던 이야기가 전해져 온다.

섭천사의 모친이 병에 걸렸을 때 그는 최선을 다해 치료했지만 별다른 효과가 없었다. 마음이 답답해진 그는 다른 의사를 모셔서 모친의 병을 치료하기로 결심하고 부인과 상의했다. 부인이 그에게 "근처에 장(章) 의사라는 분이 계신데 그분이 평시에 자신의 의술이 당신보다 뛰어나다고 자랑했어요."라고 말했다.

섭천사는 겸손하게 장(章) 의사께 모친의 치료를 맡기기로 결정하고 곧바로 부인을 보내 모셔오도록 했다.

부인이 장(章) 의사의 집에 도착하자 그는 먼저 어머니의 병증과 섭천사의 처방에 대해 물었다. 부인이 장(章) 의사에게 "남편은 하루 종일 어머니의 병 때문에 우울해 하면서도 입에서는 "황련"이라는 말만 계속 되풀이 하면서 '어찌할꼬?'"라는 말만 반복 하고 있다는 것을 알려줬다.

장(章) 의사가 섭천사의 집에 도착해서 섭천사의 처방에 대해 자세히 살펴 보자 섭천사가 "무엇이 문제입니까?"라고 장(章) 의사에게 물었다. 장(章) 의사는 "처방은 정확하고 약도 모두 잘 맞았는데 어머니가 차도를 보이지 않는 것은 처방 중에서 약이 하나 빠졌기 때문이요.”라고 말했다.

섭천사는 “그게 무엇입니까?”라고 물으니 장(章) 의사는 “황련”이라고 말했다.

섭천사가 놀라며 “저도 황련을 써야 된다는 생각은 여러번 했지만 어머니의 연세가 많아 원기를 손상시킬까 두려워 감히 사용하지 못했습니다.”라고 말했다.

장(章) 의사는 “어머니의 맥은 허증(虛證)이 아니니 황련을 사용해도 해롭지 않습니다.”라고 말하였다.

섭천사는 장(章) 의사의 말에 수긍하고 어머니께 약을 지어 드렸는데 이틀만에 회복되었다. 섭천사는 감사의 표시로 장(章) 의사에게 금 백냥을 드렸다.

중국 춘추전국시대의 대표적 법가 사상가인 한비자(韓非子)는 “좋은 약은 입에 쓰다.”라는 유명한 말을 남겼는데 이 말의 진의는 “좋은 약은 입에 쓰기는 하지만 질병을 치료하기에 총명한 사람은 쓴맛에 구애받지 않고 약을 복용한다.”는 의미를 담고 있다. 이때 한비자가 설명한 쓴 약 중에서 대표적인 것이 바로 황련이다.

실험에 의하면 소량의 황련을 25만배의 물로 희석해도 황련의 쓴맛을 느낄 수 있다고 한다.

금원사대가 * (金元四大家)의 한 명인 유완소(劉完素)는 일찍이 그의 책에서 “고대의 처방 중에 이질의 치료에 최고의 명약은 황련이다.”라는 말을 강조했다.

✳ 주의사항

식용으로 사용할 수 없다. 황련의 쓰고 차가운 성질과 일부 성분들은 과용할 경우 위를 상하게 할 수 있기 때문에 비위가 허약하거나 진액이 손상된 사람에게는 신중하게 사용하여야 한다.

(32) 황정 黃精

; 층층갈고리둥굴레의 뿌리

명의별록(名醫別錄) 소화계의 기를 보해줌으로써 오장을 조화롭게 만들고 근골이 풍성해지도록 만든다. 장복하면 건강하게 장수할 수 있으며 안색은 홍황색이 은은하고 광택이 나게하고 백발은 흑색으로 변하고 탈락된 치아도 새롭게 난다.

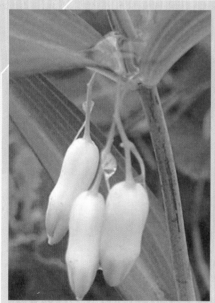
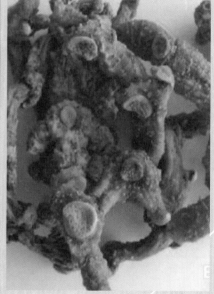

기원식물

KP* Polygonati Rhizoma / 층층갈고리둥굴레 *Polygonatum sibiricum* Red., 진황정 *Polygonatum falcutum* A. Gray, 전황정(滇黃精) *Polygonatum kingianum* Coll. et Hemsl. 또는 다화황정(多花黃精) *Polygonatum cyrtonema* Hua(백합과 Liliaceae)의 뿌리줄기로서 찐 것.

CP* Rhizoma Polygonati / 전황정(滇黃精) *Polygonatum kingianum* Coll. et Hemsl., 층층갈고리둥굴레(黃精) *Polygonatum sibiricum* Red. 또는 다화황정(多花黃精) *Polygonatum cyrtonema* Hua(백합과 百合科)의 뿌리줄기를 말린 것.

약명유래

일반적으로 알고있는 둥굴레는 생약명으로 옥죽 또는 위유라 하고 층층갈고리 둥굴레의 뿌리를 황정이라고 한다. 한방에서 약재로 이용하는 폴리고네텀 (Polygonatum)속 식물은 옥죽(위유)과 황정으로 나누는데 최근의 중국 중약지에는 황정을 8종으로 분류하였다. 우리나라에서는 층층갈고리둥굴레, 진황정, 층층둥굴레 등을 황정으로 사용하고 있다.

이 약초는 흉년에 구황식물로 널리 이용되어 왔기 때문에 '구궁초(救窮草)'라고 부르기도 히며, 숲 속에서 사슴들이 즐거 찾아 먹는 풀이라고 하여 '녹죽(鹿竹)'이라 고도 부른다.

황정(黃精)은 예로부터 인체의 생장발육과 생식기능의 기본 물질인 정(精)을 보충해주는 노란색 약재라는 뜻에서 명명되었다. 속명인 Polygonatum은 그리스어에서 유래되었는데 Polys(많다)와 gonu(무릎)가 합성된 말로 "근경에 마디가 많다."는 뜻을 내포하고 있다. 실제로 뿌리를 보면 황백색으로 살이 많고 굵으며 옆으로 길게 뻗는다. 그리고 둥굴레라는 우리말 역시 둥근뿌리에 굴레 모양의 마디가 많다는 것에서 연유했다고 한다.

도홍경(陶弘景)은 "황정은 곳곳에서 볼 수 있는데 2월에 싹이 나서 한 가지에 잎이 많이 생기며 잎의 모습은 대나무와 비슷하고 짧다. 뿌리는 위유(葳蕤)와 유사하다. 뿌리, 잎, 꽃 그리고 열매까지 모두 식용 가능하다."고 기록하고 있다.

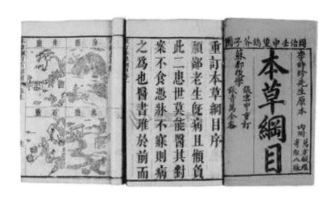

【본초강목】에는 황정(黃精)이라는 야명의 유래에 관해 다음과 같이 기록되고 있다. 임안성(臨安城)에 거부가 있었는데 그는 성격이 포악하기로 소문이 자자했다. 그리고 뭔가 불쾌한 일을 당하면 그 화풀이의 대상이 다름아닌 집안의 노비들이었기에 평소에도 노비들은 주인의 눈치를 살피며 조심조심 생활해야만 했다.

하루는 주인이 밖에 나가 사업상 담판을 지을 일이 있었는데 그 일이 뜻대로 풀리지 않았는지 불쾌한 기분을 억누르며 집으로 돌아오자마자 차(茶)를 준비하라고 시켰다. 그때 아벽(阿碧)이라는 계집종이 차를 올렸는데 그 차가 너무 뜨거워 주인 혀를 데이게 하는 일이 발생했다. 그는 이것을 트집잡아 계집종을 매질한 뒤 땔나무광에 가둬 3일간 먹을 것을 주지 말도록 명령했다. 아벽이 나무광에 갇혀 물 한 모금 먹지 못하고 울부짖으며 "먹을 것 좀 주세요."라고 외쳤지만 누구도 쉽게 접근할 수 없었다. 그때 착한 마음씨로 소문난 오(吳)씨 아주머니가 아벽을 불쌍히 여겨 몰래 먹을 것을 넣어주자 아벽이 울부짖으며 "아주머니 제발 제가 도망갈 수 있게 해 주세요. 그렇지 않으면 주인은 저를 죽일지도 몰라요."라며 애원했다. 결국 오 아주머니는 깊은 밤 몰래 문을 열어 아벽이 도망갈 수 있도록 길을 열어줬는데, 정작 집을 나온 아벽은 어디로 가야할지 알지 못했다. 그는 일단 무작정 길을 걷기로 하고 깊은 산 속으로 들어갔다. 그녀는 거기서 한참 동안 산야초와 과일로 연명하면서 생활하던중 어느 날 우연히 마주친 나무꾼이 주인에게 그 사실을 알렸다.

주인은 즉시 사람을 보내 아벽을 잡아 올 것을 명령했다. 그런데 아벽을 잡으러 산으로 들어간 많은 사람들은 도저히 아벽을 잡을 수 없다는 결론에 이르게 되었다. 왜냐하면 아벽의 다리에는 마치 날개가 달린 듯 순식간에 눈 앞에서 사라지기를 반복했기 때문이었다. 훗날 이런 소문을 들은 젊은 의사 한명이 생각하기를 '분명 아벽은 산에서 어떤 특별한 것을 먹었을 거야. 그것이 아벽을 날렵하게 만들었을게야.' 라고 생각했다. 그는 틈틈이 그 산으로 들어가서 아벽의 흔적을 더듬은 끝에 드디어 그녀가 산 모퉁이에 있는 바위에 자주 나타나는 것을 알게 되었다. 그 젊은 의사는 꾀를 내어 바위 위에 먹을 것을 놓아두고 며칠 뒤에 확인해 봤더니 과연 먹을 것들이 없어졌다. 그는 분명히 아벽이 먹은 것이라는 확신을 갖고 이번에도 같은 자리에 먹을 것을 놓아둔 뒤 나무뒤에 숨어 아벽이 나타나기를 기다렸다. 드디어 아벽이 나타나 조심스레 주위를 살핀 뒤 음식에 손을 대는 순간 젊은 의사가 그녀를 덮쳐 잡았다. "나는 주인이 보낸 사람도 아니고 나쁜 사람도 아니오. 단지 당신과 친구가 되고 싶을 뿐이오."라고 말했다. 아벽이 보니 그가 자신을 있는 힘을 다해 붙잡지도 않을 뿐만 아니라 그의 말투에서도 온화함을 느낄 수 있었다. 서로 믿음이 생긴 뒤 젊은 의사는 아벽에게 "그간 무엇을 먹고 이 깊은 산 속에서 지냈소?" 라고 물으니 "저는 여러 가지 풀뿌리와 열매로 연명했는데 주로 닭발처럼 생긴 풀뿌리를 가장 좋아합니다." 젊은 의사가 그 풀을 알려달라고 하자 아벽은 백록색의 꽃이 피어 있는 산야초를 가리키며 "바로 이 풀입니다."고 알려줬다. 젊은 의사는 즉시 그 뿌리를 캐어보니 뿌리는 황색이었고, 위쪽에는 마치 비늘처럼 생긴 것이 있었으며 아벽이 말한 것처럼 닭발과 비슷한 모양을 띠고 있었다. 젊은 의사는 그 "황계(黃鷄)"를 갖고 집으로 돌아와 환자들에게 시험삼아 사용해 보기 시작했는데 과연 기(氣)를 보(補)해주는 약으로 탁월한 효과가 있음을 알 수 있었다. 아울러 몸속의 진액을 생성시켜 주고 폐의 기능을 원활하게 도와주는 효과도 확실하다는 것을 알게 되어 이 약을 널리 알렸고 훗날 사람들이 "황계(黃鷄)"라는 명칭은 약재의 명칭으로 어울리지 않는다고 생각해서 "황정(黃精)"으로 바꾸어서 오늘에 이르고 있다.

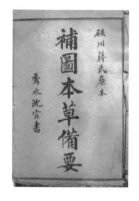

한편【본초비요(本草備要)】의 기록에 의하면 다음과 같은 유래가 전해진다.

송나라 때 무주의 큰 부잣집 계집종이 자신을 첩으로 삼고자하는 주인의 욕망을 따르지 않아 심한 학대를 받게 되었다. 그런데 갈수록 심해지는 학대를 더 이상 참지 못하고 산중으로 도망쳤고 먹을 것이 없어 매일 풀뿌리를 캐서 연명했다. 어느 날, 그녀는 호랑이에게 쫓겨 급히 나무 위로 올라갔는데 이때 자신의 몸이 제비처럼 가벼운 것을 느꼈다. 이후부터 그녀는 낮에는 풀뿌리를 먹고 밤에는 나무 위에서 잠자는 생활을 시작했다.

그녀의 주인은 도망친 노비를 오랫동안 찾을 수가 없었는데 어느 날 나무꾼이 주인에게 "그녀를 산에서 봤다."고 말해 주었다. 주인은 즉시 사람을 보내서 잡아오게 했지만 그녀는 번번이 날렵하게 포위망을 뚫고 도망쳤다. 이때 어떤 사람이 비책을 알려주기를 "그녀는 경신술(輕身術)을 쓰고 있는데 만약 고기를 먹이면 그 경신술을 상실하게 할 수 있습니다."라고 했다. 주인은 즉시 여자 노비가 지나다니는 길에 먹음직스런 고기를 놓아두게 하였다. 고기를 본 그녀는 오랫동안 고기를 먹지 못했던 탓에 많이 먹었다. 그리고 고기를 먹고 난 후 날렵한 능력이 상실되면서 결국 붙잡히게 되었다. 주인이 그녀에게 "무엇으로 연명했느냐?"라고 물으니 그녀는 "뿌리색이 노랗고 닭발과 비슷하게 생긴 뿌리를 캐 먹었습니다."라고 대답했다. 이때부터 사람들은 이 약재를 정(精)을 튼튼히 하는 노란색 약재라는 뜻으로 "황정(黃精)"이라고 부르기 시작했다.

약초이야기

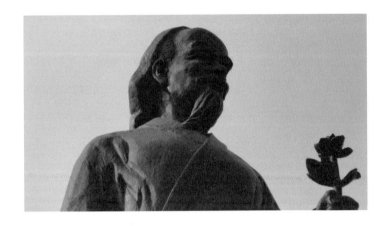

　화타(華佗. 사진)가 인정한 황정의 효능에 관련한 이야기가 전해 오고 있는데, 옛날에 어떤 폐결핵 환자가 본인이 회복될 가능성이 없음을 직감하고 깊은 산 속으로 들어갔다. 그런데 몇 년 후 그가 마을로 돌아왔을 때 사람들은 놀라움을 감추지 못했다. 그가 죽지도 않았을 뿐만 아니라 오히려 이전보다 훨씬 몸이 좋아졌다. 그리고 목소리도 맑고 우렁찼으며 걸음걸이 또한 가볍게 날아다니는 듯해서 사람들은 그를 보고 "신선이 되어 돌아왔다."고 했다. 하루는 화타가 그 마을을 지나다가 소문을 듣고 그 사람을 만나보기로 했다. 주로 산 속에서 생활하는게 익숙해진 그 환자를 만나기 위해 깊은 산속을 헤맨 끝에 드디어 신선처럼 날아다니듯 움직이는 그를 만날 수 있었다. 화타가 그에게 주로 어떤 산야초를 먹으며 연명하는지를 물었고 그가 답하기를 "저는 녹색 꽃이 피면서 뿌리는 황색으로 길쭉하게 생긴 풀을 가장 좋아합니다." 화타가 그 풀을 보니 과연 황정(黃精)이었다. 화타는 다시 한 번 황정의 효능에 대한 확신을 갖게 되면서 "이것이 정말 허약한 체질의 사람에게 기(氣)와 정(精)을 보충해주는 '약중의 정(精)'이로구나."하고 감탄했다는 기록이 남아 있다.

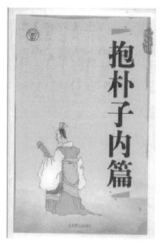

　　황정은 예로부터 자양강장 약으로 이용되기도 했지만 특히 신선이 되고자 하는 사람들에게 애용되던 약초였다. 또한 절에서도 스님들이 둥굴레를 스스로 재배해서 간식으로 먹는 습관이 남아 있다.

　　【포박자(抱朴子)】에는 다음과 같은 기록이 있다. "꽃의 형상으로 일명 수주(垂株)라고 하며 꽃을 복용하는 것이 열매를 먹는 것 보다 효과가 좋고, 열매가 뿌리보다 좋다. 하지만 꽃은 채집이 쉽지 않고 건조시키면 약의 양이 현저히 줄어들기 때문에 부자가 아니면 사용하기 어렵다."

≪황정(黃精)≫_두보(杜甫)

長鑱長鑱白木柄　　긴삽아, 긴삽아, 흰 나무 자루여
我生托子以爲命　　나의 삶은 그대를 의지해 목숨 부지하노라
黃精無苗山雪盛　　황정은 싹이 없고 눈은 깊은데
短衣數挽不掩脛　　짧은 바지 아무리 잡아당겨도 무릎을 가리지 못하는구나

　　시에서 묘사한 것처럼 안사지(安史之) 난 때 두보는 모든 가족이 여러 곳을 거쳐 한 겨울에 동곡(同谷)이란 곳에 도착했다. 눈보라가 몰아치는 환경에서 옷도 제대로 입지 못한 상태로 산에 올라 쌓인 눈을 헤치며 땅속의 황정을 캐먹으면서 연명했음을 기록하고 있다.

≪증서악산인리강(贈西嶽山人李崗)≫_잠삼(岑參)

君隱處 , 當一星 , 蓮花峰頭飯黃精 , 仙人掌上演丹經.
鳥可到 , 人莫攀 , 隱來十年不下山 , 袖中短書誰爲達 , 華陰道士賣藥還.

그대 머무는 곳, 별처럼 빛나고, 황정을 음식 삼는 구나, 신선이 머무는 곳, 새들은 갈 수 있으되, 인간은 닿지 못하는 곳, 10년이 넘도록 내려오지 않으니, 소매 밑의 소식을 전할길 없구나. 산 속 오솔길 약장수들만 오갈 뿐.

갈홍(葛洪)은 "황정은 달고 맛이 좋아 흉년에 남녀노소가 식용으로 대용할 수 있어서 이것을 미포(米鋪)라 한다."고 하였다. 【본초도경(本草圖經)】에는 "처음 싹이 생길 때 사람들이 그것을 채취하는데 채고(菜菇) 또는 필채(畢菜)라 하고 맛이 굉장히 좋다."고 강조하고 있다.

명의(名醫) 장산뇌(張山雷)는 "황정은 헌주에서 많이 생산되는데 헌주사람들은 이것을 특산품으로 여기고 있고 이것을 쪄서 수시로 먹는다."라고 기록했다.

북경의 사대(四代) 명의(名醫) 중 한 명인 포보주(蒲輔主)는 "황정을 장복하면 뇌기능의 회복을 촉진시키는 작용이 있다."고 하였다.

【청사고(淸史稿)】에는 다음과 같은 일화가 기록되어 있다. "산서(山西)의 명의(名醫) 부청주(傅靑主)는 6세부터 황정을 먹기 시작했는데 다른 음식은 먹지 않고 황정만 먹어서 부모님께 혼이 난 뒤에야 반찬을 먹기 시작했다. 이 사례로 보면 알 수 있듯이 황정은 약용과 식용이 모두 가능한 우수한 식물이다."라고 기재되어 있다.

참고 문헌

● 풀꽃과 함께 하는 건강약초 126선, 박덕선, 하남출판사, 2013

● 한방으로 풀어본 이야기 본초강목, 이풍원, 유한문화사, 2010

● 한방으로 풀어본 이야기 본초강목, 이풍원, 유한문화사, 2011

● 이야기 본초강목, 이풍원, 팬더북, 1996

● 本經疏證(上, 下), 鄒澍, 대성의학사, 2001

● 한약이야기, 박종희, 신일상사, 2005

● 한약 기원 정리집, 최고야, 한국학술정보(주), 2008

● 질병이 치유되는 약초, 조경남, 이기로, 박지환, 2012

● 사진으로 보는 우리 약초 바르게 알기, 신전휘, 신용욱, 계명대출판부, 2007

● 국산 약용작물 50선, 배석태, 과학원예사, 2010

● 재미있는 藥草의 유래, 안상득, 이종용, 1996

● 中草藥的故事, 葛芸生, 王朝香, 希望出版社, 2010

● 中藥傳說, 羅興洪, 趙霞, 人民衛生出版社, 2013

● 漫話中藥, 沈長靑, 軍事醫學科學出版社, 2011

● 講故事識中藥, 胡皓, 胡獻國, 人民軍醫出版社, 2014

● 趣話中藥, 張虹, 人民軍醫出版社, 2012

● 中醫藥 詩詞歌賦謎聯集, 羅興洪, 趙霞, 人民衛生出版社, 2013

● 中藥傳奇, 丁兆平, 山東畫報出版社, 2011

● 唐代涉醫文學與醫藥文化, 郭樹芹, 人民衛生出版社, 2012

● 關于中藥文化的100個故事, 陳賢正, 南京大學出版社, 2014

● 講故事學中藥, 張健, 山西科學技術出版社, 2014

● 中醫美容學, 高學敏, 黨毅, 中國科學技術出版社, 2000

찾아보기

라디오 상담실
방송 내용 엿보기

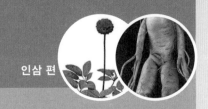

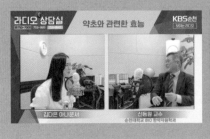

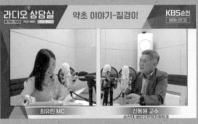

AFS#1
SIGNAL + 오프닝

MC 안녕하세요, 라디오 상담실 최유린입니다.

예로부터
너무나 희귀한데,
찾았다 하면 금싸라기보다 귀한 명약이 되어줬던...

그래서 심마니가 <심봤다> 라고 외치는 건
요즘 말로 <복권 당첨됐다>라는 말 만큼이나
엄청난 부를 가져다 줬던 산삼...

산에서 캐면 산삼이지만
산삼의 원래 이름인 인삼의 <인>은
사람 '인'자라고 하는데요.

산삼이나 홍삼이 다 인삼인 건 알겠는데
인삼이라는 원래 이름은
어떻게 붙여졌을까요?

매달 찾아오는 약초 이야기!
오늘은 신비의 약초
<인삼>의 유래를 알아봅니다.

시그널 OUT

MC   순천대 바이오 한약자원학과
신동원 교수님 나와 계십니다.

안녕하세요.

MC   오늘도 여러분의 전화 받습니다.
관련 내용이 아니어도
궁금한 점이 있으신 분들은
순천 전화 750-7000번, 753-9911, 753-9922번으로
전화주시기 바랍니다.

그리고 유튜브 '순천 KBS라디오'를 통해서도
<보이는 라디오>로 함께할 수 있구요.
인터넷 댓글을 통해서도 함께 하실 수 있습니다.
여러분의 많은 참여 바랄게요.

AFS#1
로고 1

MC   라디오 상담실
오늘은 순천대 바이오 한약자원학과
신동원 교수님 모시고
약초 이야기 함께합니다.

Q-1 네, 오늘은 약초에 대해서 잘 모르는 저에게도 익숙한 약초예요.
가장 익숙한 한약재이자 식재료 인삼에 대한 이야기 가지고 오셨죠?

Answer 네, 인삼에 대해 간단히 말씀드리겠습니다.
인삼은 "오갈피나무과(科, 두릅나무과와 같은 뜻) 인삼속(人蔘屬) 식물"로 (인삼산업
법 제2조 제1호) 동의보감에서도 500회 이상 등장하는 한약재입니다.
【신농본초경】상품에서는 맛이 달고, 오장을 보하며 성질은 약간 차갑다. 정신

과 혼백을 안정시킨다. 잘 놀라고 두근거리는 증상을 진정시키고 눈을 밝게한다. 심신을 안정시키고 장복하면 몸이 가볍고 장수한다.고 소개하고 있습니다.

Q-2 지금 교수님 말씀만 들어도 인삼은 정말 만병통치약 같다는 생각이 듭니다.

Answer 정확하게 표현하셨습니다.
그래서 인삼의 학명이 파낙스진생(Panax ginseng)인데 파낙스의 뜻이 만병통치약입니다.

Q-3 그런데 교수님께서 설명해주실 때 동양의학에서 사용하는 한약의 의미는 단순히 그 효능만을 의미하는 게 아니라 그 약재가 갖고 있는 성질과 맛이라고 하셨잖아요?

Answer 한의학에서 사용하는 한약의 의미는 단순히 그 약재의 효능만을 의미하지 않고 그 약재가 갖고 있는 기(氣)와 미(味) 즉, 그 약재의 성질과 맛을 핵심적 가치로 사용하고 있습니다.
즉, 옛 선현들은 약초의 성질을 한·열·온·량(寒·熱·溫·凉) 즉, 차갑고, 뜨겁고, 따뜻하고, 서늘한 네 가지 성질로 분류해왔습니다. 온(溫)과 열(熱)은 몸을 데우는 온열(溫熱)작용을 의미하고, 량(凉)과 한(寒)은 열을 내리는 청열(淸熱)작용을 의미합니다.

Q-4 그럼 앞에서 설명하신 것처럼 인삼은 차가운 성질의 약이 맞나요?

Answer 네, 잘 지적해주셨습니다. 이 부분은 보충 설명이 좀 필요한데요.
이미 강조해 드렸던 것처럼 한약에서 약성이 차가운지, 뜨거운지 등의 성질은 굉장히 핵심적인 요소입니다. 중간 단계인 평성(平性)이라 할지라도 반드시 "편온(偏溫)" 또는 "편량(偏凉)"의 특성을 내포하고 있다고 보고 있습니다.

한약학의 바이블 같은 【신농본초경(神農本草經)】에서 인삼(人蔘)은 미한(微寒: 약간 차가운 성질)으로 기록되어 있었으나 【본초강목(本草綱目)】에서 이시진(李時珍)은 역시 한의사였던 부친 이언문(李言聞)이 지은 "【인삼전】" 상하권의 내용을 【본초강목】에 인용하면서 인삼을 온성(溫性: 따뜻한 성질)으로 바꿨는데 현재는 대부분 한약재의 약성이 신농본초경과 일치하지만 인삼의 경우는 현재 "감(甘), 미고(微苦), 미온(微溫)"으로 통일해서 사용하고 있습니다.

Q-5 여기까지 오기까지 사연이 많았네요?

Answer 네, 약재의 성질도 한번 정해진 것이 절대불변의 진리가 아니라 시대의 흐름에 따라 발전을 거듭해서 오늘날에 이르고 있습니다.

방금 소개해드린 인삼의 약성이 【신농본초경(神農本草經)】의 "약간 차가운"성질을 【본초강목(本草綱目)】에서 "약간 따뜻한" 성질로 바꿔 기록한 것에 대해 【의학삼자경(醫學三字經)】 등 다양한 서적을 집필한 진수원(陳修園 1752~1823)은 크게 화를 내고 인삼을 온성으로 표기한 것은 송나라 이후 의학의 영향을 받은 것이라며 【본초강목(本草綱目)】을 불태워버려야 한다고 이야기한 일화는 유명합니다.

Q-6 인삼의 성질을 바꿔서 기록했다고 귀한 책을 태워버렸다는 건 약재의 성질이 그만큼 중요하다는 의미일 텐데요.
앞서 언급했지만, 인삼의 <인>이 사람 <인>자라면서요?
사람을 닮은 식물에서 유래했다는 게 맞나요?

Answer 네, 맞습니다.
약재의 형태가 사람을 닮았다는데서 그 이름이 유래했다는 것이 정설입니다. 하지만 심마니들이 산삼을 캘 때는 대부분 긴 수염을 단 산신령이나 발가벗은 동자(童子) 꿈을 꾼 뒤 산삼을 채취했다는 설에 근거하기도 하고, 또한 인삼의 몸체에서 두 개의 지근이 갈라져 나온 모양으로 사람 인(人)자의 형태를 띠고 있는 것을 최상품으로 취급하는데서 그 이름이 유래되었다고도 합니다. 그밖에도 그 명칭의 유래와 관련해서 본초강목에서는 다양한 해석을 기록해 놓았습니다.

Q-7 본초강목에서는 인삼의 명칭을 어떻게 설명하고 있는지 궁금합니다.

Answer 네, 본초강목에서는 인삼이라는 한자표기와 곁들여서 설명하고 있는데요.
먼저, 담글침자(浸(담글침, 스며들침, 적실침)) 위에 초두변을 얹어 蔘(인삼 삼)으로
기록했었는데요. 인삼이 해가 지나면서 점차로 자라 뿌리가 사람의 모습같아
정신이 있는 듯 하기에 그렇게 표기했다고 합니다. 즉, 이것은 인삼이 일정한 시
간이 지나면서 성장하는 특징을 내포한 것에 연유한 글자입니다.

Q-8 인삼을 표시하는 글자가 담글 침자 위에 초두 변을 얹어 사용했다...
처음 듣는 설명인데, 어렵기도 합니다.
또 다른 표현도 있나요?

Answer 인삼의 명칭에 대해서는【본초강목(本草綱目)】에서만 9개의 명칭이 소개되어 있
는데 한 두가지 더 소개해 드리면, 인삼은 자라는데 단계가 있다는 의미에서 인
함(人銜(이어질 함, 재갈함,)라 부르기도 했고, 인삼의 생장환경이 햇빛을 등지고,
그늘을 향하므로 귀개(鬼蓋덮을개: 지혜로운 덮개)라고 부르기도 했는데, 후세에
글자가 복잡해서 오늘날의 인삼삼자에서 초두변을 제거한 參(참여할 참, 석 삼,
인삼삼)로 사용해 오다가 오늘날에는 식물임을 강조하기 위해 위에 초두변을 얹
어 인삼삼자로 사용하고있습니다.

Q-9 인삼을 지칭하는 표현이 참 많았네요.
그런데 교수님! 인삼 하면 수삼, 백삼, 홍삼 같이 여러 가지가 많잖아
요. 다 인삼인데, 이게 어떻게 다른 거예요?

Answer 네, 명칭에는 산삼, 수삼, 백삼, 홍삼 등 여러 명칭이 있는데 간단히 소개해 드리
면 다음과 같습니다.

인삼이 야생에서 성장한 것은 산삼(山蔘), 재배지에서 채취한 것은 수삼(水蔘), 잔뿌리를 제거하고 껍질을 제거해서 건조한 것은 백삼(白蔘), 수삼을 쪄서 말린 것을 홍삼(紅蔘) 그리고 미세한 뿌리를 말린 것을 미삼(尾蔘)이라 합니다.

Q - 10 요즘은요, 시중에 보면 인삼보다 홍삼이 더 많거든요?!
그만큼 사람들이 더 많이 찾는다는 의미일텐데 인삼과 홍삼은 어떻게 다른가요?

Answer 네, 홍삼은 껍질을 벗긴 수삼을 수증기로 찐 뒤 수분 함량이 15% 이하가 되도록 가공한 것입니다. 이런 과정을 통해 인삼의 색깔이 붉은색으로 변하기 때문에 홍삼이라 칭하고 장기간 보관하기가 편리하게 만든 것입니다. 이러한 처리 과정에서 인삼의 성질이 더 강화되어 흡수도 더 잘되고 약효도 강화됩니다. 특히 인삼의 주성분인 진세노사이드가 홍삼으로 처리되는 과정에서 훨씬 종류도 많아지고 잘 추출되어 면역, 항암작용에 유리하다고 보고되고 있습니다.
최근 보도에 따르면 2020년 1년 중 홍삼의 시장 규모가 1조 4천300억 원에 달했다는 보도가 있었습니다.

Q - 11 교수님! 가끔 시골에 가면요,
산등성이 같은데에 검은 차양막을 씌운 밭을 볼 수가 있는데요.
그게 인삼밭이라고 하더라구요?!
그런데 그 검은 차양막은 왜 엎어 놓는 건가요?

Answer 네, 먼저 인삼의 형태를 일경삼아오엽(一莖三椏五葉), 즉, 뿌리 하나, 줄기 셋, 잎이 다섯이라는 표현으로 그 형태를 묘사하고 있는데요. 본초강목에서 묘사한 것을 소개하는 것이 가장 간단할 것 같습니다.
그 풀은 줄기 하나가 곧게 올라가고 네 내지 다섯 잎사귀가 마주보고 생하며, 꽃은 자색이다. 고구려 사람이 지은 인삼찬가에 이르기를
"가지가 셋에 다섯잎이오.
햇빛을 등지고 그늘을 향한다.

나(인삼)를 찾고자 할진대 개오동나무를 찾으라"하니라.

즉, 깊은 산 그늘진 곳 개오동나무와 옻나무 아래 습윤한 곳에 많이 난다. 고 묘 사하고 있습니다. 이러한 생장환경에서 유추할 수 있는 것은 인삼 자체가 더운 성질을 갖고 있기 때문에 다른 식물들처럼 햇볕을 많이 받으면 타죽어 버린다 는 것을 알 수 있습니다.

Q - 12 그래서 인삼밭에는 검은색 차양막을 씌우는 거였네요...
그런데 옛날부터 <고려인삼>은
중국에서 명성이 대단했잖아요? 실제로 어느 정도였나요?

Answer 네, 잘 아시는 것처럼 인삼은 세계 여러 곳에서 자라기는 하지만 한국에서 자라 는 토종인삼의 약효가 뛰어나 '고려인삼'이라는 명칭으로 세계적으로 유명합니다. 인삼은 【신농본초경(神農本草經)】상약에 들어갈 정도로 고대부터 뛰어난 약 재로 통했으며, 이미 중국의 삼황오제시대부터 불로장생하게 하는 약이라 하여 널리 사용하도록 했다고 하며, 지금도 식물성 약재로서는 최상품에 들어가는 약재입니다.

고려인삼의 명성은 이미 삼국시대에 당나라에까지 널리 알려질 정도였는데, 이 당시에는 고려삼, 백제삼, 신라삼(나삼)으로 불렸다고 하며, 통일신라 시대에는 중국이나 일본을 오가는 사신이 신라삼을 지참했고 인기가 많았다는 사실이 삼 국사기나 매신라물해 등 문서에 기록되어 있습니다.

(1392년 재배 성공)

MC 라디오 상담실!
오늘은 순천대 바이오 한약자원학과
신동원 교수님 모시고
<인삼>의 유래에 대해 알아보고 있습니다.

관련 내용이 아니어도
궁금한 점이 있으신 분들은 방송 중에 언제라도
전화 주시기 바랍니다.

MC   라디오 상담실!
         오늘은 순천대 바이오 한약자원학과
         신동원 교수님과 함께
         <인삼>에 대해 알아보고 있습니다.

Q - 13 교수님! 교수님 책에서도 중국에서 고려인삼의 명성과 관련한 재미있는 이야기들을 소개해 주셨는데 그 중에 <인삼장원>이라는 말이 중국에서는 아주 유명한 이야기라면서요?

Answer 인삼의 효능과 관련해서 중국인들에게 보편적으로 잘 알려진 이야기 중에 "인삼장원(人蔘壯元)"이라는 말은 아주 유명합니다.
     청나라 때 광서(光緒) 황제의 스승을 역임했던 옹동화(翁同龢)는 함풍(咸豊) 6년에 장원급제를 했는데, 과거시험 당일의 일화는 옹동화의 뛰어난 실력 뿐만 아니라 인삼과 밀접한 관련이 있어서 중국사람들에게 유명한 일화입니다.

Q - 14 어떤 재미있는 일화인지 내용을 좀 소개해주시죠.

Answer 옹동화가 과거시험을 볼 당시 그해의 시험에서 가장 유력한 장원급제 후보자는 옹동화와 손육문(孫毓汶) 두 사람이었답니다. 당시 시험장은 상당히 먼 거리에 위치해서 많은 응시생들이 시험장 부근의 여인숙에 머물면서 시험에 응했답니다. 그런데 당시 옹동화와 손육문의 부친은 모두 벼슬을 하고 있었기 때문에 일찍이 서로 왕래가 잦았고, 손육문의 집은 시험장에서 멀지 않은 곳에 있던 반면, 옹동화의 집은 상당히 먼 거리였답니다.

상황이 그렇다면 시험장에서 가까운 친구 집에서 하룻밤 신세를 져야 겠는데요?

Answer 네, 맞습니다. 그런데 그것이 문제의 발단이 되었습니다.

말씀하신 것처럼 시험 전날 밤 손육문의 부모는 특별히 옹동화가 자신의 집에 머물며 시험을 치루도록 초청했답니다.

그런데 저녁을 먹은 뒤 손육문의 아버지 손서진(孫瑞珍)은 아들에게는 "내일 아침 좋은 컨디션을 유지하려면 일찍 자야한다"고 재촉했답니다.

하지만 옹동화에게는 자신이 인생의 선배라며 밤늦도록 이야기를 나눈 뒤 돌아가 쉬도록 했답니다.

Q-16 왜 하필 시험 전날 밤에 밤 늦도록 잠도 못자게 이야기를 건 걸까요? 라이벌이라서 그런 건가요? 약간 의심이 드는데요?!

Answer 네, 맞습니다. 그뿐만 아니라

밤늦도록 친구 부친과 이야기를 나누고 방으로 돌아온 옹동화가 막 침대에 누우려는 그때 손서진은 암암리에 사람을 보내 옹동화의 방 근처에서 날이 밝을 때까지 폭죽놀이를 하도록 시켰답니다. 밤을 꼬박 새운 옹동화는 휴식할 틈도 갖지 못한채 비몽사몽간에 시험장으로 들어갔는데 전신의 무기력함과 함께 끝없는 졸리움을 느끼면서 '아~~! 이번 시험은 틀렸구나.'라고 생각하기에 이르렀답니다.

Q-17 결과적으로는 친구 집에 괜히 간 거네요...

Answer 그런데 비몽사몽간에 과거시험을 치루던 그때 갑자기 자기 몸에 지니고 갔던 인삼 두 뿌리가 생각나 얼른 꺼내 입에 넣고 씹기 시작했답니다.

잠시 후, 옹동화는 정신이 현저하게 맑아지는 느낌과 함께 시험문제가 술술 풀리는 신기한 경험을 했는데 결과적으로 그 시험에서 장원급제를 했답니다. 이 사실이 세상에 널리 퍼지면서 중국 사람들은 이 이야기를 "인삼장원(人蔘壯元)"

이라는 말로 부르기 시작했답니다.

Q - 18 중국에서는 인삼이 양귀비하고도 관련이 있다면서요?

Answer 중국 역사에서 탁월한 미모를 자랑하는 양귀비의 미모에는 인삼도 한 몫을 하고 있습니다.
 당(唐)나라 시대의 대부분 미용 원료는 납과 수은이 함유된 것들이 많아 장기간 사용하면 만성중독으로 인해 뺨 위에 갈색 반점을 남기기도 하였답니다. 양귀비는 용모를 생명처럼 소중히 여긴 것만큼 일반 화장품의 부작용을 알고 있었기 때문에 늘 화장을 옅고 가볍게 했고, 또한 언제나 온천욕을 한 뒤 가볍게 온몸의 경혈을 자극해 주는 것을 즐기면서 황실의 어의(御醫)들을 불러 모아서 자신만을 위한 미용 비방을 만들도록 하였답니다.

Q - 19 양귀비가 쓰는 그 미용 비방에 인삼이 들어있는 건가요?

Answer 네, 맞습니다.
태의(太醫)는 인삼 약선과 홍옥고(紅玉膏석류, 당귀, 계혈등, 생지황(당귀,자초,홍화,황랍))라고 하는 처방을 동시에 사용하도록 했고, 이때부터 양귀비는 인삼을 적극 애용했으며 인삼을 "백초지왕(百草之王:모든 약초 중의 왕)"으로 봉하기도 했답니다. 그래서 후세의 많은 사람들은 인삼이 양귀비의 근육과 피부의 탄력을 유지시키는 역할을 함으로써 황제의 사랑을 독차지하는데 이바지 했다고 믿게 되었답니다.

Q - 20 중국에서 명성을 얻은 <고려인삼 이야기>가 더 있죠?!
하나만 더 얘기해주신다면요.

Answer 네,
 청나라 건륭황제는 중국 역사상 황제로서는 드물게 89세까지 장수했는데, 당시의 평균 수명을 생각하면 건륭황제는 굉장히 희귀한 사례에 속합니다.

당시의 한 외국사신이 건륭황제를 알현한 후 묘사한 그의 풍채는 "연령은 비록 여든 셋이지만, 겉보기에는 예순 정도와 같더라. 노년임에도 신체가 건강하고 원기가 충만하여 가히 소년을 압도할 수 있을 것 같았다. 황제의 식사가 규칙적이고 극도의 절제된 식사습관을 유지하는 것은 매우 경이로웠다."고 묘사했답니다.

Q - 21 노년임에도 소년을 압도할 정도면 어느정도 였을까요? ^^
그렇게 절제된 생활이 장수의 비결이었을 텐데 그런 건륭황제도 인삼 애용자였나봐요?

Answer 네, 건륭황제는 인삼 복용하기를 즐겼는데 그 방법은 일단 균형잡힌 식사로 합리적인 영양섭취를 중시하면서 적당량의 인삼을 복용했답니다. 건륭황제 때 조정에서 분류 보관한 공문서 중 《상용인삼저부(上用人參底簿)》라는 기록에 따르면 건륭 62년(음력) 12월 초하루부터 시작하여 건륭 64년(음력) 정월 초삼일까지 식사 중 인삼을 359번이나 복용한 기록이 있습니다.

Q - 22 그럼 거의 이틀에 한 번 인삼을 먹었다는 계산이 나오는데요?

Answer 네, 맞습니다.
건륭황제는 인삼을 "선단(仙丹, 신선이 먹는 약)"으로 칭하였고, 또한 《영인삼(詠人蔘, 인삼을 칭송함)》이라는 책에 손수 시를 짓기도 하였을 정도인데 그가 지은 시에서 다음과 같은 대목이 있습니다.
性溫生處喜偏寒　성질은 따뜻하지만 생장 환경은 차가운 곳을 좋아하며
一穗垂如天竺丹　이삭 하나는 천축단처럼 길게 늘어져 있다.
이렇게 묘사할 만큼 건륭황제는 인삼에 대해 깊은 이해를 하고 있었답니다.

Q - 23 중국에서는 건륭황제가 인삼을 즐겼다면
우리나라에서는 조선시대 영조가 인삼을 즐긴 걸로 아는데, 맞나요?

Answer 네, 맞습니다.
조선시대 왕들 평균수명이 47세 였고, 60세를 넘긴 경우가 6명뿐이었는데, 영
조대왕은 83세까지 장수했는데, 그런 영조대왕이 인삼을 즐겨먹었고, 자신의
건강과 장수 비결을 '인삼정기'라고 생각했다고 합니다. 72세 되던 해에는 1년에
20여근의 인삼을 복용했다는 기록은 물론 59세부터 73세까지 먹은 인삼이
100근을 넘었을 정도로 자주 복용했다는 기록이 있습니다.

Q - 24 교수님 책에서 보니까요,
중국에서 고려인삼이 유명한 만큼이나
유명한 사람들이 남긴 <인삼과 관련한 시>들도 많다면서요?

Answer 네,
당송팔대가의 한 사람인 소동파(蘇東坡)가 지은 시 중에
《인삼(人蔘)》이란 시가 있습니다. 그 중의 일부를 소개해 드리겠습니다.
......(중략)

臭味終祖稱   향과 맛이 마침내 최고로 우러러 받들어지게 되었다.

靑椏綴紫蕚   푸른 잔가지가 붉은 꽃받침을 장식하고

圓實墮紅米   둥근 열매가 붉은 모양으로 떨어졌다.

窮年生意足   시간이 지날수록 거듭 생기가 충만해지니

黃土手自啟   황토를 손수 열어 펼쳤다.

上藥無炮炙   통째로 구운 것이든 볶은 것이든 약으로 쓸 수 있는데

齕齧盡根柢   뿌리부터 깨물어 씹어 먹어라.

開心定魂魄   가슴을 열고 혼백을 안정시키며

憂患何足洗   근심 걱정과 원망을 충분히 씻어내더라

糜身輔吾生   짓무른 몸은 내가 살도록 도와주니

既食首重稽   먹으면서 머리를 깊이 조아리게 되는구나.

교수님 소개를 듣고 있으니까
중국에서 고려인삼의 명성이 얼마나 대단했는지를 알 것 같습니다.
교수님! 그런데, 아까 본초강목 이야기 하셨는데
본초강목에 인삼의 효능을 실험한 기록도 있다면서요?

Answer 네, 지금까지 소개해드린 이야기들 이외에도 유명한 본초학자들이 실험을 통해
인삼의 효능을 증명한 이야기들을 기록하고 있기도 합니다. 예를 들면 인삼의
진짜와 가짜를 감별하는 방법에 대해 유명한 본초학자 소송(蘇頌)과 이시진(李
時珍)이 언급한 것은 다음과 같습니다.
: 두 사람이 함께 달리기를 하는데 한 사람은 입에 산삼을 물고 다른 사람은 그
냥 뛴다. 만약 3~5리(1~2km)를 달리게 되면 산삼을 머금지 않았던 사람은 숨을
헐떡거릴 가능성이 크지만 산삼을 물고 뛰었던 사람의 호흡은 자유롭고 편안하
게 되는데 이는 진짜 산삼(眞蔘)을 머금었기 때문이다.라고 기록하고 있습니다.

Q - 26 가짜 인삼이 그만큼 많았다는 거네요?
일단 눈으로 보기에 진짜 같은 것으로만 속였을 것 같은데,
가짜는 주로 어떤 것들이었나요?

Answer 네, 오늘날이나 옛날이나 귀중품일수록 가짜가 많습니다. 한약재 역시 다르지
않습니다. '본초강목'에 기록된 당시의 위품, 즉 명나라 당시에 가짜 인삼에 대
해 다름과 같이 기록하고 있습니다.
"가짜 인삼은 모두 더덕, 잔대, 도라지로 뿌리를 캐서 조작하여 혼돈시킨 것이
다."라고 설명하면서 각각의 차이를 묘사하고 있고, 인삼이 너무 유명하다 보니
까 당시에는 다음과 같은 위품도 존재했다는 기록이 있습니다.
"근래에 또 심보 나쁜 사람이 인삼을 먼저 물에 담가 즙을 취해서 스스로 마시
고 다시 햇빛에 말려 내다 팔되 탕삼(湯蔘)이라고 하니 전적으로 사용할 수가 없
으니 가히 살피지 않을 수가 없다." 고 묘사하고 있습니다.

인삼은 만병통치약에 가까운 효능이 있지만
그래도 모든 사람에게 좋은 것은 아니죠?

Answer 네, 정확히 말씀하셨습니다. 먼저, 인삼은 과거에 집중력을 증강시키기 위한 독
서환이나, 기억력 증진에 많이 활용했던 불망산 등의 핵심 약재로 인삼이 쓰였
습니다만, 몸에 열이 많은 사람, 몸에 뾰루지가 자주 나는 사람, 얼굴이 붉게 달
아오르고, 맥박 수가 빠르다든가, 잠을 못잔다든가 등의 증상이 있는 분들은 가
까운 한의원에서 진단을 받으신 뒤 복용하시는게 좋습니다.
특히 어린이들에게 지나치게 많이 복용시키면 성조숙증이 우려된다는 기록도
있는만큼 필요할 경우는 전문의와 상담후에 복용하시는 것을 권합니다.

Q - 28 보통 우리나라는 삼계탕에 많이 넣어서 먹기도 하구요.
생으로 먹거나 고를 내서 먹기도 하구요.
다양한 형태로 사용을 하고 있는데.
일반인들이 섭취할 수 있는 인삼 먹는 방법을 종류별로 간단히 소개
해주신다면요.

Answer 현대인들은 인삼을 좋아하여 그 수요가 날로 증가하고 있는데 복용 방법 또한
매우 다양합니다. 대표적인 방법 다섯가지 정도로 소개해드리겠습니다.
1) 작식(嚼食:음미하며 씹어 복용) : 인삼 2~3조각을 입안에 넣고 천천히 오래 씹
으면 달고 서늘한 맛이 나는데, 진액(津)이 생기고 의식이 또렷해집니다. 이는
가장 간단한 복용 방법이다.
2) 마분(磨粉:인삼 분말을 복용) : 인삼을 고운 가루가 되도록 갈아서 매일 한번씩
삼킨다. 양은 개인의 상황에 따라 정한다. 일반적으로 매회 1~1.5g을 복용하는
데 신체허약자는 양을 좀 더 늘릴 수 있다.
3) 충차(冲茶:차로 복용) : 인삼을 얇은 조각으로 썰어서 컵 속에 넣고 끓인 물을
붓고 뚜껑을 덮어 5분정도 불린 후에 마신다.
4) 포주(泡酒:술로 담가 복용) : 인삼을 얇은 절편으로 만들어 병 안에 넣고 50-
60도의 소주를 사용하여 2주 정도 담근다. 개개인의 주량에 따라 소량씩 복용
한다.

5) 돈복(炖服: 고아서 복용) : 인삼을 가로 세로 2㎝ 크기의 얇은 조각으로 잘라서 그릇에 물과 함께 가득 채운다. 그릇 입구를 잘 막아 솥 안에서 4-5시간 쪄낸 후에 바로 먹는다.

Q - 29 아까 옛날 우리나라에서는 영조 대왕이 인삼을 즐겨 먹었다고 하셨는데, 영조 대왕이 어떻게 먹었는지도 궁금한데요? ^^

Answer 네, 인삼의 복용방법은 많지만 앞에서 소개해 드린 영조대왕께서 즐겨 애용하신 방법을 소개해드리는 것으로 대답을 대신하겠습니다.
인삼에 다른 약재를 배합하여 복용하는 것이 좋은데, 영조는 인삼에 귤껍질을 넣은 '삼귤차(蔘橘茶)', 인삼에 복령(소나무 뿌리에 기생하는 균체 덩어리)이라는 한약재를 넣은 '삼령차(蔘苓茶)'를 즐겨 마셨습니다.

Q - 30 그 시대에 80이 넘도록 살 수 있었던 요인 중 하나가 인삼의 효과가 아니었을까... 싶은데요?
그만큼 영조대왕이 인삼을 자주 먹었다는 거겠죠?

Answer 네, 맞습니다.
영조대왕이 얼마나 인삼을 사랑했는지는 또다른 기록으로 설명이 가능한데요.
영조대왕은 인삼이 들어간 한약을 주로 드셨는데, 내의원에서 영조에게 자주 올린 처방이 '건공탕(建功湯)'인데, 원래 이름이 동양의학에서 유명한 '이중탕(理中湯)'입니다.
영조대왕이 65세 때 이중탕을 자주 복용하고 건강을 회복하게 되자 나라를 위해 공을 세웠다는 의미로 '이중건공탕(理中建功湯)'이란 이름을 하사한 것이죠.
줄여서 건공탕이라고 불렀습니다. 영조는 자신이 80세 넘도록 살 수 있었던 것은 '건공탕' 덕분이라고 얘기했을 정도로 거의 하루도 빠짐없이 건공탕을 복용했습니다. 인삼을 비롯하여 백출, 건강, 감초로 구성된 처방입니다.
이것은 인삼의 동양의학적 효능을 다시한번 말씀드리면 대보원기(大補元氣), 보기생진(補氣生津), 생진지갈(生津止渴), 안신증지(安神增智) 등입니다.

MC	네. 오늘은 순천대 바이오 한약자원학과
	신동원 교수님과 함께
	<인삼>에 대해 알아봤습니다.
	감사합니다.(인사)

라디오 상담실
오늘 준비한 내용은 여기까집니다.
함께해주신 여러분 고맙습니다.
저는 다음주 월요일 오전 11시 30분에 다시 찾아오겠습니다.

AFS#3
클로징 + 타이틀

사람을 살리는

약초
이야기

1판 1쇄 인쇄 2022년 8월 16일
1판 1쇄 발행 2022년 8월 23일

지은이 신동원

발행인 양원석
디자인 이경민 영업마케팅 김용환

펴낸 곳 ㈜알에이치코리아
주소 서울시 금천구 가산디지털2로 53, 20층 (가산동, 한라시그마밸리)
도서문의 02-6443-8800
홈페이지 http://rhk.co.kr
등록 2004년 1월 15일 제2-3726호

ⓒ신동원 2022, Printed in Seoul, Korea.

ISBN 978-89-255-7756-2 (03510)